很老很老的老偏方精选图典

大医生

徐峰 编著

SPM 南方出版传媒
广东科技出版社｜全国优秀出版社
·广州·

图书在版编目(CIP)数据

很老很老的老偏方精选图典 / 徐峰编著. — 广州：
广东科技出版社，2015. 11
ISBN 978-7-5359-6413-7

Ⅰ. ①很… Ⅱ. ①徐… Ⅲ. ①土方—图集
Ⅳ. ①R289.2-64

中国版本图书馆CIP数据核字（2015）第215706号

很老很老的老偏方精选图典
Henlao Henlaode Laopianfang Jingxuan Tudian

责任编辑：刘锦业 马霄行
封面设计：瑞雅书业 · 赵静
责任校对：吴丽霞 黄慧怡 蒋鸣亚
责任印制：罗华之
出版发行：广东科技出版社
（广州市环市东路水荫路11号 邮政编码：510075）
http：//www.gdstp.com.cn
E-mail：gdkjyxb@gdstp.com.cn（营销中心）
E-mail：gdkjzbb@gdstp.com.cn（总编办）
经　　销：广东新华发行集团股份有限公司
排　　版：瑞雅书业 · 张彩萍
印　　刷：北京朗翔印刷有限公司
（北京市大兴区黄村镇李村村委会西500米 邮政编码：102628）
规　　格：720mm × 1 020mm 1/16 印张15 字数250千
版　　次：2015年11月第1版
2015年11月第1次印刷
定　　价：39.80元

目录 CONTENTS

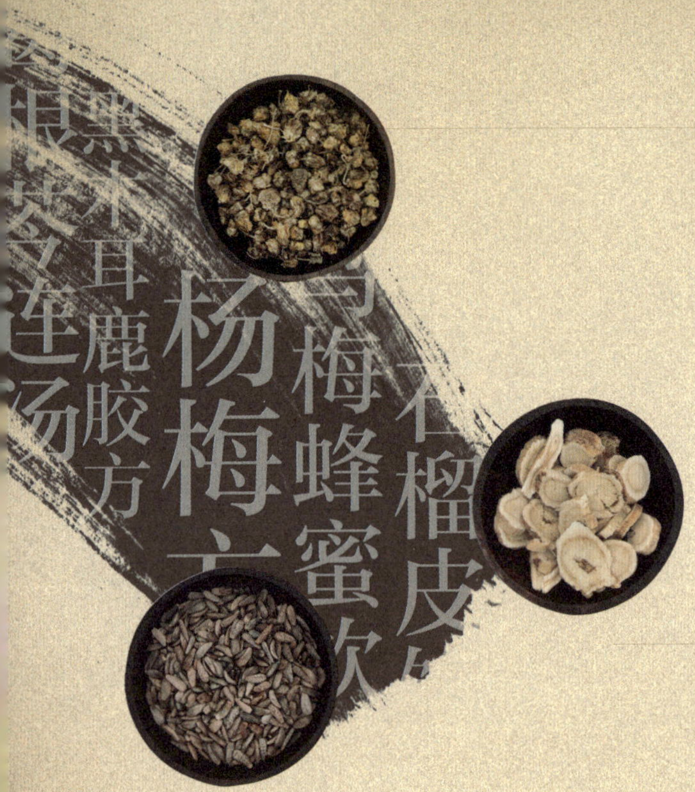

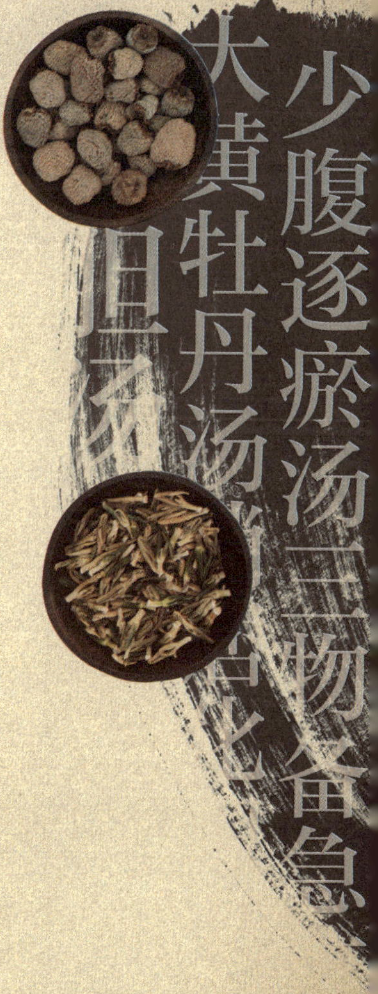
少腹逐瘀汤三物备急
大黄牡丹汤

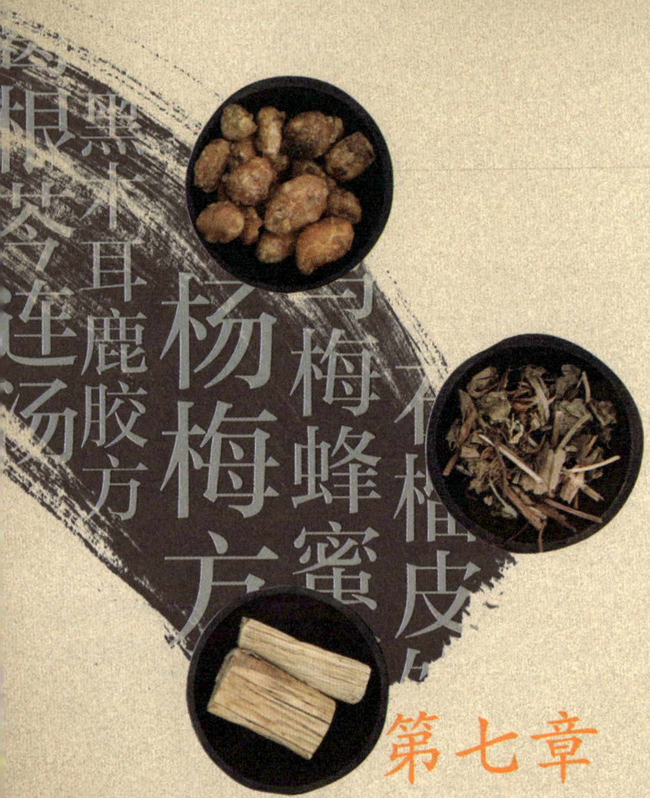
黑木耳鹿胶方

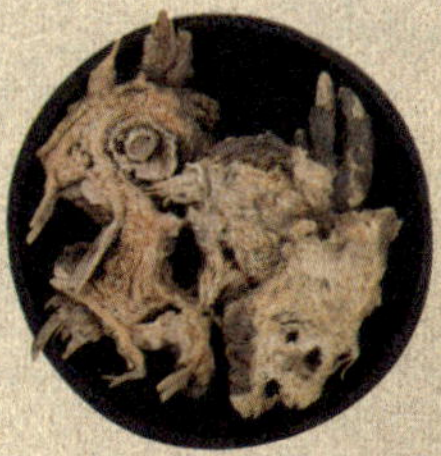

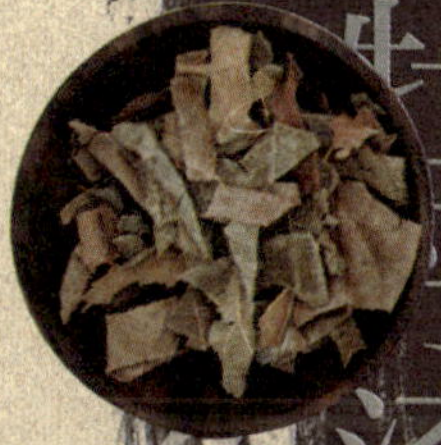

编者公告

本书旨在为广大读者提供医疗保健参考，并非医疗手册。书中所提供的信息不能完全代替医生的诊疗和处方。如果您怀疑自己身患疾病，建议参考本书所列药方并在医生的指导下治疗。尤其对少数有毒性的药物如巴豆等，须在医生的指导下应用。

由于本书方剂的收集、参考和借鉴的古今文献较多，不便一一列出，谨此表示深深的歉意。

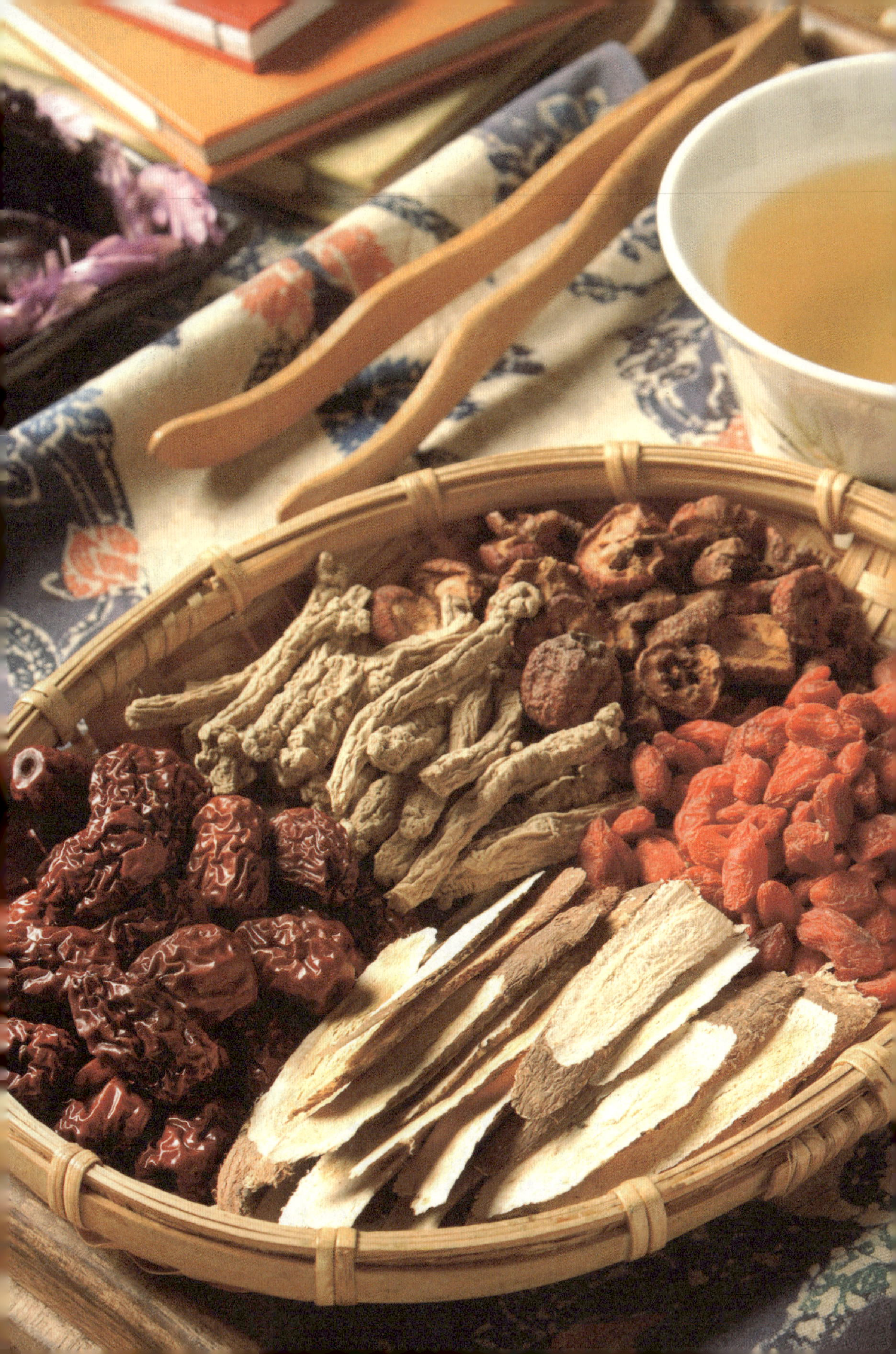

第一章 急性病症

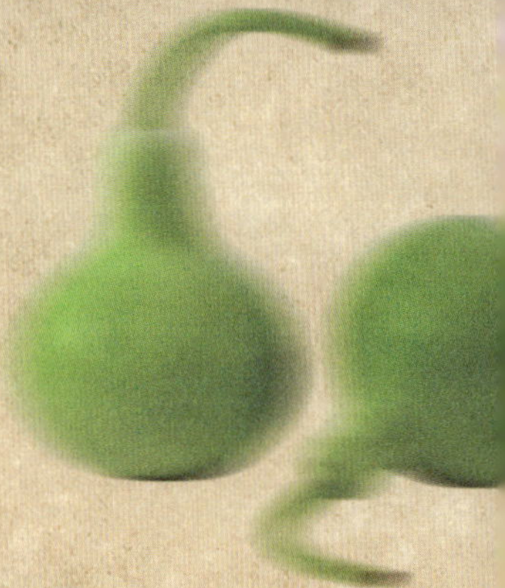

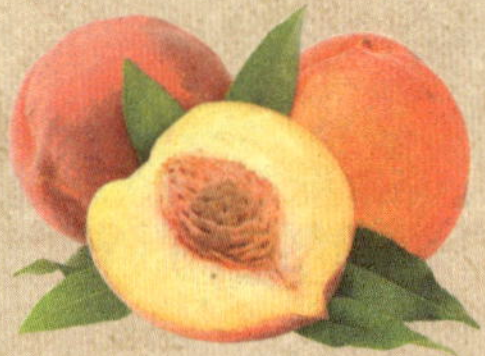

急性病症，指发病急剧、病情变化迅速、症状较重的疾病或症状。

本章所涉老偏方主要针对日常生活中常见的急性病症，有痢疾、腹痛、呕吐、虫类咬伤、蛇类咬伤、跌打损伤、烧烫伤、鼻出血等。

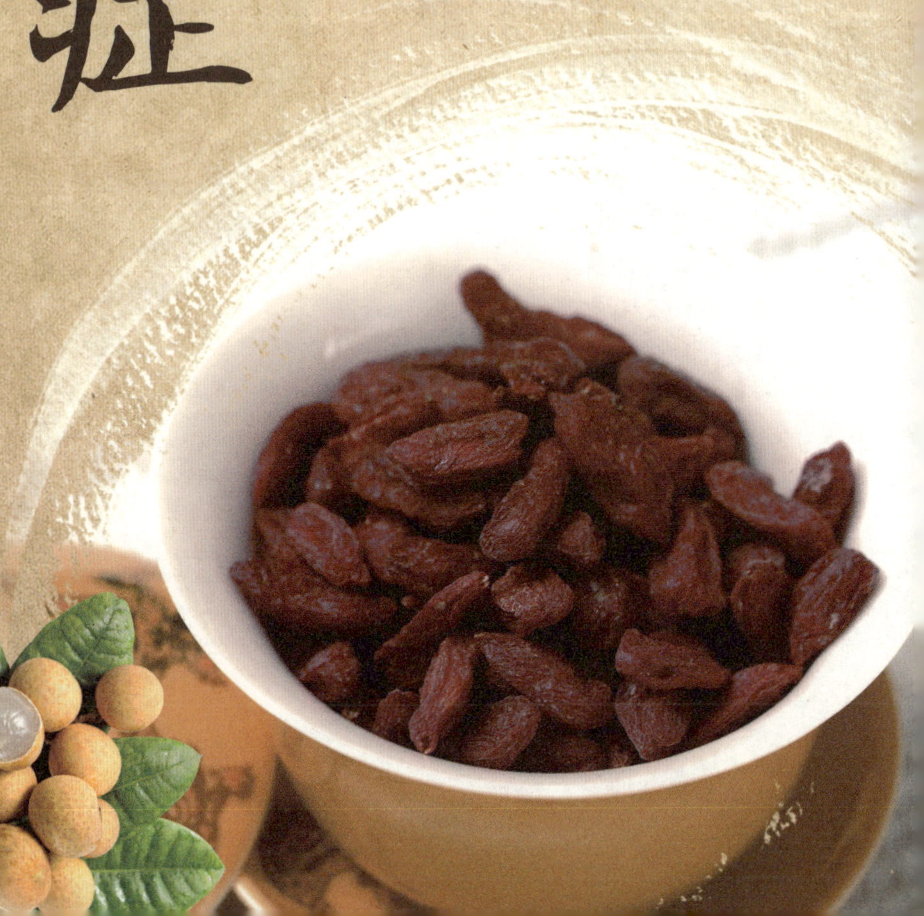

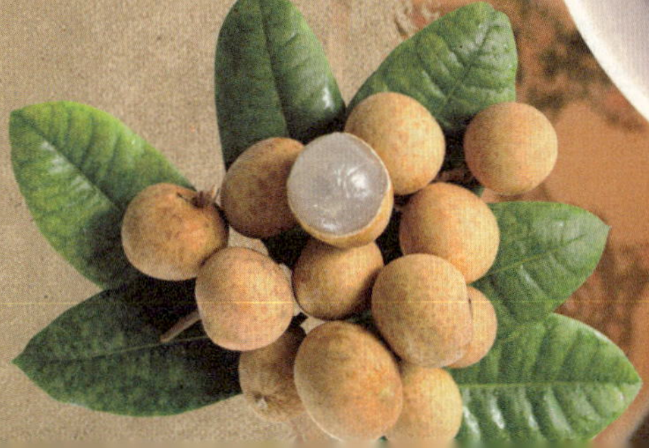

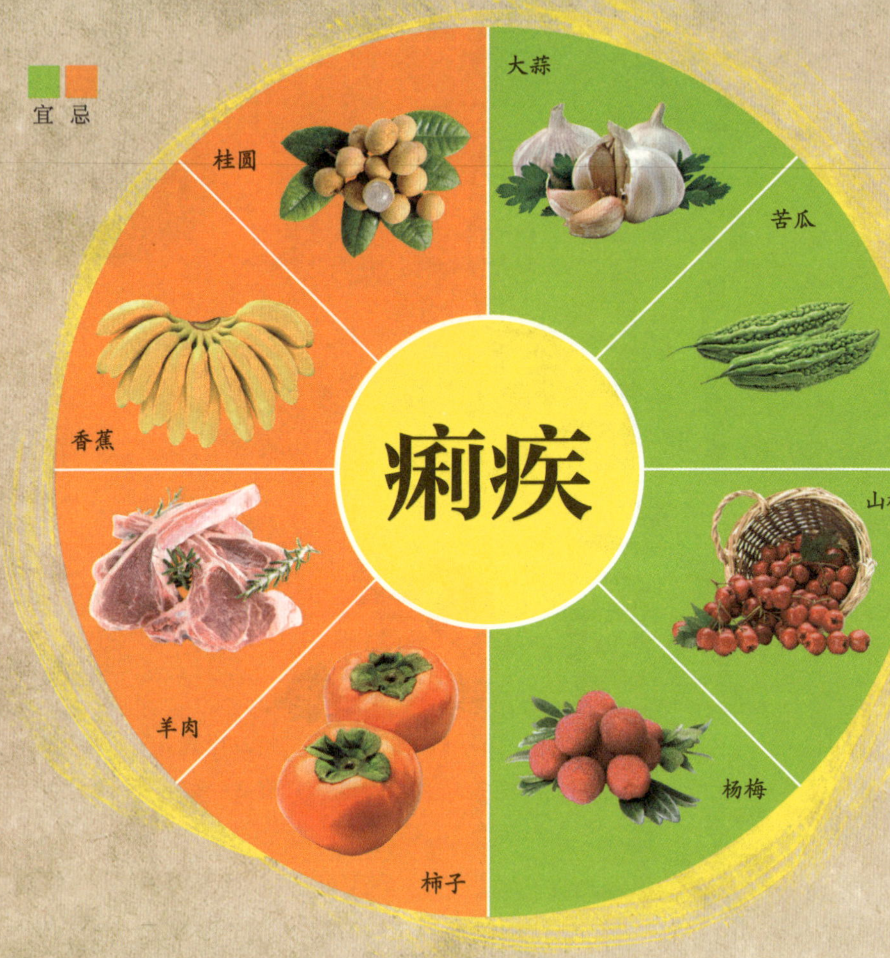

【病症解析】

1. 痢疾是一种常见的以腹泻为主的肠道传染性疾病。
2. 好发于夏、秋两季，多见于青壮年。
3. 主要借助于饮食经口传染而发病。
4. 临床症状有发热、腹痛、腹泻、黏液便、脓血便和里急后重感。

【0成本按摩方】·中脘

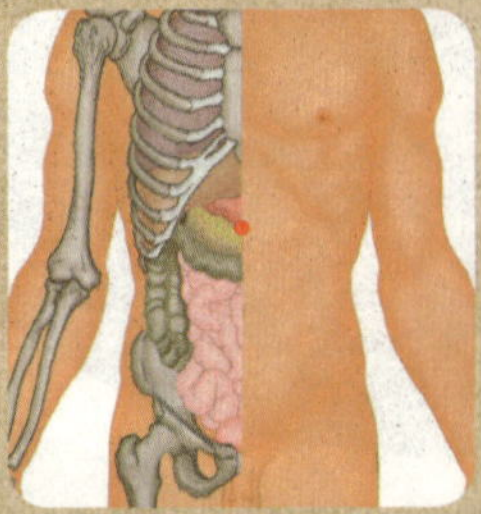

标准定位：在上腹部，前正中线上，脐中上4寸。

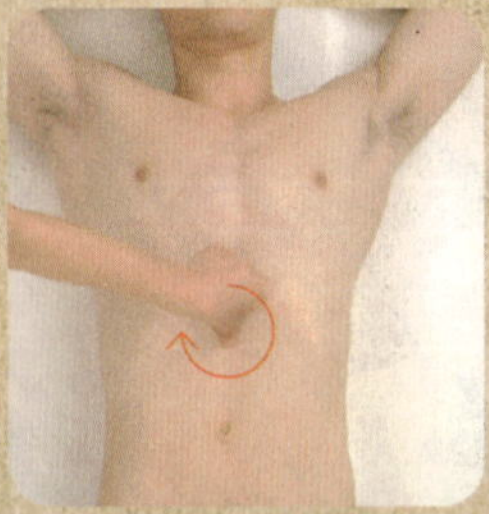

按摩方法：以拇指指腹向下按压，并做圈状按摩，勿施力过重，以免压迫腹部的内脏。

乌梅方

材料少／材料易得／制作时间短

材料／乌梅30克。

制法／乌梅去核烧过，研末。

用法／每次6克，米汤送服。

功效／适用于赤痢。

鲜香椿叶方

材料少／材料易得／制作时间短

材料／鲜香椿叶100克。

制法／鲜香椿叶水煎，取汤。

用法／每次服1剂。

功效／适用于慢性肠炎、痢疾。

乌梅蜂蜜饮

材料少／材料易得／制作时间短

材料／乌梅50克，蜂蜜25克。

制法／乌梅加水200毫升，煎至100毫升，取汁，加入蜂蜜即成。

用法／成人每日服3次，每次服30克，小儿减半。

功效／本方可止痢，适用于赤痢。

蛋清附子方

材料少／材料易得／制作时间短

材料／鸡蛋（取蛋清）1枚，熟附子末5克。

制法／将上述材料调匀。

用法／每日1次，开水冲服，连服5～7日。

功效／适用于慢性痢疾、时作时止久治不愈者。

紫皮大蒜方

材料少／材料易得

材料／紫皮大蒜50克，糖浆适量。

制法／紫皮大蒜捣碎，浸于温开水100毫升中2小时，用纱布过滤，取汁，加入适量糖浆即可。

用法／每次服20～30毫升，4～6小时1次。

功效／适用于急性痢疾。

葛根芩连汤

材料易得／制作时间短

材料／葛根12克，黄芩、黄连各9克，炙甘草5～8克。

制法／以水1 600毫升，先煮葛根，后加入其他材料，煮至剩400毫升，去渣。

用法／每日1剂，分2次服用。

功效／表里两解，清热止痢。适用于痢疾兼表证者，症见发热而喘、汗出、大便黏秽、暴注下迫。

肠宁汤

材料易得／制作时间短

材料／蒲公英20克，茯苓、白术、山药、党参、车前子、泽泻、诃子、干姜、补骨脂各10克，肉桂6克。

制法／将上述材料洗净，加适量水煎煮，滤渣，取汁。

用法／每日1剂。

功效／适用于痢疾。

腹痛

【病症解析】

❶腹痛是指由各种原因引起的腹腔内外脏器的病变。其病因可概括为外感寒邪、饮食不节、情志失调、阳气虚弱、跌打损伤、脉络瘀阻或腹部术后等。

❷腹痛可分为急性和慢性两类。

❸临床腹痛，病因不同，则疼痛部位不一。胁腹、两侧少腹疼痛多属肝经病症；大腹疼痛，多为脾胃病症；脐腹疼痛，多为大小肠病症；脐以下少腹疼痛，多属肾、膀胱、胞宫病症。

蒿芩清胆汤

制作时间短

材料 / 青蒿、黄芩各6克，半夏、枳壳、陈皮各5克，竹茹、茯苓、碧玉散各9克。

制法 / 将上药以水煎煮，取药汁。

用法 / 每日1剂，分2次服用。

功效 / 清胆利湿，和胃化痰。适用于寒热如疟，寒轻热重，口苦胸闷，腹痛腹胀，舌红苔白，脉弦。

大黄牡丹汤

材料易得 / 制作时间短

材料 / 冬瓜子30克，大黄18克，桃仁12克，牡丹皮、芒硝各9克。

制法 / 将上药以水煎煮，取药汁。

用法 / 每日1剂，分2次服用。

功效 / 泻热破瘀，散结消肿。适用于腹痛初起，小腹肿痞，按之即痛，小便自调，发热自汗。

消痞化积丸

材料易得 / 制作时间短

材料 / 枳壳、黄连各15克，厚朴12克，半夏、人参各9克，炙甘草、麦芽曲、茯苓、白术各6克，干姜3克。

制法 / 将上药研为细末，汤浸蒸熟为丸，梧桐子大。

用法 / 每次服50～70丸，温开水送下，每日2次。

功效 / 消痞除满，健脾和胃。适用于脾虚气滞，心下痞满，脘腹胀痛，不欲饮食，倦怠便溏。

五积散

材料易得 / 制作时间短

材料 / 白芷、川芎、炙甘草、茯苓、当归、半夏、肉桂各9克，陈皮、枳壳、麻黄、苍术各72克，干姜12克，桔梗、厚朴各20克。

制法 / 上药除肉桂、枳壳外其他的均同捣为粗末，文火炒至色转，摊冷，次入肉桂，最后入枳壳，搅匀即可。

用法 / 每次服9克，每日2次。

功效 / 用于内热外伤所致的积滞、腹痛、不食者。

生姜艾叶红茶方

材料易得／制作时间短

材料／生姜2片，艾叶9克，红茶6克。

制法／艾叶、生姜、红茶一同水煎取汁。

用法／每日2～3次。

功效／利湿散寒，适用于寒湿型急性胃肠炎，症见暴起上吐下泻、便稀如水、腹痛肠鸣、脘腹胀满、身重肢冷。

三物备急方

材料少／材料易得

材料／大黄、干姜、巴豆各30克。

制法／上药共研细末，制成丸，如大豆大小即可。

用法／每次3～4丸，每日2次。

功效／攻逐寒积。用于寒实冷积，猝然心腹胀痛，痛如锥刺，大便不通。

生化汤

材料易得／制作时间短

材料／当归24克，川芎9克，桃仁、甘草各6克，干姜2克。

制法／将上药以水煎煮，取药汁。

用法／每日1剂，分2次服用。

功效／活血化瘀，温经止痛。适用于瘀血内阻、挟寒所致的产后恶露不行、小腹冷痛。

少腹逐瘀汤

制作时间短

材料／小茴香7枚，干姜、川芎、没药、赤芍、五灵脂各6克，桂心3克，延胡索、当归、生蒲黄各9克。

制法／将上药以水煎煮，取药汁。

用法／每日1剂，分2次服用。

功效／温经逐瘀止痛。用于少腹积块疼痛或单有积块而不疼痛，或疼痛而无积块；月经一月三五次，接连不断或断而又来，其色或紫或黑，或有血块，兼小腹疼痛。

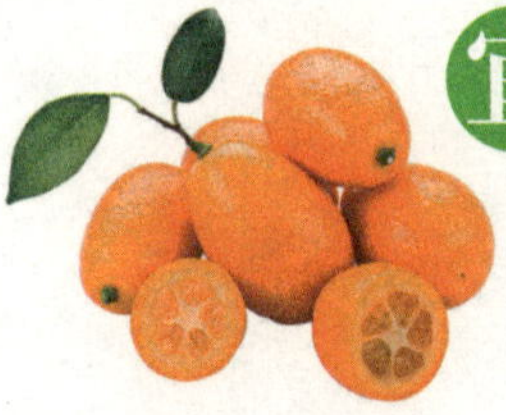

宜

金橘、佛手柑、白萝卜、菠菜、荠菜、白菜、山楂。

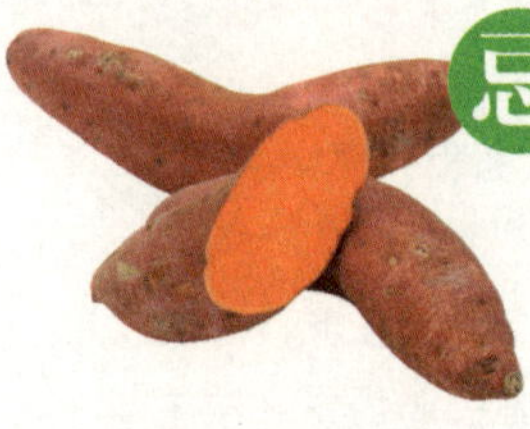

忌

甘薯、糯米、蚕豆、菱角、黄豆。

【0成本按摩方】·下脘

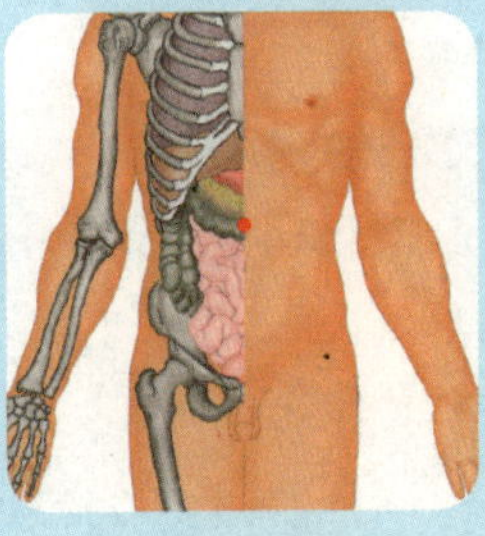

标准定位：在上腹部，前正中线上，脐中上2寸。

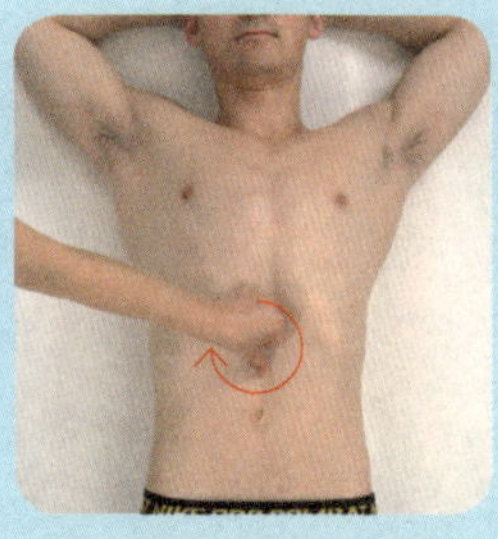

按摩方法：以手指指腹或指间关节向下按压，并做圈状按摩。

呕吐

【病症解析】

❶呕吐是胃内容物反入食管，经口吐出的一种反射动作。
❷呕吐一般可分为反射性、中枢性、前庭障碍性、神经官能性四大类。
❸临床症状为恶心、干呕和呕吐，有时可无恶心和干呕的先兆。

生姜饮

材料易得／制作时间短

材料／生姜30克，醋适量，白砂糖少许。

制法／将生姜洗净捣汁，放白砂糖和醋，倒入开水即可。

用法／每日1剂，分2次服用。

功效／健胃止呕。用于干呕、吐逆不止。

绿豆花椒方

材料少／材料易得／制作时间短

材料／绿豆1撮，花椒45克。

制法／水煎。

用法／每日1剂，分2次服用。

功效／除湿止呕，温中散寒。用于呕吐、心腹寒痛。

艾叶茶

材料少／材料易得／制作时间短

材料／艾叶3克。

制法／煎汤。

用法／每日1剂，代茶饮，分2次服用。

功效／温经散寒。适用于胃寒呕吐。

芹菜根甘草汤

材料少／材料易得

材料／芹菜根40克，甘草15克，鸡蛋1枚。

制法／将芹菜洗净切段，放入甘草和400毫升水，煮至200毫升，取汁去渣，烧开后，打入1枚鸡蛋，搅拌均匀。

用法／每日1剂，分2次趁热食用。

功效／适用于反胃呕吐。

白胡椒菜豆籽方

材料少／材料易得

材料／白胡椒（盐水炒）、菜豆籽（盐水炒）各20粒。

制法／研磨成细末。

用法／每日1剂，分2次温开水送服。

功效／祛风，健胃止呕，温中散寒。用于缓解呕吐症状。

葱白敷肚脐方

材料少／材料易得／制作时间短

材料／ 生葱白1把。

制法／ 生葱白捣烂，加少许食盐，蒸熟后呈饼状。

用法／ 每日1剂，分2次敷脐腹。

功效／ 适用于呕吐。

橘皮白米方

材料少／材料易得／制作时间短

材料／ 橘皮3克，白米1小撮，生姜汁1匙。

制法／ 橘皮、白米用水煎。

用法／ 用姜汁冲服，每日1剂，分2次服用。

功效／ 理气健脾，燥湿化痰。适用于胃炎呕吐。

鸡蛋百合饮

材料少／材料易得

材料／ 鸡蛋1枚（取蛋黄），百合45克，醋少许。

制法／ 百合洗净，加水浸泡1夜，白沫出来后去水，用水煎，加醋及鸡蛋黄，拌均匀再煎。

用法／ 每日1剂，分2次，温服。

功效／ 清心止呕，养阴润燥。用于胃阴不足所致的反胃、呕吐。

生姜芦根汁

材料少／材料易得／制作时间短

材料／ 鲜生姜汁半匙，芦根汁3匙。

制法／ 炖热。

用法／ 每日1剂，分2次服用。

功效／ 止呕、散寒。适用于呕吐。

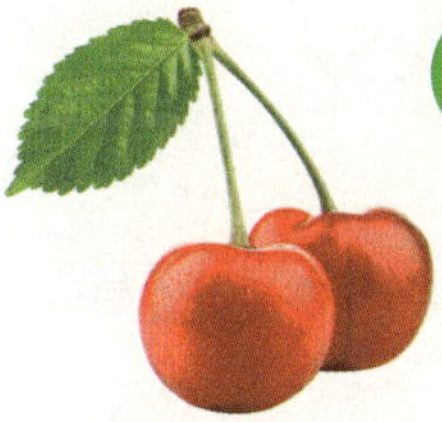

宜

樱桃、西瓜、苹果、甘蔗、山楂、蚕豆、山药、猪血、猪瘦肉。

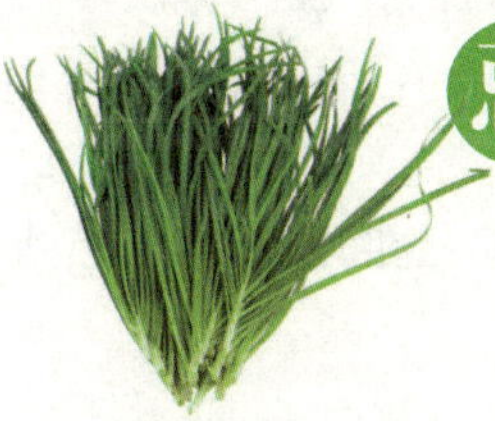

忌

河蚌、螃蟹、肥肉、咸肉、腊肠、白酒、韭菜。

【0成本按摩方】·中庭

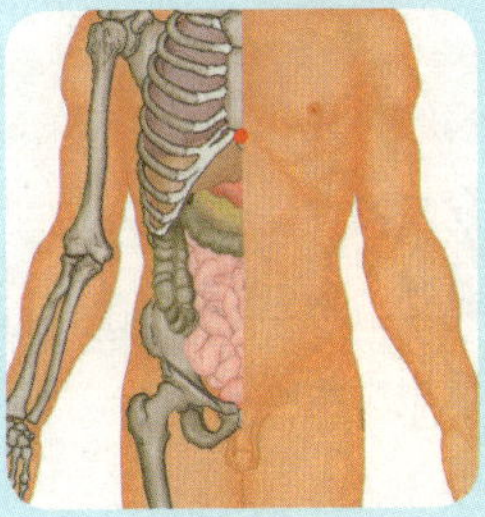

标准定位：在胸部，前正中线上，平第5肋间，即胸剑结合部。

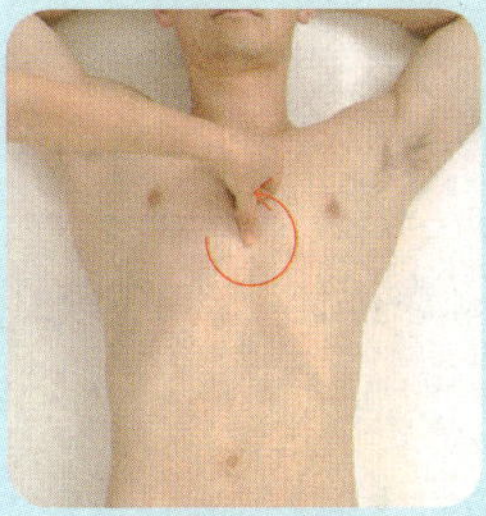

按摩方法：以手指指腹或指间关节向下按压，并做圈状按摩。可由他人代为按摩，以增强按摩功效。

虫类咬伤

【病症解析】

❶虫类咬伤指昆虫对人体造成的伤害，不同昆虫所含毒液不一样，对人体所造成的伤害程度也不一样。

❷轻者为轻度红斑、丘疹，伴有不同程度的瘙痒、烧灼感及疼痛感，重者可出现皮肤大面积损伤或坏死、关节痛等。

太乙紫金丹

制作时间短

材料／山慈菇、川五倍子各100克，千金子50克，红牙大戟75克，麝香15克。

制法／山慈菇去皮洗净焙干；川五倍子洗净焙干；千金子研细，以纸压去油质；红牙大戟去芦，洗净焙干。各药共研末，加浓糯米汤调匀，做成5克1丸的药剂。

用法／斟酌病情，外治、内服皆可，每日3次。

功效／适用于疮毒、蛇虫毒、饮食毒、瘴气等。

苋菜方

材料少／材料易得／制作时间短

材料／苋菜适量。

制法／将苋菜捣烂。

用法／外用，涂擦伤口或捣汁滴患处。每日3次。

功效／清热解毒，利尿止血。适用于蜈蚣咬伤、蜂蜇伤。

食用碱水方

材料少／材料易得／制作时间短

材料／食用碱水。

用法／外用，洗蝎蜇处。每日3次。

功效／适用于蝎蜇伤。

浓醋湿敷方

材料少／材料易得／制作时间短

材料／醋适量。

用法／外用，用布沾浓醋敷患处，随时加醋敷。每日3次。

功效／适用于黄蜂蜇伤。

丝瓜方

材料少／材料易得／制作时间短

材料／丝瓜叶1把或丝瓜1块。

制法／将丝瓜叶或丝瓜捣烂。

用法／外用，敷擦患处。每日3次。

功效／清热解毒。适用于蜈蚣咬伤。

南瓜方

材料少／材料易得／制作时间短

材料／南瓜叶数片（大叶者只用1～2片）。

制法／将南瓜叶洗净捣烂。

用法／外用，敷擦。每日3次。

功效／适用于蜈蚣咬伤。

鲜鸭跖草方

制作时间短

材料／鲜鸭跖草适量。

制法／将鲜鸭跖草洗净，捣烂。

用法／敷于患处。

功效／清热解毒、凉血消肿，适用于毒虫咬伤以及外伤出血等。

大蒜方

材料少／材料易得／制作时间短

材料／生蒜头1颗。

制法／将生蒜头捣烂，或榨汁，或醋调。

用法／外用，涂擦。每日3次。

功效／适用于蜈蚣咬伤，并可缓解蜂、蝎蜇伤。

鲜花方

材料少／材料易得／制作时间短

材料／鲜凤仙花1朵。

制法／取鲜凤仙花揉出汁液。

用法／外用，敷擦，可见肿消。每日3次。

功效／用于蜂蜇伤。

六神丸芦荟方

材料易得／制作时间短

材料／六神丸10粒，鲜芦荟适量。

制法／将六神丸研粉，鲜芦荟切片用纱布包裹加压取汁，用芦荟汁调匀六神丸粉成糊状即可。

用法／敷于患处，每日2次。

功效／清凉解毒，消炎止痛，适用于毒虫咬伤。

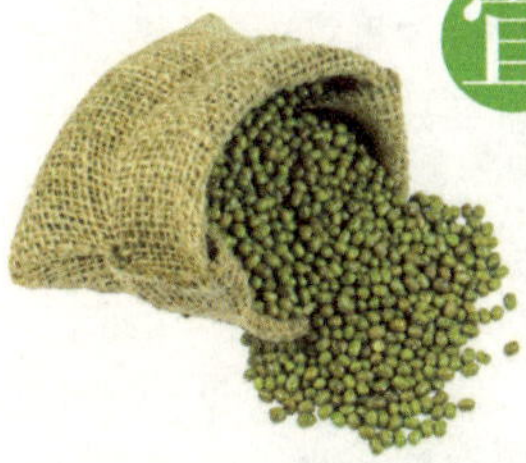

宜

绿豆、蜂蜜、苦瓜、苦菜、枸杞子、牛奶、猪瘦肉。

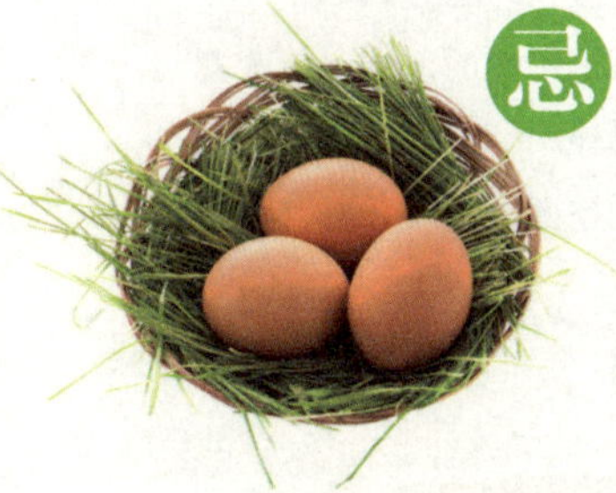

忌

羊肉、蛤蜊、螃蟹、鸡蛋、辣椒、胡椒、韭菜、咸肉、腊肠、咸菜。

温馨提示

一般情况下，被蚊子、跳蚤、臭虫、蜈蚣、蚂蟥等叮咬、咬伤，或被野蜂、毛毛虫等蜇伤，在叮咬或蜇伤处涂上风油精、万金油或口水、肥皂等，即能起到消炎、止痒的作用。但如果伤得严重，除了先自救外，还应及时就医治疗。值得注意的是，被野蜂蜇伤后，如果发现蜂尾部的毒腺及螫针还留在伤口上，应该用小镊子或小钳子拔除，不要用手掐。

蛇类咬伤

【病症解析】

❶蛇类咬伤分为两种，无毒蛇的咬伤和有毒蛇的咬伤。

❷被无毒蛇咬伤后，皮肤留齿痕，有轻度刺痛感。可起小水疱，无全身性反应。

❸被有毒蛇咬伤后，局部有两排深粗牙痕，有出血、疼痛、红肿的症状，并向躯体近心端蔓延。附近淋巴结肿大，有压痛，起水疱。全身症状有鼻出血、发热、寒战、头晕、头痛、乏力、恶心、呕吐、嗜睡、腹痛、腹泻，严重者会惊厥、昏迷、心律失常、呼吸困难。

马齿苋方

材料少／材料易得／制作时间短

材料／鲜马齿苋适量。

制法／鲜马齿苋捣汁装1小杯。

用法／用同量的温开水冲服，并涂敷伤处。

功效／适用于毒蛇咬伤。

大葱蜂蜜方

材料少／材料易得／制作时间短

材料／蜂蜜30克，大葱2棵。

制法／将大葱捣烂如泥，调以蜂蜜搅匀。

用法／敷于患处。

功效／适用于蛇类咬伤。

烟油方

材料少／制作时间短

材料／旱烟筒内的烟油（油膏）约半粒黄豆大小。

用法／将烟油用温开水送服。每日2剂。

功效／解蛇毒。适用于毒蛇咬伤。

天南星方

材料少／材料易得／制作时间短

材料／天南星5克，醋适量。

制法／天南星研为细末，用醋调匀。

用法／涂抹患处。每日2～3次。

功效／适用于毒蛇咬伤。

万年青叶方

材料少／材料易得／制作时间短

材料／万年青叶适量。

制法／将万年青叶洗净捣烂。

用法／外敷患处。每日1～2次。

功效／清热解毒、利尿消肿、止血。适用于蛇类咬伤。

半边莲甜酒方

材料少／材料易得／制作时间短

材料／鲜半边莲30～60克，米酒30毫升。

制法／将半边莲洗净，捣烂取汁，倒入米酒内。

用法／内服或外敷。喝后卧床盖被，微

汗。每日1剂，重症者每日2剂。或取新鲜半边莲，捣烂，涂于伤处。

功效／消肿，解毒。适用于毒蛇咬伤。

鱼腥草绍兴酒方

材料少／材料易得／制作时间短

材料／鱼腥草1把，盐少许，绍兴酒1杯。

制法／将鱼腥草洗净，加盐捣烂，放入锅内，加绍兴酒和适量水，煮沸3分钟。

用法／取汁饮服。每日1剂。

功效／清热解毒，消肿止痛。适用于蛇类咬伤。

凤仙花酒方

材料少／材料易得／制作时间短

材料／凤仙花15克，绍兴酒100毫升。

制法／将上述材料隔水炖沸，晾温。

用法／内服或外敷。1次服完。或取鲜凤仙花适量，捣烂后涂于伤处。

功效／消肿止痛，祛风解毒。用于蛇咬伤。

仙人掌方

材料少／材料易得／制作时间短

材料／鲜仙人掌适量。

制法／将鲜仙人掌肉质茎去刺后捣烂。

用法／外敷伤部及延伸肿胀部位。每日换敷1～2次。

功效／适用于蛇咬伤。

竹叶菜方

材料少／材料易得／制作时间短

材料／竹叶菜（又名鸭跖草）适量。

制法／将竹叶菜洗净，捣烂。

用法／敷于伤处。

功效／凉血消肿，清热解毒。适用于被毒蛇、毒虫咬伤，外伤出血。

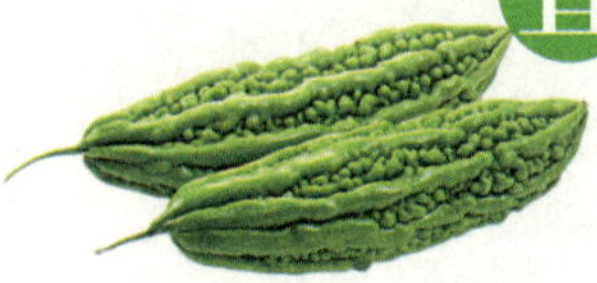

宜

绿豆、蜂蜜、苦瓜、苦菜、枸杞子、牛奶、猪瘦肉。

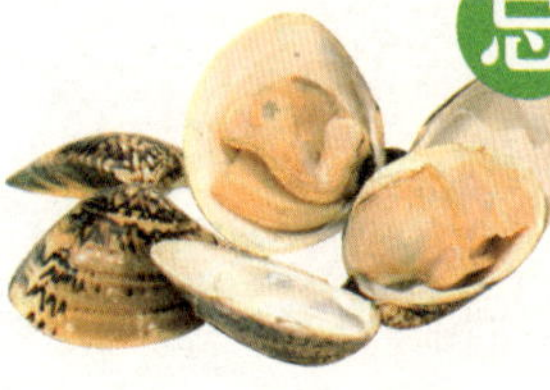

忌

羊肉、蛤蜊、螃蟹、鸡蛋、辣椒、胡椒、韭菜、咸肉、腊肠、咸菜、酒类。

温馨提示

被毒蛇咬伤后，不要惊慌失措而奔跑走动，这样会促使毒液快速向全身扩散。伤者应立即坐下或卧下，自行或呼唤别人来帮助，迅速用可以找到的鞋带、裤带之类的东西绑扎伤口的近心端，绑扎无须过紧，松紧度掌握在能够使被绑扎的下部肢体动脉搏动稍微减弱为宜。绑扎后每隔30分钟左右松解1次，每次1~2分钟，以免影响血液循环造成部分组织坏死。

跌打损伤

【病症解析】

❶跌打损伤包括刀枪伤、跌扑伤、殴打伤、闪挫伤、刺伤、擦伤、运动损伤等。

❷中医认为，跌打损伤的主要病理是瘀血壅滞、血闭气阻。

❸伤处多有疼痛、肿胀、出血或骨折、脱臼等，也包括一些内脏损伤。

迎春花瓣方

材料少／材料易得／制作时间短

材料／迎春花瓣适量。

制法／将迎春花瓣捣烂。

用法／涂于患处。每日3次，坚持使用1周。

功效／对跌打伤有明显缓解作用。

黄鳝鱼外敷方

材料少／材料易得

材料／活黄鳝鱼1条。

制法／将活黄鳝鱼宰杀取血，把卫生纸放在黄鳝血中浸透，晾干。

用法／在外伤处敷上此卫生纸。

功效／活血化瘀。适用于外伤，有很好的缓解效果。

藏红花方

材料少／制作时间短

材料／藏红花3克，白酒少许。

制法／藏红花煎汁，加白酒。

用法／清洗患处。

功效／适用于跌打损伤。

丝瓜籽方

材料少／材料易得／制作时间短

材料／丝瓜籽、黄酒各适量。

制法／将丝瓜籽炒焦，研成细末。

用法／用热黄酒送服。

功效／适用于腰部受伤者。

活蟹止痛方

材料少／材料易得

材料／活蟹12克，黄酒适量。

制法／活蟹焙干研末，以黄酒送服。

用法／内服，每日1次。

功效／适用于跌打损伤或瘀血肿痛者。

臭杏叶汁

材料少／制作时间短

材料／臭杏嫩叶、米酒各适量。

制法 / 将臭杏嫩叶洗净后加入凉开水捣烂，挤出半碗汁，加几勺米酒，兑入凉开水使其成1碗。

用法 / 直接饮用。情况严重者，每隔4～6小时服用1剂，服4～5剂即可，轻者一般服用2～3剂。

功效 / 对跌打损伤有一定缓解作用。

韭菜方

材料少 / 材料易得 / 制作时间短

材料 / 韭菜适量。

制法 / 韭菜捣烂。

用法 / 敷于患处。

功效 / 适用于跌打伤筋。

醋芥末方

材料少 / 材料易得 / 制作时间短

材料 / 芥末50克，醋适量。

制法 / 芥末用水润湿，加醋调成糊状。

用法 / 抹在纱布上敷于患处，3小时后取下，隔2～3日再敷1次。

功效 / 适用于跌打损伤、瘀血肿痛。

丝瓜叶方

材料少 / 制作时间短

材料 / 丝瓜叶适量。

制法 / 取清晨采摘的丝瓜开花时的叶，阴干研末，以酒调匀。

用法 / 敷患处，用布包扎。

功效 / 适用于跌打损伤、筋断疼痛者。

仙人掌方

材料少 / 材料易得 / 制作时间短

材料 / 仙人掌、面粉各适量。

制法 / 仙人掌去刺，洗净，捣烂取汁，加面粉适量。

用法 / 敷患处。

功效 / 适用于跌打损伤。

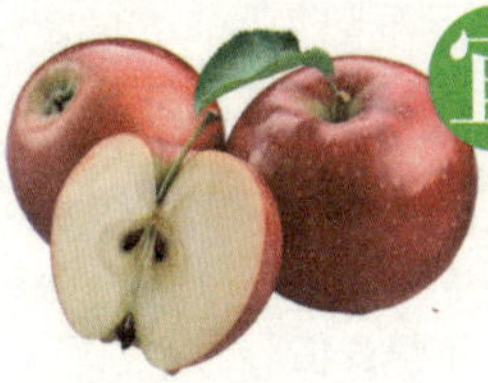

宜

糙米、大米、玉米、小米、猪瘦肉、猪血、牛奶、苦瓜、红枣、菜花、葡萄、苹果、猕猴桃。

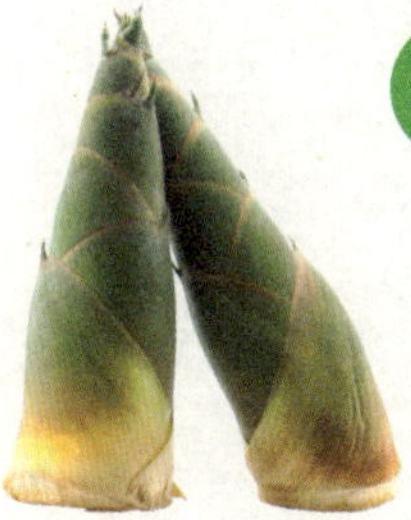

忌

竹笋、茭白、芋头、浓茶、咖啡、胡椒、花椒。

温馨提示

跌打损伤是日常生活中很常见的现象，一旦出现了损伤，一定要注意以下几点：①不能热敷要冷敷，冷敷可以控制毛细血管出血量。②不能随便扭动，否则会使损伤的部位症状加重，尤其在进行确诊前。③涂抹红花油，一定要在发生损伤24小时之后涂。皮肤破溃或者过敏的患者不宜使用红花油。④可以贴跌打损伤膏，有活血行气、舒筋散结之效。但是如果发生骨折，请尽快就医。

烧烫伤

【病症解析】

❶烧烫伤主要指被沸水、滚粥、热油、热蒸气、火焰等烧烫所致。
❷轻度烧烫伤伤及表皮层，受伤的皮肤发红、肿胀，伴有疼痛感，但无水疱出现。
❸重度烧烫伤，会伤及真皮层，烧烫处的皮肤红肿、发热，疼痛难忍，有明显水疱。
❹严重的烧烫伤会使皮肤甚至皮肤下面的脂肪、肌肉和骨都受到伤害，皮肤焦黑、坏死。

落葵方

材料少／材料易得／制作时间短

材料／落葵适量。
制法／落葵洗净捣汁。
用法／涂患处。
功效／适用于烧烫伤。

黑芝麻方

材料少／材料易得／制作时间短

材料／生黑芝麻适量。
制法／生黑芝麻捣碎。
用法／涂患处。
功效／适用于烫伤。

侧柏叶方

材料少／材料易得／制作时间短

材料／侧柏叶适量。
制法／侧柏叶捣烂。
用法／外敷伤口处。
功效／适用于烧烫伤。

蜂蜜方

材料少／材料易得／制作时间短

材料／蜂蜜适量。
制法／蜂蜜搽患处，或加生葱白共捣烂。
用法／涂敷患处。
功效／适用于烧烫伤。

黑豆方

材料少／材料易得／制作时间短

材料／黑豆25克。
制法／用黑豆加水煮浓汁。
用法／涂伤处。
功效／适用于小儿不慎烫伤。

大黄鸡蛋清

材料少／材料易得／制作时间短

材料／大黄末适量，鸡蛋1枚（取蛋清）。
制法／将大黄末和鸡蛋清调匀。
用法／涂抹于患处。
功效／适用于烧烫伤。

沙参粥

材料少／材料易得／制作时间短

材料／沙参30克，粳米100克，冰糖适量。

制法／将沙参煎取药汁，去渣；粳米淘净，加适量清水，武火煮沸。加药汁，改中火煮粥，粥熟后加入冰糖调匀即可。

用法／佐餐食用。

功效／具有养阴益气的作用。用于烧伤。

小麦方

材料少／材料易得／制作时间短

材料／小麦100克，菜籽油适量。

制法／将小麦炒黑，研细末，用菜籽油调匀。

用法／涂敷患处。

功效／适用于烧烫伤。

鲜牛奶方

材料少／材料易得／制作时间短

材料／鲜牛奶适量。

用法／将消毒纱布浸入牛奶中，湿敷烧伤处。随时用，不拘次数。

功效／具有消肿止痛的作用。适用于轻度烧烫伤。

生地黄油

材料少／材料易得／制作时间短

材料／生地黄汁适量，芝麻油、醋各少许。

制法／生地黄汁加芝麻油、醋一起入锅熬成膏状。

用法／用鸡翎蘸上膏药扫患处。

功效／适用于烧烫伤。

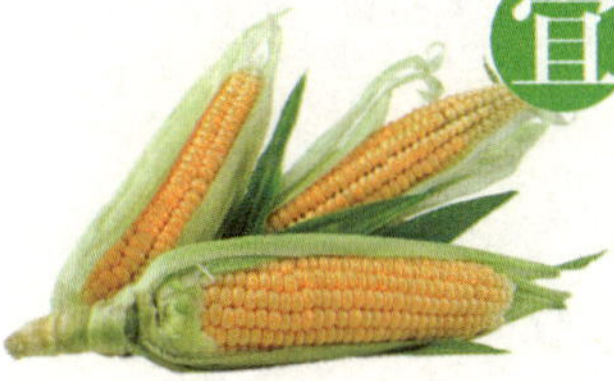

宜

大米、玉米、小米、猪瘦肉、猪血、牛奶、苦瓜、西红柿、菜花、梨、葡萄、苹果、猕猴桃。

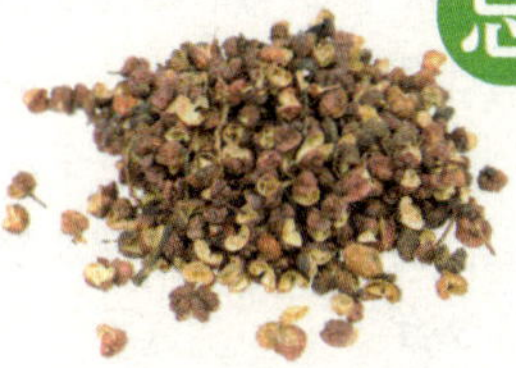

忌

竹笋、茭白、酒、浓茶、咖啡、辣椒、胡椒、花椒。

温馨提示

不小心被烧烫之后，要马上把覆盖在伤口周围的衣物脱去，如果烫伤的部位被衣服黏住了，不要硬脱，此时可以将衣服剪开，把伤口露出来，方便处理。可用凉水或醋冲洗或者浸泡烧烫部位一会。

如果伤口比较严重，已经开始起水疱了，可以用消毒的细针把水疱刺破，如果来不及消毒，可用棉棒把水疱弄破，处理好之后用纱布盖住并马上去医院处理。

鼻出血

【病症解析】

❶西医认为，鼻出血多因鼻腔病变引起，也可由全身疾病引起，偶尔有鼻腔邻近部位病变出血经鼻腔流出者。

❷中医认为，鼻出血主要是由于肺、胃、肝火热偏盛，迫血妄行，血溢清道而出。

❸鼻出血多为单侧，也可为双侧，可间歇反复出血，也可持续出血。

❹出血量不一，轻者仅鼻涕中带血，重者可引起失血性休克。

龙胆草柴胡散

材料易得／制作时间短

材料／生地黄、白茅根各18克，龙胆草、柴胡各15克，栀子、黄芩各12克，木通9克。

制法／将上药共研细末；用时取药末适量，用凉开水调和成糊状，备用。

用法／敷于脐部，然后用消毒纱布覆盖，再用胶布固定。隔日换药1次。

功效／疏肝解郁，凉血止血。适用于肝火上炎之鼻出血，症见头痛目赤，烦躁易怒，口苦舌红，脉弦数。

龙牡地黄饮

材料易得／制作时间短

材料／生龙骨、生牡蛎、生地黄各30克，茜草15克，山茱萸、牡丹皮各12克，牛膝10克。

制法／将上药以水煎煮，取药汁。

用法／每日1剂，分2次服用。

功效／祛瘀消火，凉血止血。适用于胃、肝火过旺引起的鼻出血。

龙胆泻肝汤

材料易得／制作时间短

材料／生地黄、车前子各15克，龙胆草、生栀子、黄芩、黄连、白芍药、牛膝、泽泻各10克，木通5克。

制法／将上药以水煎煮，取药汁。

用法／每日1剂，分2次服用。

功效／具有清泻肝火的功效。适用于肝火旺盛引起的鼻出血。

茅根水方

材料少／材料易得／制作时间短

材料／白茅根60克。

制法／水煎。

用法／冷服，或加白砂糖同服。

功效／凉血，止血。适用于鼻出血。

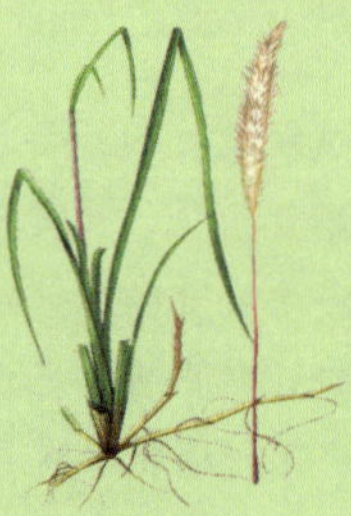

白茅根

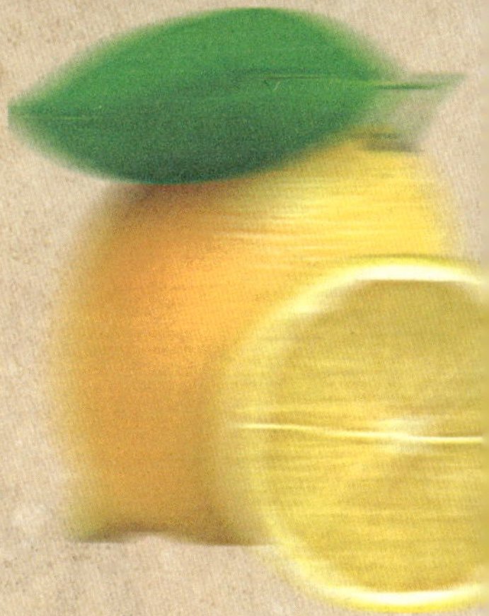

第二章

内科病

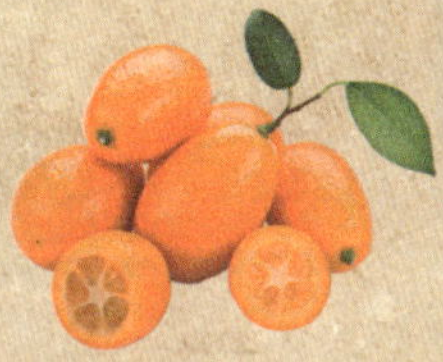

本章收录了包括呼吸、循环、消化、泌尿、血液、内分泌等系统病症的对症老偏方，每例偏方都针对不同的病症，详细地介绍了其材料、制法、用法及其功效，对某些需要注意的禁忌等问题做了特别的说明，以帮助读者更好地选择偏方。

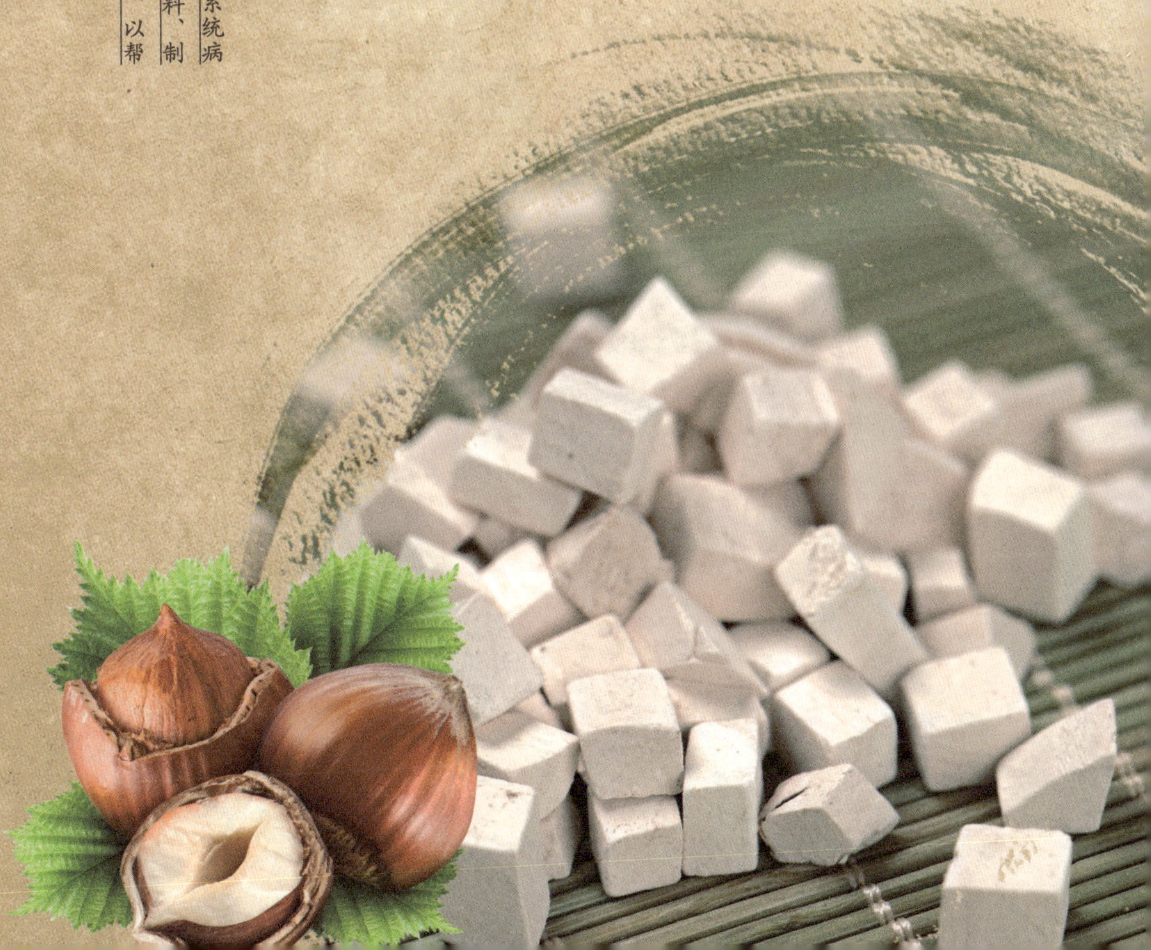

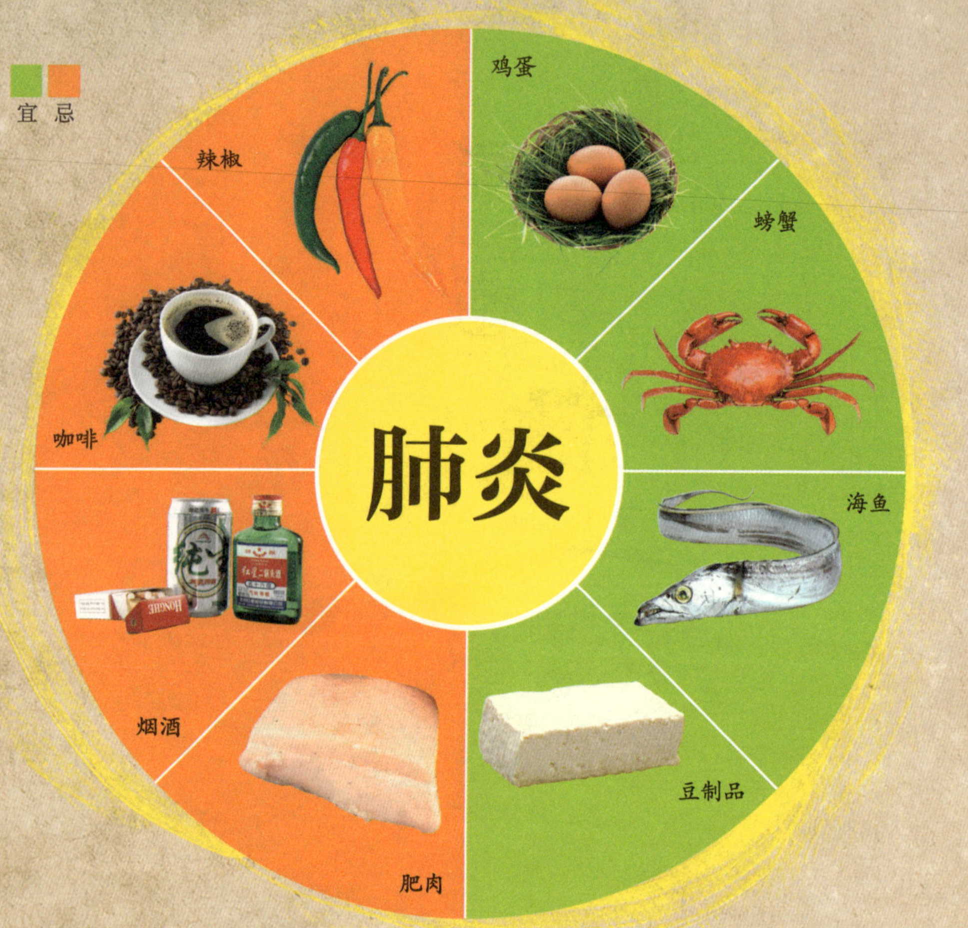

【病症解析】

1. 肺炎是指终末气道、肺泡和肺间质的炎症。
2. 可由细菌、病毒、真菌、寄生虫等致病微生物，以及放射线、吸入性异物等理化因素引起。
3. 临床主要症状为发热、咳嗽、咳痰、痰中带血，可伴呼吸困难、胸痛、头痛昏沉、倦怠无力、下痢、蛋白尿等，儿童患者有时会发生痉挛。

【0成本按摩方】·肺俞

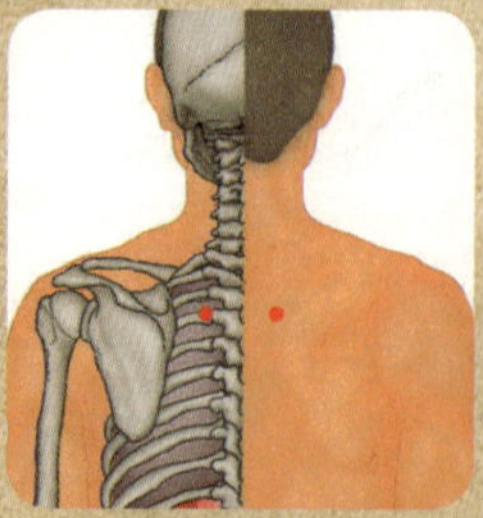

标准定位：在背部，第3胸椎棘突下，后正中线旁开1.5寸。

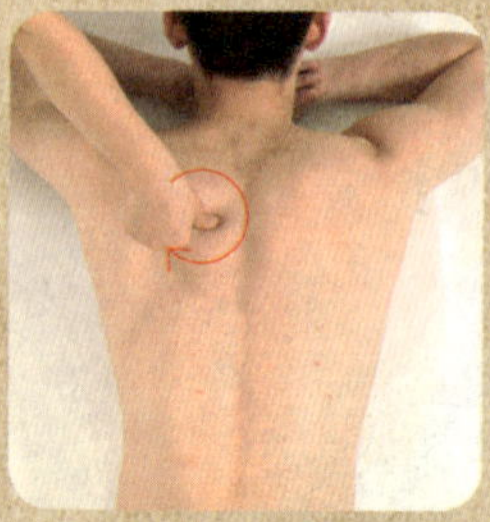

按摩方法：俯卧，以手指指腹或指间关节向下按压，并做圈状按摩。

鲜芦根粥

材料少／材料易得／制作时间短

材料／鲜芦根100克，粳米50克。

制法／鲜芦根和粳米一同煮稀粥。

用法／不拘时服之。

功效／清肺泻热，养阴生津。

大蒜方

材料少／材料易得／制作时间短

材料／大蒜1瓣，白砂糖适量。

制法／大蒜去皮，捣烂加白砂糖及适量开水，去渣，入碗备用。

用法／1次服下，每日2～3次。

功效／适用于大叶性肺炎，症见发热、咳嗽、胸痛、咽部充血等。

石椒草方

材料少／材料易得／制作时间短

材料／石椒草100克。

制法／石椒草加清水300毫升，煎至100毫升，去渣。

用法／每次服30毫升，每日3次。

功效／辛凉解表，清热活血。适用于大叶性肺炎。

天冬根方

材料少／材料易得／制作时间短

材料／天冬根20克。

制法／天冬根以水煎汤。

用法／口服，早、晚各1次。

功效／适用于肺炎咯血、内伤吐血。

仙人掌方

材料少／材料易得／制作时间短

材料／鲜仙人掌100克，白砂糖30克。

制法／仙人掌去刺，切碎，加白砂糖，以适量水煎煮。

用法／分早、晚温服，每日1剂。

功效／适用于普通肺炎。

蒲公英青叶汤

材料少／材料易得／制作时间短

材料／蒲公英、大青叶各15克。

制法／将上药加水煎煮，取汁。

用法／每日1剂，分4～6次服。

功效／适用于高烧不退、喘咳口渴等肺炎初期症状。

女贞叶饮

材料少／材料易得／制作时间短

材料／女贞叶（鲜品）500克。

制法／用新鲜女贞叶，加水500毫升，浓煎至200毫升即可。

用法／口服每次5～10毫升，每日3～4次。

功效／适用于肺炎恢复期。

鱼腥草桔梗茶

材料少／材料易得／制作时间短

材料／鲜鱼腥草50克，桔梗10克。

制法／将上药用水煎煮，但不超过10分钟为宜。

用法／代茶饮。

功效／用于肺炎、肺热咳嗽、痰黄稠黏。

感冒

【病症解析】

1. 感冒，又称伤风，是风邪侵入人体所致的常见外感疾病。
2. 中医将感冒分为风热型感冒、暑湿型感冒、风寒型感冒和表寒里热型感冒四种类型。
3. 西医将感冒分为普通感冒和流行性感冒。
4. 临床表现为流鼻涕、鼻塞、咳嗽、头痛、恶寒发热、关节酸痛、全身不适等。

生姜香菜饮

材料少 / 材料易得 / 制作时间短

材料 / 生姜、香菜各20克。

制法 / 生姜切为片，香菜切碎；将生姜片入锅内，加入适量清水煮沸后，加香菜略煮即可。

用法 / 早、晚2次服用。

功效 / 辛湿散表，发散风寒。适用于风寒感冒。

蔓荆子粥

材料少 / 制作时间短

材料 / 蔓荆子80克，粳米200克，白砂糖适量。

制法 / 蔓荆子研碎，加适量清水，搅拌，滤渣取汁入粳米煮粥，药汁少再加水，以文火熬至汁稠黏，加入白砂糖拌匀起锅。

用法 / 每日2次服用。

功效 / 疏散风热，清利头目。适用于风热感冒、目赤睛痛等症。

备注 / 血虚、火旺等引起的头痛、目眩及胃虚者慎服。

杭菊红糖饮

材料少 / 制作时间短

材料 / 杭菊花30克，红糖适量。

制法 / 杭菊花煮沸数分钟，去渣取汁，加入红糖调味即可。

用法 / 代茶饮。

功效 / 疏散风热。适用于风热感冒之咽红、咽干、咽痛等症。

金银花甘草茶

材料易得 / 制作时间短

材料 / 金银花5克，甘草1片，绿茶3克，冰糖适量。

制法 / 将金银花、甘草分别洗净，沥干，与绿茶一同放入茶壶中，用沸水冲泡5～10分钟即可。

用法 / 代茶饮，每日1剂，饮用时依个人口味加适量冰糖。

功效 / 甘草具有补脾益元、祛痰止咳、清热解毒的功效，常用于心气不足、咳喘、喉咙肿痛等；金银花是清热解毒之要药，有凉血之效，可用于风热感冒。

生姜酒

材料少／材料易得

材料／生姜（新鲜）200克，35度（酒精体积分数35%，俗称35度，本书按俗称表述）的蒸馏酒720毫升。

制法／将生姜洗净，沥干水分，再切成薄片。将切好的生姜片放进玻璃瓶中，倒入蒸馏酒，密封放置在阴凉处。2个月后即可将汁过滤到窄口瓶中。

用法／直接饮用，或加冰块饮用，或加蜂蜜或红茶饮用。

功效／生姜含有的生姜辣素具有很强的杀菌和解毒功效，不仅有促进胃液分泌的作用，而且对便秘、腹泻、宿醉、呕吐感等还具有缓解作用。常被用于消化不良和预防感冒。

生姜红糖茶

材料少／制作时间短

材料／生姜片30克，红糖适量。

制法／生姜片水煎，加红糖。

用法／早、晚各1次，温服，盖被出微汗；或代茶温饮。

功效／温下通经，驱寒暖胃。

陈皮雪梨汤

材料少／材料易得／制作时间短

材料／雪梨1个，陈皮2块，冰糖4大匙。

制法／将雪梨洗净切块，然后与陈皮一同下入盛有清水的锅内，煮开后再煮20分钟，加入冰糖调匀即可。

用法／每日早、晚各饮1杯。

功效／可缓解因感冒所致的咳嗽等症。

桑菊竹叶茶

材料易得／制作时间短

材料／苦竹叶、白茅根各30克，白砂糖20克，桑叶、菊花各5克，薄荷3克。

制法／将以上材料放入杯内，开水冲泡10分钟即可饮用。或者把除了白砂糖外的材料放入锅内，加3碗水在火上煎煮5分钟，最后调入白砂糖即可。

用法／代茶频饮。

功效／菊花能清热解毒、清肝明目；桑叶明目，除寒热；搭配清心除热的竹叶，凉血止血的白茅根，此茶饮具有清热散风、解表的功效。适用于恶寒发热、头痛身疼等症。

金银花茶

材料少／材料易得／制作时间短

材料／金银花20克，茶叶6克，白砂糖30克。

制法／将金银花、茶叶放砂锅内，加适量水，用武火煮沸，加入白砂糖煮至溶化，弃渣取汁。

用法／趁热饮用，每日1次，连服2～3日。

功效／辛凉解表。适用于风热感冒。

橘皮饮

材料少／材料易得／制作时间短

材料／鲜橘皮50克，白砂糖适量。

制法／鲜橘皮和白砂糖放入杯中，用开水冲泡。

用法／代茶饮。

功效／适用于感冒。

薄荷藕丝汤

材料少／材料易得／制作时间短

材料／ 莲藕150克，薄荷20克。

制法／ 先将薄荷洗净，直接放入锅内，加水250毫升，置于火上煎熬成汁；把莲藕刷洗干净，切成片，再将藕片放入薄荷汁内，泡10～15分钟即成。

用法／ 每日分2次服用。

功效／ 具有疏风清热、滋补身体的功效。

荆芥苏叶方

材料易得／制作时间短

材料／ 荆芥、紫苏叶各10克，鲜生姜8克，茶叶6克，红糖适量。

制法／ 将除红糖外的材料用文火煎煮15～20分钟后，加入红糖煮至溶化即成。

用法／ 每日2次，量不拘。

功效／ 具有发散风寒、祛风止痛的功效。适用于风寒感冒，症见畏寒、身痛、无汗等。如伴有咳嗽痰盛可加干橘皮10克（鲜品加倍）。

苏羌茶

材料少／材料易得／制作时间短

材料／ 羌活、茶叶各9克，紫苏叶5克。

制法／ 将以上材料共研粗末，以沸水冲泡即可。或者直接将材料入锅煎煮，煮沸后续煮10分钟即可取汁饮用。

用法／ 每日1剂，随时温服。

功效／ 紫苏叶味辛，性温；羌活能散寒祛风。此茶饮适用于因风寒感冒所引起的恶寒、发热、无汗、乏力、肢体酸痛等症。

五汁饮

材料易得／制作时间短

材料／ 鸭梨、鲜藕、荸荠、麦冬、鲜芦根各200克。

制法／ 鸭梨削皮挖核，荸荠去皮，鲜藕去皮节，麦冬、芦根拣洗干净。将全部材料捣碎成泥状，以清洁纱布绞拧取其汁。

用法／ 代茶饮，随时随量饮用。

功效／ 具有清热除烦、生津解渴的功效。适用于热病口渴、高热不退、咽干烦躁、大便秘结等病症。

金银花大青叶茶

材料少／材料易得／制作时间短

材料／ 金银花15克，大青叶10克。

制法／ 将金银花、大青叶用水过滤，一同放入玻璃杯中，冲入沸水，闷泡10分钟左右即可。

用法／ 代茶频饮。

功效／ 此茶饮可预防感冒，尤其对预防春季流感有疗效。

备注／ 金银花和大青叶都偏凉，不宜过量或长期饮用。

鸡蛋苦参方

材料少／材料易得／制作时间短

材料／ 鸡蛋1枚，苦参6克。

制法／ 将苦参水煎取汁，然后将鸡蛋打碎搅匀，用煮沸的药汁冲鸡蛋。

用法／ 每日1次，趁热服用。

功效／ 用于风热感冒、流行性感冒，症见头痛、发热、咳嗽、咽痛者效尤佳。

菊桑枇杷饮

材料易得／制作时间短

材料／野菊花、桑叶、枇杷叶（炙）各10克。

制法／将上述材料共研成细末，再用水煎煮，滤渣，取汁。

用法／代茶饮，每日1剂，连服3～5日。

功效／有清热散风、解表、化痰的功效，适用于流行性感冒、咳嗽、咯黄痰等症。

桑菊梨皮茶

材料少／材料易得／制作时间短

材料／桑叶、菊花各6克，鸭梨皮5克。

制法／将桑叶、菊花、鸭梨皮一起放入砂锅中，加适量水煎煮，去渣取汁。

用法／代茶饮。

功效／此茶饮具有疏风清热、养阴清肺、润燥的功效。适用于发热、微恶风寒、头痛少汗等症。

菜根菊花汤

材料少／材料易得／制作时间短

材料／大白菜根3个，菊花15克，白砂糖适量。

制法／将大白菜根切片与菊花用水煎煮，加白砂糖。

用法／每日1剂，趁热服，盖被出汗，连服3～4日。

功效／具有消暑退热的功效。适用于暑湿伤表所致的发热。

葱生姜酒

材料易得

材料／生姜、葱白各30克，盐6克，白酒15毫升。

制法／将生姜、葱白、盐共捣成糊状，再将白酒调入，用纱布包好。

用法／外用，涂擦前胸、后背、手心、脚心、腋下、肘窝，涂擦后让患者静卧。

功效／疏散风寒。适用于风寒感冒。

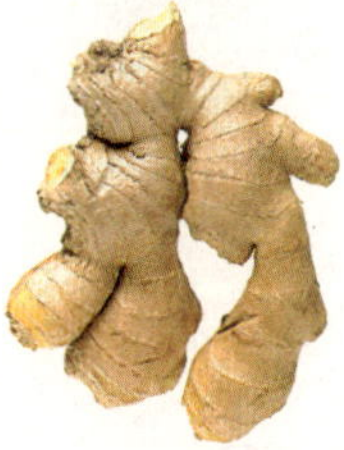

宜

生姜、葱白、金银花、荷叶、薄荷、香菇、柚子、枇杷、蒜薹。

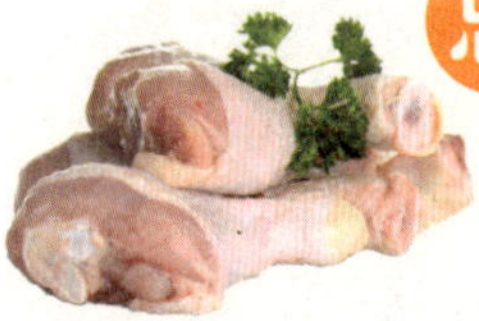

忌

风寒感冒：鸭肉、鸡肉、百合、银耳。

风热感冒：桂圆、红枣、荔枝、樱桃。

【0成本按摩方】·合谷

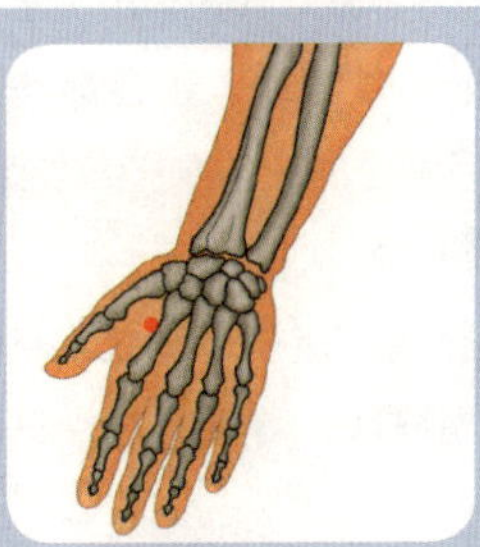

标准定位：手背，第1、2掌骨间，当第2掌骨桡侧的中点处。

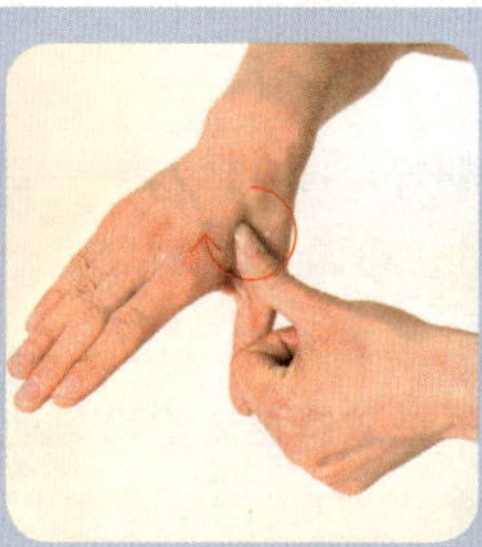

按摩方法：以拇指向下用力按压4~5次，做圈状按摩。

咳嗽

【病症解析】

❶咳嗽是肺系疾病的主要证候之一，分外感咳嗽与内感咳嗽。

❷外感咳嗽主要是由异物、刺激性气体、呼吸道内的分泌物等刺激呼吸道黏膜引起。

❸内感咳嗽是指由饮食、情志等内伤因素致脏腑功能失调、内生病邪导致的咳嗽。

三根清肺茶

材料少／材料易得／制作时间短

材料／丝瓜根、芦根各60克，白茅根30克。

制法／将白茅根、丝瓜根、芦根用清水冲洗干净，切碎，放入茶壶中。在茶壶中冲入600毫升沸水，加盖闷泡20分钟左右，滤渣取汁。

用法／每日1剂，代茶饮。

功效／此茶饮能清热祛火，生津润肺。适合肺热咳嗽、痰中带血者饮用，经常烦躁口渴者也可饮用。

百合枇杷茶

材料易得／制作时间短

材料／鲜百合、枇杷、莲藕各30克，红糖适量。

制法／将莲藕洗净切片；将枇杷去核，与百合、藕片同煎取汁，再调入适量红糖。

用法／代茶频饮。

功效／此茶饮适合肺热咳嗽患者饮用，具有润燥、止咳的功效。

雪梨止咳茶

材料少／材料易得／制作时间短

材料／雪梨500克，蜂蜜适量。

制法／将雪梨洗净，去皮、去核，捣碎取汁，将雪梨汁放入盛有适量清水的锅中，以文火熬煮10分钟左右，晾凉后调入蜂蜜，搅拌均匀即可。

用法／代茶频饮，每日数次。

功效／此茶饮能养阴润燥，可缓解咽痛干痒咳嗽。

桂花茶

材料少／材料易得／制作时间短

材料／干桂花5克，冰糖适量。

制法／干桂花用清水冲洗干净，沥干。将沥干的桂花放入杯中，加入200毫升沸水冲泡，5分钟后依个人口味调入适量冰糖即可。

用法／代茶饮用，每日数次。

功效／桂花味辛，性温，能祛风除湿、化痰平喘，可用于感冒咳嗽，缓解气喘、牙痛、腹痛等。

枇杷叶汁

材料少／材料易得／制作时间短

材料／ 枇杷叶适量。

制法／ 将枇杷叶洗净，用开水冲泡。

用法／ 每次服30毫升，每日3次。

功效／ 适用于感冒引起的咳嗽不止症状。

玉米须陈皮饮

材料少／材料易得／制作时间短

材料／ 玉米须30克，陈皮10克。

制法／ 将玉米须与陈皮一起放入锅中，然后加入适量的水共同煎煮，取汁即可。

用法／ 直接饮用。

功效／ 有助于缓解咳嗽所带来的不适。

核桃仁方

材料少／材料易得／制作时间短

材料／ 核桃仁20克，蜂蜜适量。

制法／ 将核桃仁捣烂，再加入适量蜂蜜。

用法／ 温开水服下，每日早、晚各1次。

功效／ 适用于咳嗽痰多。

鱼腥草杏桔茶

材料少／材料易得／制作时间短

材料／ 鱼腥草30克，桔梗、苦杏仁各9克。

制法／ 将以上3种材料共加水煎汤，去渣，取汁。

用法／ 每日1剂。

功效／ 此茶饮具有疏风清热、宣肺止咳的功效。适用于咳嗽不爽、痰黄黏稠、不易咳出等症。

冰糖香蕉

材料少／材料易得／制作时间短

材料／ 香蕉2根，冰糖适量。

制法／ 香蕉去皮后加冰糖，隔水蒸熟。

用法／ 每日服2次。

功效／ 适用于肺燥型咳嗽。

鸡蛋鱼腥草方

材料少／材料易得／制作时间短

材料／ 鸡蛋1枚，鱼腥草30克。

制法／ 将鱼腥草洗净浓煎取汁，用滚沸的药汁冲鸡蛋。

用法／ 顿服，每日1次。

功效／ 适用于干咳。

白萝卜茶叶饮

材料少／材料易得／制作时间短

材料／ 茶叶5克，白萝卜100克。

制法／ 将茶叶用开水冲泡取汁；再将白萝卜洗净切片，置于盛适量清水的锅中煮烂，倒入茶汁即可。

用法／ 每日服用2次。

功效／ 适用于气管炎咳嗽及多痰。

藕汁蜜饮

材料少／材料易得／制作时间短

材料／ 莲藕、蜂蜜各适量。

制法／ 将莲藕研磨，再用纱布绞汁，加适量蜂蜜。

用法／ 每次1杯，连服3日。

功效／ 适用于咳嗽痰多。

天冬冰糖茶

材料少／材料易得／制作时间短

材料／天冬、百合各15克，冰糖适量。

制法／将百合、天冬洗净。将天冬切碎，冰糖捣碎，加入百合，一同放入杯内，以沸水冲泡5分钟左右。过滤茶渣后饮汤即可。

用法／代茶饮用，每日1剂。

功效／百合和天冬都是补阴药，具有养阴润燥、养心安神的功效，有助于止咳化痰，改善肺结核、慢性支气管炎。此茶饮适合肺虚久咳的人饮用，具有养阴清热、润燥生津的功效。

橘皮茶

材料少／材料易得／制作时间短

材料／干橘皮15克（鲜品30克）。

制法／将干橘皮清洗干净，用温水浸泡20分钟，切细丝，放入杯中，冲入沸水，闷泡2分钟后即可。

用法／代茶饮，每日1～2剂。

功效／适用于痰湿咳嗽患者。

沙参麦冬汤

制作时间短

材料／沙参10克，麦冬9克，玉竹6克，冬桑叶、生白扁豆、天花粉各4.5克，生甘草3克。

制法／将上述材料以水煎煮，取药汁。

用法／每日1剂，分2次服用。

功效／适用于肺胃津液不足引起的咳嗽。

丝瓜茶

材料少／材料易得／制作时间短

材料／丝瓜片200克，茶叶5克，盐少许。

制法／先将丝瓜片加盐少许煮熟，茶叶以沸水冲泡5分钟后取茶汤，再倒入丝瓜汤内即可。

用法／每日1剂，不拘时饮服。

功效／丝瓜有很高的药用价值，具有清热化痰、凉血解毒、解暑除烦、通经活络的功效，而且其所含的维生素成分还能健脑益智、美容护肤，丝瓜汁还有“美人水”的美称。此茶饮能有效地止咳化痰，利咽清肺。

蒲公英汤

制作时间短

材料／蒲公英15克，桑叶、白蒺藜、决明子、忍冬藤、败酱草、紫花地丁、赤芍、地肤子、女贞子各10克，半边莲、蝉蜕、菊花各6克，甘草、荆芥各3克。

制法／将上药以水煎煮取汁。

用法／每日1剂，分2次服用。

功效／本方对肺痈有辅助治疗作用。肺痈以高热、咳嗽等为主要症状。

冰糖雪梨膏

材料少／材料易得／制作时间短

材料／雪梨适量，冰糖少许。

制法／将梨去核，捣汁，与冰糖适量合并煎膏即可。

用法／每次服2匙，每日3次。

功效／适用于秋燥咳嗽。

红糖生姜枣汤

材料少／材料易得／制作时间短

材料／红糖、红枣各30克，鲜生姜15克。

制法／将鲜生姜、红枣、红糖用水煎煮，直至药汁减为一半。

用法／顿服，服后出微汗即愈。

功效／适用于伤风咳嗽等症。

蛋黄阿胶酒

材料易得／制作时间短

材料／鸡蛋4枚（取蛋黄），阿胶20克，盐少许，米酒500毫升。

制法／先将米酒煮沸，再加入阿胶，待其溶化后再加入鸡蛋黄和盐，搅拌均匀，再加热煮沸后离火即可。

用法／温服，每日服2次，随量。

功效／补虚养血、滋阴润燥、止血息风。对于体虚乏力、血虚萎黄、虚劳咳嗽等症具有明显的缓解作用。

芥菜生姜汤

材料少／材料易得／制作时间短

材料／鲜芥菜500克，生姜片、盐各适量。

制法／将鲜芥菜洗净切段，与生姜片一同入锅，加水1 000毫升，煮至剩余600毫升，最后加盐调味即成。

用法／饮汤，芥菜可吃可不吃，每日服1剂，分2次服完。

功效／适用于风寒感冒引起的头痛、咳嗽、痰白难出、筋骨疼痛等症。

枳实薤白桂枝汤

制作时间短

材料／枳实、厚朴、瓜蒌各12克，薤白9克，桂枝6克。

制法／先煮厚朴、枳实，然后加入瓜蒌、薤白、桂枝煎煮，取汁。

用法／每日1剂，分2次服用。

功效／适用于咳嗽。

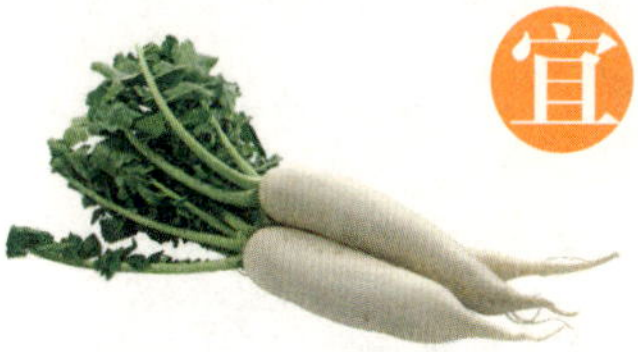

宜 白萝卜、生姜、葱白、杏子、金橘、橘皮、鲤鱼。

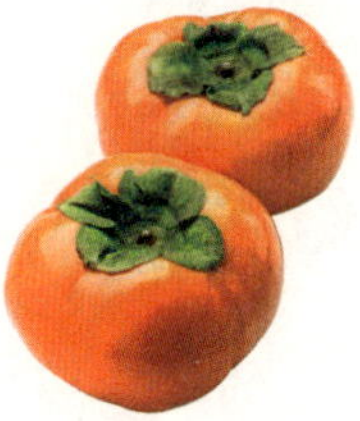

忌 柿子、薄荷、李子、乌梅、桃子、螃蟹。

【0成本按摩方】·肺俞

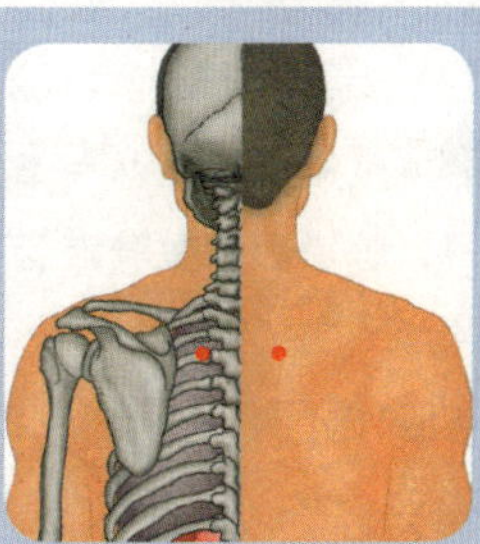

标准定位：在背部，第3胸椎棘突下，后正中线旁开1.5寸。

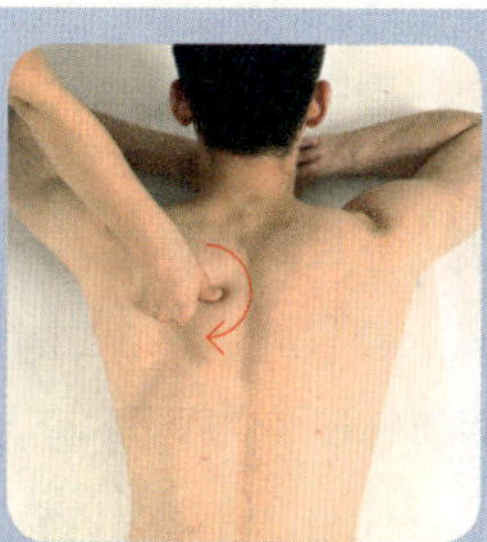

按摩方法：俯卧，以手指指腹或指间关节向下按压，并做圈状按摩。

哮喘

【病症解析】

❶哮喘大致分为外源性哮喘、内源性哮喘、混合性哮喘等，是由多种细胞，特别是肥大细胞、嗜酸性粒细胞和T淋巴细胞参与的慢性气管炎症。

❷主要症状为反复发作的咳嗽、喘息、胸部憋闷，常为带哮鸣音的呼气性呼吸困难，发作时胸廓饱满，叩诊呈过清音，听诊可闻及肺内广泛哮鸣音等。

金瓜饴糖汁

材料少 / 材料易得 / 制作时间短

材料 / 金瓜1 000克，饴糖500克，生姜汁60毫升。

制法 / 将金瓜洗净，切小块，煮透去渣留汁，浓缩后加入饴糖，再熬10分钟，最后将生姜汁倒入，搅拌均匀即成。

用法 / 最好在哮喘高发期前连服2个月，每日2次，早、晚各服15克，开水冲服。

功效 / 本方可有效预防支气管哮喘发作。

参蛤定喘散

材料易得 / 制作时间短

材料 / 红人参、紫河车、川贝母、麦冬、北沙参、钟乳石、炙款冬花各20克，五味子15克，化橘红10克，蛤蚧1对。

制法 / 将上药碾碎研成细末。

用法 / 取药末，每次服3克，每日服2次。

功效 / 具有补益肺肾、止咳定喘的功效。适用于慢性支气管炎、肺气肿、心脏性喘息及支气管哮喘引起的各种不适症状。

核桃杏仁生姜汤

材料易得 / 制作时间短

材料 / 核桃仁25克，杏仁、生姜各10克，蜂蜜适量。

制法 / 将生姜洗净，与核桃仁、杏仁分别捣碎，一同放入锅中，加水400毫升，煮沸再加蜂蜜，再煮沸，改用文火焖10分钟，即成。

用法 / 每日1剂，分2次服用，连服数月。

功效 / 补肾润肺、止咳定喘。适用于久患哮喘、体质虚弱、气短喘促等症。

黑芝麻生姜蜜饮

材料易得 / 制作时间短

材料 / 黑芝麻50克，生姜5片，白砂糖、蜂蜜各适量。

制法 / 黑芝麻炒香，生姜捣汁去渣，白砂糖、蜂蜜混合均匀调成蜜糖；将芝麻与生姜汁浸拌，再炒一下，晾凉后与蜜糖混合拌匀，装入瓶中待用。

用法 / 每日早、晚各服1匙。

功效 / 适用于肺虚喘症。

蚯蚓方

材料少／材料易得

材料／ 蚯蚓适量。

制法／ 蚯蚓烘干，研成粉末。

用法／ 每次服3克，每日服3次。

功效／ 适用于热喘，症见喘而烦热，咽干或痛，口渴，痰黄稠。

乌贼骨方

材料少／材料易得

材料／ 乌贼骨1份，白砂糖2份。

制法／ 乌贼骨焙干研细末，与白砂糖调匀，备用。

用法／ 每日3次，每次服5克。

功效／ 适用于实喘，症见体质壮实，气喘较甚，胸部满闷，咳痰稀薄。

露蜂房方

材料少／制作时间短

材料／ 露蜂房30克，醋60毫升。

制法／ 露蜂房和醋水煎，滤渣取汁。

用法／ 分2次服。

功效／ 适用于哮喘。

海螵蛸方

材料少／制作时间短

材料／ 海螵蛸、红糖各适量。

制法／ 海螵蛸瓦上焙枯为末。

用法／ 成人每次25克，小儿每次10克，以红糖水冲服。

功效／ 适用于哮喘。

陈醋冰糖方

材料少／材料易得／制作时间短

材料／ 冰糖500克，陈醋500毫升。

制法／ 冰糖与陈醋共放砂锅内，用文火熬至冰糖全化，冷却后装瓶备用。

用法／ 每日早、晚空腹各服10毫升。

功效／ 适用于久咳、气喘、多痰者。

薄荷橘皮紫苏饮

材料少／材料易得／制作时间短

材料／ 薄荷15克，橘皮、紫苏各10克。

制法／ 将上药以水煎煮，取药汁。

用法／ 每日1剂，分2次饮用。

功效／ 适用于外感风寒引起的咳嗽气喘。

猪胰苦酒方

材料少／制作时间短

材料／ 猪胰1具，醋300毫升。

制法／ 以苦酒煮猪胰，猪胰煮熟即可。

用法／ 每日取适量服用。

功效／ 益肺补脾、解毒止咳，可缓解久喘咳嗽。

灵芝糖浆

材料少／材料易得／制作时间短

材料／ 灵芝50克，黑糖浆500毫升。

制法／ 将切碎的灵芝同黑糖浆一起加热烧开，过滤冷却。

用法／ 温开水送服。每日服3次，每次10～15毫升。

功效／ 益气，用于单纯性、顽固性哮喘。

椒目方

材料少／材料易得／制作时间短

材料／椒目适量。

制法／椒目研粉，装入胶囊。

用法／内服，每次3克，每日3次。

功效／除痰平喘。用于支气管哮喘，症见呼吸急促、喉中痰鸣、胸闷气短、口渴等。

复方麻黄膏

材料易得／制作时间短

材料／麻黄、紫菀、杏仁各33克，川贝母15克，生姜汁、芝麻油各30毫升，蜂蜜适量。

制法／将前4味药共研细末；将芝麻油煮沸1～2次加蜂蜜煮沸后，再加生姜汁煮沸，最后将诸药末置于其内，煮5～6分钟即可成膏，储密闭瓶内备用。

用法／本方剂量为1个疗程量，分14日服完，应在饭后半小时用温开水送服，每次1匙，每日2次。坚持2个疗程，疗程间隔为7日。

功效／宣肺定喘，止咳化痰。用于表现为呼吸急促、胸闷气促等的支气管哮喘症。

白芥子凤仙花根方

材料少／材料易得／制作时间短

材料／凤仙花根150克，白芥子90克，轻粉6克。

制法／将上述材料共熬成膏状。

用法／将膏贴胸椎1～5节处，3小时后可撕下。

功效／用于寒性哮喘痰清稀、不发热者。伴有黄痰、发热症状的热喘者忌用。

川贝橘草方

材料易得／制作时间短

材料／川贝母、杏仁、橘红、生石膏各30克，生甘草10克，明矾3克，雪梨6个，冰糖150克。

制法／先煎生石膏、杏仁、橘红、生甘草，去渣取汁，约1小碗；将明矾溶于水中。雪梨去皮、核，打烂；川贝母打碎，与冰糖一起置大碗中；倒入药汁及矾水，放入蒸锅中隔水蒸1小时熟透即可。

用法／每日服2次，每次服2匙。

功效／适用于热性哮喘。

化痰平喘方

材料易得／制作时间短

材料／炙麻黄、杏仁、桂枝、陈皮、半夏、苏子各9克，炙甘草6克。

制法／将上药以水煎煮，取药汁。

用法／每日1剂，分2次服用。

功效／具有理气降逆、化痰平喘的功效，适用于支气管哮喘症。

桑白皮紫苏杏仁汤

材料易得／制作时间短

材料／杏仁、冬瓜子、地龙、熟地黄、山药各15克，桑白皮、紫苏、炙麻黄、天花粉、甘草各10克。

制法／将上药用水煎煮，滤渣，取汁。

用法／每日1剂，分早、晚2次服用。

功效／具有滋阴润燥、清肺平喘的功效。

备注／由于本方麻黄用量较大，心功能不全者慎用。

麻黄蜜方

材料少／材料易得／制作时间短

材料／麻黄250克，白蜜200克。

制法／将两者研成细末拌和，加水3碗，放器皿里封盖，入锅中蒸熟。

用法／每日服2匙。

功效／适用于慢性支气管炎、哮喘者。

胡椒杏仁蛋方

材料易得／制作时间短

材料／胡椒、杏仁、桃仁、糯米、栀子各8粒，鸡蛋（取蛋清）1枚。

制法／将胡椒、杏仁、桃仁、糯米、栀子共研末，调入鸡蛋清即可。

用法／外敷双足涌泉穴（足心），用纱布覆盖，胶布固定，敷至鸡蛋清干为止。每日1剂，连敷3剂为1个疗程。

功效／对支气管哮喘有较好的辅助疗效。

白砂糖鸡苦胆

材料少／材料易得／制作时间短

材料／鸡苦胆2～4个，白砂糖适量。

制法／取胆汁烘干，白砂糖拌和即可。

用法／每日1剂，分2次服用，连服5日为1个疗程，儿童减半。

功效／宣肺定喘，用于支气管哮喘，对百日咳引起的哮喘也有不错的效果。

罗汉果柿饼汤

材料少／材料易得／制作时间短

材料／罗汉果1个，柿饼3个，冰糖适量。

制法／罗汉果洗净，与柿饼同入锅内，加入适量的清水，煎汤，最后加入冰糖调味即可。

用法／每日服3次。

功效／化痰止咳。用于老年支气管哮喘。

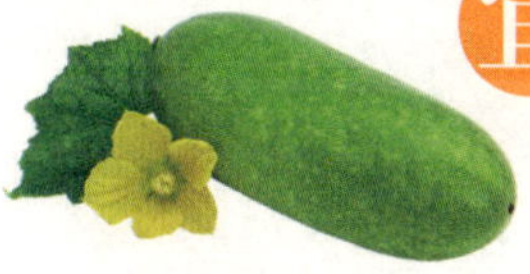

宜

豆腐、花生、雪梨、萝卜、芥菜、桂花、大蒜、冬瓜、丝瓜。

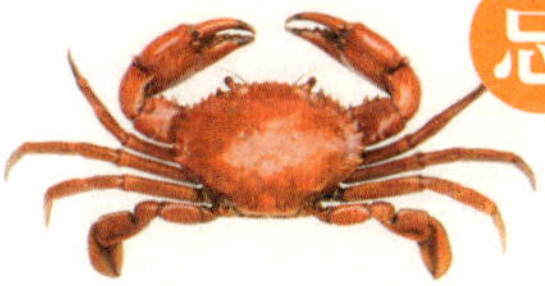

忌

螃蟹、蚌肉、蛤蜊、鹅肉、带鱼、黄鱼。

【0成本按摩方】·膻中

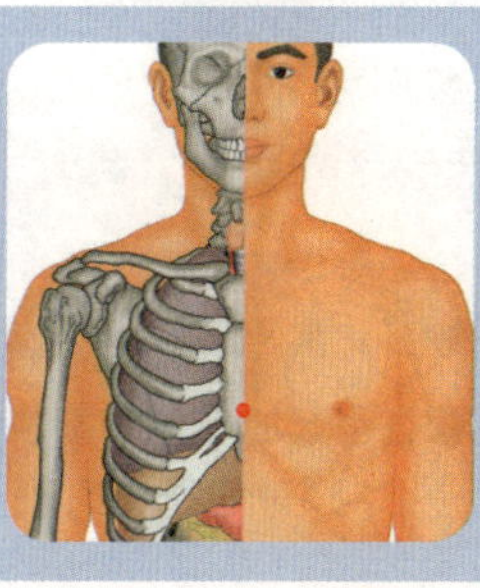

标准定位：在胸部，前正中线上，平第4肋间，两乳头连线的中点。

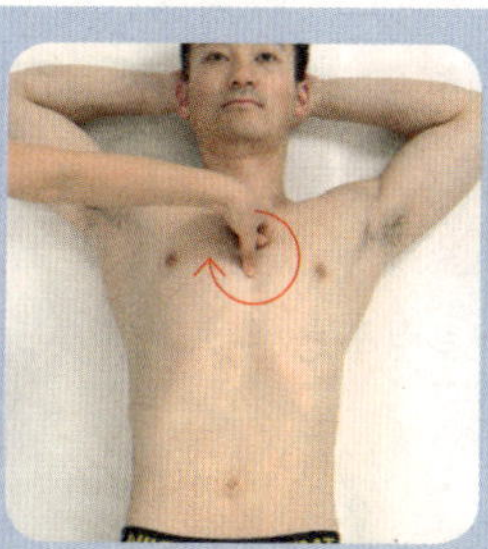

按摩方法：以中指或拇指的指腹抵住穴位并向下按压，做圈状按摩。

支气管炎

【病症解析】

1. 支气管炎可分为急性支气管炎和慢性支气管炎。
2. 急性支气管炎病程漫长，时轻时重。初起时，有鼻塞、打喷嚏、咽痛、咽痒、声音嘶哑、发热等症。
3. 慢性支气管炎多伴长期咳嗽，咳时有痰，痰通常呈白色，有泡沫，表现为反复发作。

白鲜皮汤

材料少/材料易得/制作时间短

材料/ 白鲜皮6~9克。

制法/ 白鲜皮用水煎。

用法/ 每日1剂，早、晚各服1次。7剂为1个疗程，1个疗程后停服1日。疗程视病情而定。

功效/ 祛风除湿，化痰止咳。适用于慢性支气管炎。

润肺止咳汤

材料少/材料易得/制作时间短

材料/ 杏仁10克，大鸭梨1个，冰糖适量。

制法/ 杏仁去皮、尖，捣碎；鸭梨洗净，去皮、核，切块；冰糖捣碎、备用。砂锅内加适量清水，放入杏仁、鸭梨块，以武火煮沸后改文火煎15~20分钟，加入冰糖调匀即可。

用法/ 每日1剂，代茶饮。

功效/ 润肺止咳。适用于急性支气管炎，燥咳尤宜。

葡萄酒

材料少/材料易得

材料/ 鲜葡萄（捏破皮）、白砂糖各500克，白酒500毫升。

制法/ 将葡萄、白砂糖浸泡于白酒中15日后，用纱布过滤，取汁装瓶即可。

用法/ 每次服15毫升，睡前饮用。

功效/ 生津，润肺，止咳。适用于支气管炎见慢性咳嗽反复发作、痰多、脉滑数、苔腻等症。

木香麻黄方

制作时间短

材料/ 木香15克，麻黄12克，胡颓子叶、杏仁、重楼、虎杖、羊蹄根各10克。

制法/ 将上述全部材料用水煎煮3次，每次300毫升，合并药液即可。

用法/ 分3次服，每次300毫升，每日1剂。小儿酌减。

功效/ 具有宣肺止咳、化痰平喘作用。适用于急、慢性支气管炎引起的咳嗽、痰多等症。

百部方

材料少／材料易得／制作时间短

材料／ 百部20克，白砂糖适量。

制法／ 百部水煎2次，合并药液60毫升，调入白砂糖。

用法／ 每次服20毫升，每日3次。

功效／ 适用于支气管炎。

沙棘葡萄干方

制作时间短

材料／ 沙棘30克，葡萄干20克，广木香、甘草各15克，栀子10克，冰糖适量。

制法／ 将上述全部材料粉碎并研成细粉，过筛，混匀。

用法／ 温开水送服，每日3～4次，每次2～4克。

功效／ 具有清热、化痰、止咳、消喘的作用，适用于急慢性气管炎。

杏仁米醋方

材料少／材料易得／制作时间短

材料／ 杏仁、米醋、白砂糖各500克。

制法／ 将上述材料一同放入广口玻璃瓶或搪瓷瓶中，密封，置阴凉通风处，共泡110天。

用法／ 每日早上空腹吃4粒泡好的杏仁，饮半匙糖醋。

功效／ 适用于慢性支气管炎。

清肺化痰方

制作时间短

材料／ 鱼腥草、败酱草、薏苡仁各30克，桑白皮15克，茯苓、炒白术各12克，黄芩、贝母、杏仁、桔梗、炙甘草各6克。

制法／ 将上述全部材料用水煎煮，滤渣，取汁。

用法／ 每日1剂，每日服2次。

功效／ 具有清肺、化痰、健脾的功效。

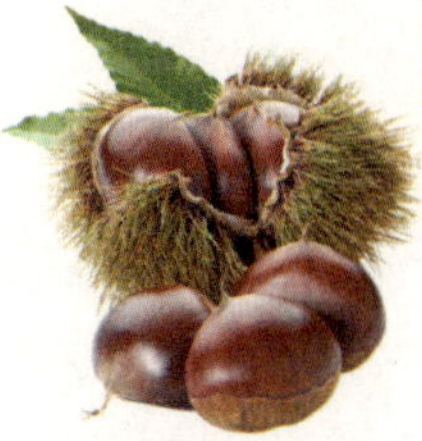

宜

花生、金橘、山药、芥菜、猪肺、栗子、羊肉、橘皮、萝卜。

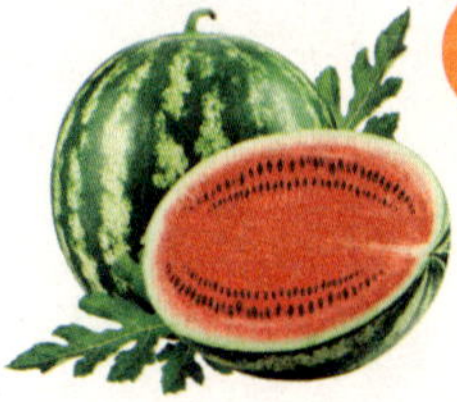

忌

蚌肉、螃蟹、蛤蜊、柿子、香蕉、西瓜、罗汉果、石榴、荸荠、丝瓜、薄荷。

【0成本按摩方】·大椎

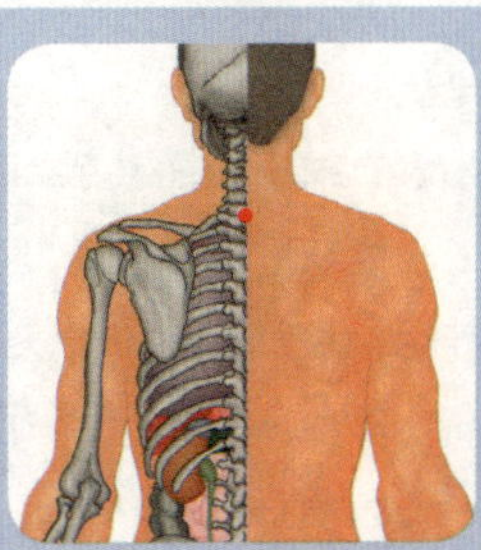

标准定位：在后正中线上，第7颈椎棘突下凹陷中。

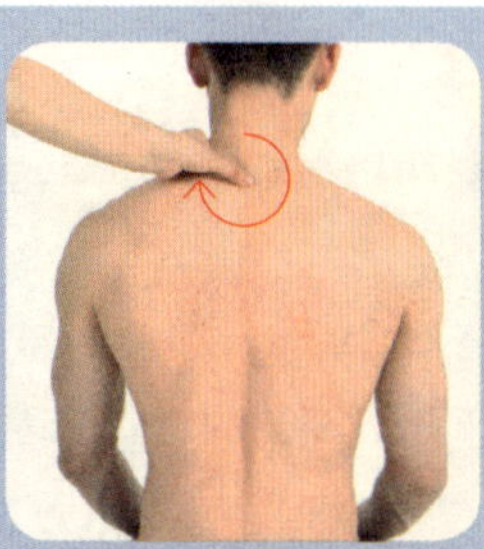

按摩方法：以手指指腹或指间关节向下按压，并做圈状按摩。

高血压

【病症解析】

1. 高血压是以动脉血压升高为主要表现，并伴有脑、心、肾功能障碍和病理改变的全身性疾病。
2. 高血压主要是由情绪失调、饮食失节和内伤虚损导致肝肾功能失调所引起。
3. 成人收缩压≥140毫米汞柱伴有或不伴有舒张压≥90毫米汞柱，即可诊断为高血压。除继发性高血压外，常伴有头痛、头晕、耳鸣、健忘、失眠、心悸等症状。

菊槐茶

材料少 / 材料易得 / 制作时间短

材料 / 干燥的菊花、槐花各15克。

制法 / 将菊花和槐花放入茶壶中，用沸水冲泡约15分钟后即可饮用。也可以将茶材按一定量装入纱布袋，做成茶包，每次取茶包冲饮，易操作。

用法 / 代茶频饮。

功效 / 槐花具有清热、止血、镇痛的功效，适用于目赤肿痛、痔疮、高血压等；菊花能清热解毒、疏风散热，此茶饮适用于高血压患者，可以预防冠心病、脑出血、脑血栓等。

茭白芹菜汤

材料少 / 材料易得 / 制作时间短

材料 / 茭白100克，芹菜50克。

制法 / 将上述所有材料用水煎煮，滤渣，取汁。

用法 / 每日早、晚各服1次。

功效 / 具有降压、润肠、清热的功效，适用于高血压。

山楂白术茶

材料少 / 材料易得 / 制作时间短

材料 / 山楂25克，白术15克。

制法 / 将山楂、白术一同放入砂锅中，加入适量水，煎沸后续煮20分钟左右，滤渣取汁，即可饮用。

用法 / 代茶温饮，每日1剂，药渣可再煎服用。

功效 / 用于胃纳欠佳、面色萎黄、神疲乏力的高血脂、高血压患者饮用。

麦芍牛膝茶

材料少 / 材料易得 / 制作时间短

材料 / 麦芽30克，牛膝20克，白芍15克。

制法 / 将上药用水过滤。过滤后放入砂锅中，加适量水煎沸20分钟。

用法 / 代茶温饮，每日1剂。

功效 / 麦芽能健胃消食，对于米面薯芋类积食非常有效，并且还能疏肝解郁，降低血糖；白芍能养血养阴，益肝止痛；牛膝具有抗菌消炎、止痛、降血压等作用。故此茶饮可养血柔肝、活血降压。

罗布麻茶

材料少／材料易得／制作时间短

材料／罗布麻叶3～6克。

制法／将罗布麻叶用水过滤，然后加入沸水冲泡5分钟左右即可饮用。或者用纱布袋按照一定量装好罗布麻叶，每次取1袋冲泡，携带更加方便。

用法／代茶饮用，每日1次。

功效／此茶饮能软化血管，对血压有双向调节作用，适合高血压患者饮用。

温胆汤

材料易得／制作时间短

材料／夜交藤、珍珠母各30克，茯苓15克，竹茹12克，法半夏、陈皮、石菖蒲各9克，甘草、枳实、黄连、炙远志各6克。

制法／将上述材料以水煎煮，取药汁。

用法／每日1剂，分2次服用。

功效／适用于原发性高血压。

黄连解毒汤

材料易得／制作时间短

材料／黄芩3克，黄连、黄柏各1.5克，栀子1～3克。

制法／将上药以水煎煮，取药汁。

用法／每日1剂，分3次服用。

功效／具有泻火解毒的作用。适用于高血压，症见面红烦躁、渴喜冷饮、头昏眼花、舌红苔黄、脉数有力。

芹香苹果方

材料少／材料易得／制作时间短

材料／芹菜段50克，香菜段25克，苹果1个。

制法／将以上各味洗净，苹果切片，锅内放水烧开，下芹菜段和苹果片，煮熟，倒入香菜段即可。

用法／佐餐食用。

功效／具有止渴、生津润燥、清头目、平肝的功效。适用于高血压。

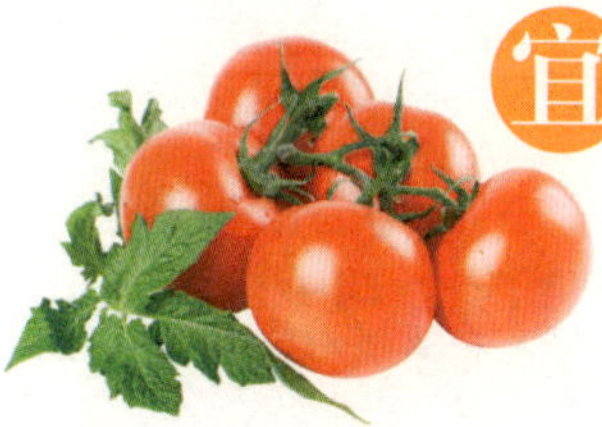

宜

西红柿、荞麦、绿豆、芹菜、苦瓜、苹果、梨、香蕉、核桃。

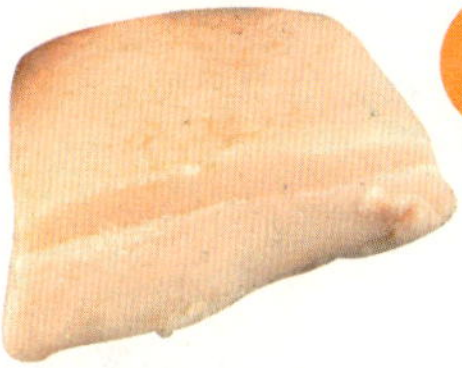

忌

肥肉、猪肝、猪肾、鸭蛋、胡椒、人参、咸菜。

【0成本按摩方】·风池

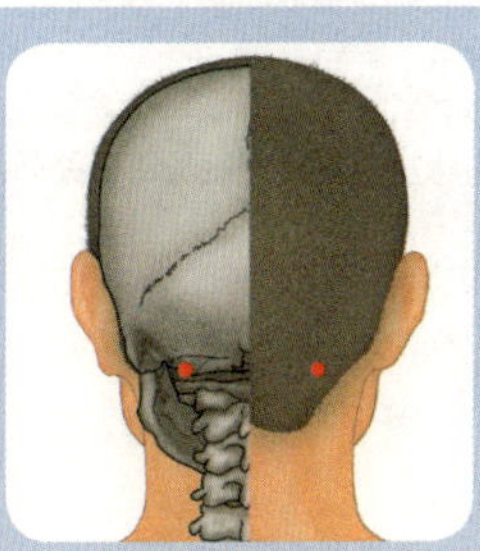

标准定位：在颈后区枕骨之下，胸锁乳突肌上端与斜方肌上端之间的凹陷中即是。

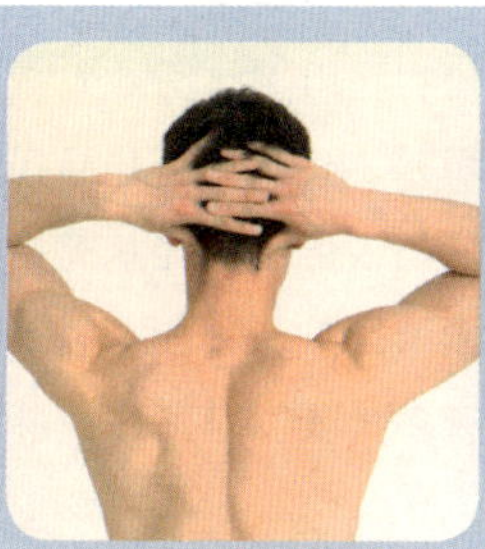

按摩方法：自行按摩时，以双手的拇指分别抵住两边穴位，其余手指可包盖住头部，用力按压4～5次。

低血压

【病症解析】

❶低血压是指体循环动脉压力低于正常值的状态。

❷世界卫生组织对低血压的诊断尚无统一标准，一般认为成年人肢动脉血压低于90／60毫米汞柱即为低血压。

❸主要症状为头晕、头痛、食欲不振、疲劳、脸色苍白、消化不良、晕车船等；严重症状包括直立性眩晕、四肢冰冷、心悸、呼吸困难、发音含糊，甚至昏厥等。

党参黄芪方

材料易得／制作时间短

材料／党参、黄芪各12克，法半夏、茯苓、白芍、钩藤各10克，菊花6克，当归3克，生姜3片，红枣3枚。

制法／将上述材料用水煎煮，滤渣，取药汁。

用法／内服，每日1剂。

功效／适用于老年体位性低血压。

制附片枸杞

材料易得／制作时间短

材料／补骨脂、黄精各12克，熟地黄、山茱萸、制附片各10克，肉桂、淫羊藿、枸杞子各9克。

制法／将上药以水煎煮，取药汁。

用法／每日1剂，分2次服用。

功效／本方可温肾填精，适用于肾精亏损所致的低血压。临床出现的主要症状有：头晕耳鸣，健忘，腰酸腿软，神疲嗜睡，怯寒，手足不温，夜多小便，苔薄白，脉沉细。

山药米茶

材料易得／制作时间短

材料／山药、黑芝麻、藕粉、粳米、白砂糖各50克。

制法／将黑芝麻、粳米均炒熟，然后与山药共同研为细末，加入藕粉和白砂糖拌匀，即成茶末。

用法／每次取约20克茶末，用白开水冲服。每日1剂。

功效／此茶饮可补气养血，提升血压。适合气血两虚型的低血压患者饮用。

熟地黄山药方

制作时间短

材料／熟地黄24克，山药、山茱萸、菟丝子、鹿角、杜仲各12克，枸杞子、当归各9克，肉桂、制附子各6克。

制法／将上述材料用水煎煮2次，将2次的药液混合即可。

用法／温服，每日1剂。

功效／滋阴壮阳。适用于原发性、直立性低血压。

生地黄炙甘草方

制作时间短

材料 / 生地黄30克，炙甘草15克，麦冬、火麻仁各10克，生姜、桂枝各9克，人参、阿胶各6克，红枣6枚。

制法 / 将上述材料用水煎煮，滤渣，取药汁。

用法 / 每日1剂，早、晚分服。

功效 / 助阳化气、养阴生津。适用于慢性、体质性低血压。

茯苓甘草方

材料少 / 材料易得 / 制作时间短

材料 / 茯苓15克，甘草12克，五味子6～12克。

制法 / 将上述材料用水煎煮，滤渣，取汁。

用法 / 每日1剂，早晚分服。

功效 / 具有健脾益肾、调理气血的功效。适用于低血压。

补益心脾方

材料少 / 材料易得 / 制作时间短

材料 / 当归12克，黄芪、白术、陈皮各10克，党参、炙甘草、熟地黄、葛根各9克。

制法 / 将上药以水煎煮，取药汁。

用法 / 每日1剂，分2次服用。

功效 / 本方可补益心脾，适用于心脾两虚所致的低血压，其临床症状主要有：神疲气短，肢体倦怠，动则头晕目眩，心悸，自汗，食少，面黄，苔薄，舌质淡，手足不温，脉细弱。

人参莲子汤

材料少 / 材料易得 / 制作时间短

材料 / 人参、莲子各10克，冰糖30克。

制法 / 将人参、莲子分别洗干净，然后放入水中加冰糖煎煮，直至莲肉烂熟。

用法 / 每日1剂，连服3日。

功效 / 适用于低血压患者。

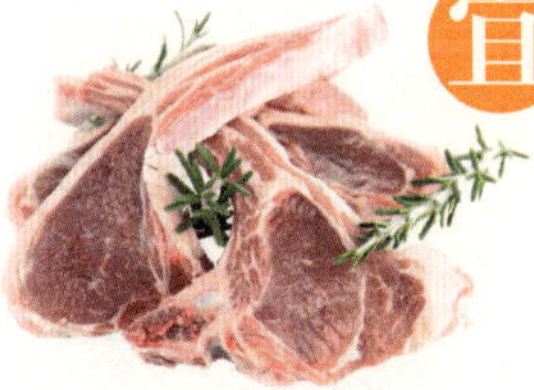

宜

羊肉、公鸡、胡椒、辣椒、韭菜、桂圆、红枣、核桃、生姜。

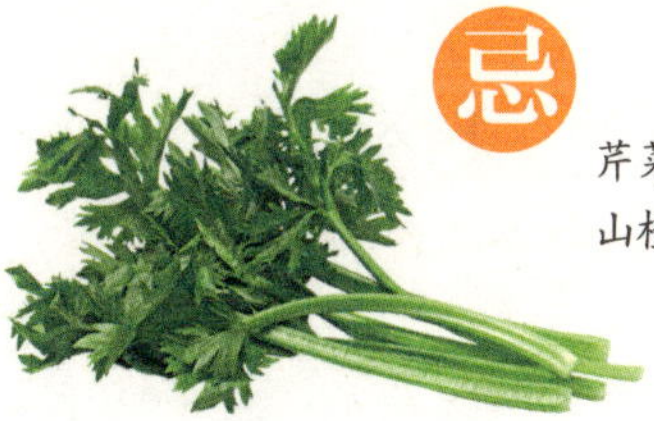

忌

芹菜、冬瓜、山楂、红豆。

【0成本按摩方】·百会

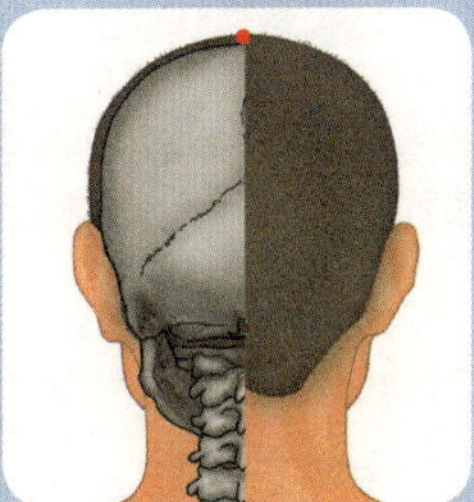

标准定位：在头部，前发际正中直上5寸。

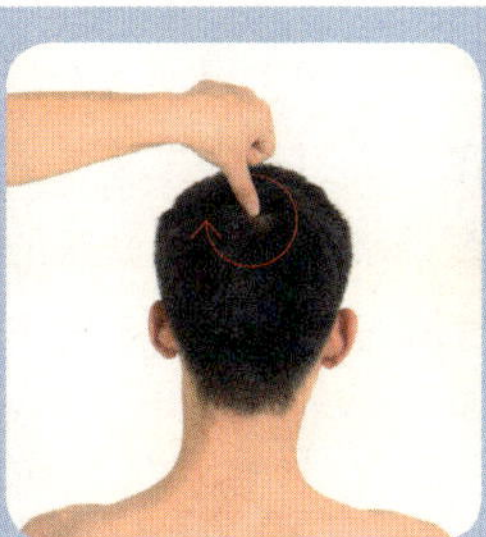

按摩方法：用大拇指做圈状按揉，有酸胀、刺痛的感觉。每次揉按1～3分钟。

冠心病

【病症解析】

❶冠心病即冠状动脉粥样硬化性心脏病的简称，指冠状动脉粥样硬化使血管腔阻塞导致心肌缺血缺氧而引起的心脏病。

❷常表现为心绞痛，即胸腔中央发生一种压榨性的疼痛，并可放射至颈、下颌、手臂、后背及胃部。发作的其他可能症状有眩晕、气促、出汗、恶心及昏厥。严重的患者可能因为心力衰竭而死亡。

银杏茶

材料少／材料易得／制作时间短

材料／制好的干银杏叶2～3片。

制法／将银杏叶浸泡在一杯热开水中，10～15分钟后滤汁即可。

用法／代茶饮用，每日1次。

功效／银杏具有降低血清胆固醇、扩张冠状动脉的功效。此茶可辅助治疗肺虚咳喘、冠心病之心绞痛、高脂血症等。

山楂益母茶

材料少／材料易得／制作时间短

材料／山楂（干品）20克，益母草10克，茶叶5克。

制法／将上述茶材放入杯内，用沸水冲泡。

用法／代茶饮用，每日2剂。

功效／具有缓解心肌缺血的作用。益母草具有活血调经、利尿消肿、解毒去瘀、益精明目的功效；搭配消食化积、降血压的山楂一起入茶，效果明显。此茶饮可用于心血瘀阻型冠心病。

延胡索方

材料少／制作时间短

材料／延胡索15克。

制法／延胡索水煎，取汤。

用法／内服，每日1次。

功效／适用于冠心病。

白茯苓散

材料易得

材料／白茯苓、人参（去芦头）各50克，防风（去芦头）、远志（去心）、白术各25克，桂心、桔梗（去芦头）、枳壳（麸炒微黄，去瓤）、诃子（煨，用皮）、半夏（汤洗七遍去滑，微炒）各0.9克，甘草（炙微赤，锉）0.3克，生姜半片，红枣3枚。

制法／将以上除生姜和红枣之外的药共研细末。

用法／每次15克，冲入适量开水，加生姜半片，红枣3枚，泡10分钟，去渣温服，不拘时。

功效／本方适用于辅助治疗冠心病之胸胀闷疼痛、动则更甚、神倦怯寒等。

茉莉花茶

材料少／材料易得／制作时间短

材料／ 茉莉花3克，冰糖适量。

制法／ 将茉莉花放入杯中，以85℃左右的沸水冲泡，盖好杯盖，闷泡3分钟左右。泡好茶后可依个人喜好调入适量冰糖，搅拌均匀后即可。

用法／ 代茶饮。

功效／ 茉莉花香气清新，有理气止痛、消肿解毒、舒缓精神、清心解郁、增强免疫力的功效。经常饮用此茶，对冠心病引起的心悸气短、头痛、头晕有一定的疗效。

醋茶

材料少／材料易得／制作时间短

材料／ 绿茶、醋各适量。

制法／ 将冲泡好的绿茶煮沸，加入适量醋即可。

用法／ 代茶频饮。

功效／ 醋对人体健康很有帮助，可以帮助消化，增强食欲，提神解乏，缓解偶发性的头痛症状，而且还能杀菌，具有活血、止痛的作用。此茶适合冠心病患者饮用。

三七丹参茶

材料少／材料易得／制作时间短

材料／ 丹参15克，何首乌11克，三七5克，乌龙茶3克。

制法／ 三七、丹参、何首乌用水过滤。将过滤后的三味药材切碎，然后和乌龙茶一起用沸水冲泡，20分钟左右即可滤渣取汁。

用法／ 代茶饮用，2日1次。

功效／ 三七可补血；何首乌有助于降血压，改善心肌缺血；丹参可活血安神，除烦散结。本茶方适用于冠心病。

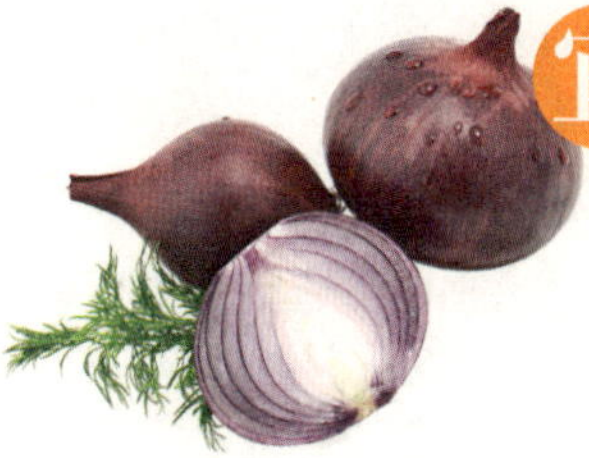

宜

玉米、燕麦、山楂、大蒜、洋葱、竹笋、海带、紫菜、香菇、南瓜、青鱼、柑橘。

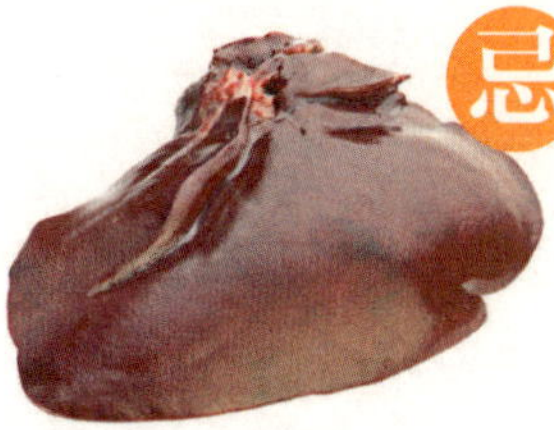

忌

肥肉、猪肝、猪肾、鸭蛋、白酒、浓茶、咖啡、辣椒、芥末。

【0成本按摩方】·心俞

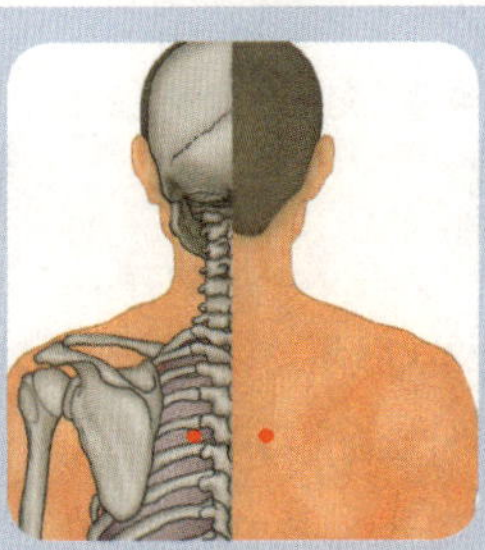

标准定位：在背部，第5胸椎棘突下，后正中线旁开1.5寸。

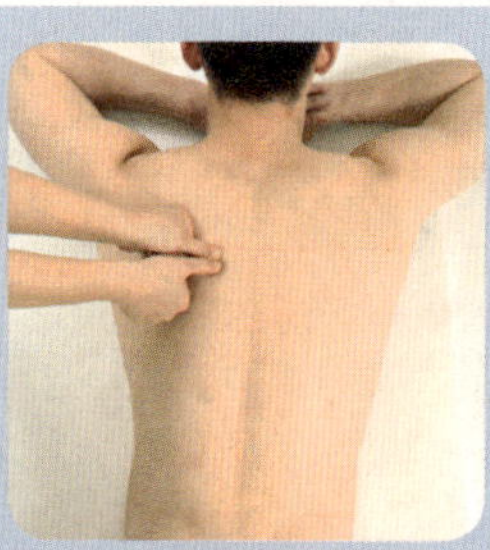

按摩方法：取俯卧的姿势，按摩者以两手拇指指腹同时稍用力按压穴位。

高脂血症

【病症解析】

1. 脂肪代谢或运转异常使血浆一种或多种脂质高于正常时，称为高脂血症。
2. 中医认为，高脂血症主要是由于脾胃功能失调，气血失和，生成痰湿和血瘀导致的。
3. 高脂血症的临床主要表现为头痛、头晕目眩、四肢麻木、胸部闷痛、气促心悸等。

山楂陈皮龙井茶

材料少／材料易得／制作时间短

材料／龙井茶、山楂各10克，陈皮5克。

制法／将以上材料用200毫升矿泉水（冷）浸泡4小时以上。

用法／每日1剂，代茶随意饮用，高血压患者用开水冲泡，饮用时加少许蜂蜜。

功效／可缓解高脂血症症状。

萆薢方

材料少／材料易得／制作时间短

材料／萆薢适量。

制法／萆薢碾成粉末。

用法／每次用5克，每日3次，温开水送服，30日为1个疗程。

功效／适用于高脂血症。

茵陈茶

材料少／材料易得／制作时间短

材料／茵陈15克。

制法／茵陈水煎。

用法／代茶饮。

功效／适用于高脂血症。

加味乌龙茶

材料易得／制作时间短

材料／何首乌30克，乌龙茶3克，冬瓜皮、槐角各18克，山楂肉15克。

制法／将槐角、何首乌、冬瓜皮、山楂肉加清水共煎汤，冲乌龙茶。

用法／每日1剂，代茶饮，不拘次数。

功效／本方可利尿、降血脂，适用于高脂血症患者。

灵芝决明子汤

材料易得／制作时间短

材料／泽泻、决明子各15克，赤芍12克，灵芝、山楂各9克。

制法／将以上药材以水煎煮，取药汁。

用法／每日1剂，分2次服用。

功效／具有通便、降血脂的功效。

二根茶

材料易得／制作时间短

材料／ 山楂根、茶树根、荠菜花、玉米须各10克。

制法／ 将山楂根、茶树根碾成粗末，荠菜花、玉米须切碎；4味一起水煎。

用法／ 每日1剂，代茶饮，不拘次数。

功效／ 本方可降血脂，化浊，利尿，降血糖。适用于高脂血症患者。

山楂荷叶茶

材料易得／制作时间短

材料／ 干荷叶60克，茶叶50克，花生叶15克，生山楂、生薏苡仁各10克，橘皮5克。

制法／ 将上述材料共研为细末，用沸水冲泡。

用法／ 每日1剂，代茶饮，不拘次数。

功效／ 本方具有消食、降血脂的功效。

山楂枸杞茶

材料少／材料易得／制作时间短

材料／ 山楂、枸杞子各20克。

制法／ 将上药放入杯中，沸水冲泡，温浸10分钟。

用法／ 每日1剂，代茶饮，不拘次数。

功效／ 本方具有滋补肝肾、益精明目、消食健胃的功效，能够降血脂、降血压。

女贞子茶

材料少／材料易得／制作时间短

材料／ 女贞子30～40克。

制法／ 女贞子水煎服。

用法／ 每日1剂，代茶饮。每2个月为1个疗程。

功效／ 适用于高脂血症。

杜仲茶

材料少／材料易得／制作时间短

材料／ 杜仲叶、乌龙茶各5克。

制法／ 将上述材料洗净用开水冲泡，加盖闷5分钟即可。

用法／ 每日1次，饮用。

功效／ 此茶浓香，味美。具有补肝肾、强筋骨、降血压的功效。适用于高血压、高脂血症、心脏病等。

消脂酒

材料易得

材料／ 山楂、泽泻、丹参、香菇各30克，白酒500毫升，蜂蜜150克。

制法／ 将山楂、泽泻、丹参、香菇切成薄片，置容器中，加入白酒，密封，浸泡14日后，过滤去渣，加入蜂蜜调匀即成。

用法／ 每次服20～30毫升，每日服2次。

功效／ 健脾益胃，活血消脂。

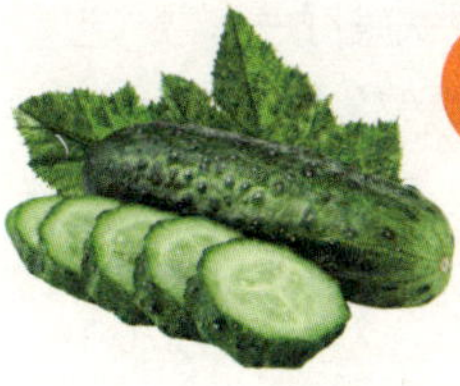

宜 玉米、荞麦、燕麦、黄瓜、青蒜、韭菜、茄子、竹笋。

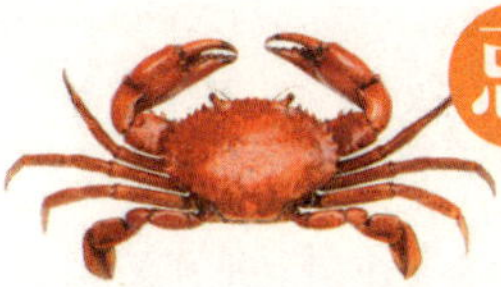

忌 猪肝、香肠、火腿、螃蟹、乳品、鸡汤。

胃痛

【病症解析】

1. 胃痛，又称胃脘痛，是以胃脘近心窝处常发生疼痛为主的疾病。
2. 中医认为，胃痛多由外感寒邪、脾胃素虚、饮食损伤和情志不畅等病因引发。胃是主要病变脏腑，常与肝、脾等脏器有密切关系。胃气郁滞是胃痛的主要病机。
3. 表现为胃不适，伴随症状繁多，如打嗝、胀气、呕吐、腹泻、胸闷、烧心、吐酸水等。

胃康茶

材料少／材料易得

材料／ 蒲公英150克，炒陈皮、制香附各50克。

制法／ 将上述材料洗净后，烘干，研成粗末，密贮备用。

用法／ 每次取20～30克，装入纱布袋内，放到保温杯中，用沸水冲泡，盖闷15分钟，代茶饮。

功效／ 制香附可开郁散气、消食化积、缓解腹胀，蒲公英能清热利尿。此茶饮具有行气止痛的功效，可缓解胃炎症状。

棉花籽散

材料少／材料易得／制作时间短

材料／ 新棉花籽适量，生姜3片。

制法／ 将棉花籽炒至黄黑色，研磨成细末。将生姜冲泡成汤。

用法／ 每次6克，每日1～2次，用淡生姜汤送服。

功效／ 温中散寒，消炎止痛。适用于胃寒疼痛。

生姜陈皮茶

材料少／材料易得／制作时间短

材料／ 生姜、陈皮各10克。

制法／ 将生姜洗净，切片。将陈皮和生姜置于砂锅中，加水适量，煎沸20分钟左右，滤渣取汁饮用。

用法／ 代茶温饮，每日1剂，药渣可再煎服用。

功效／ 此茶饮具有温中行气、暖胃健脾的功效。

益阴养胃汤

制作时间短

材料／ 沙参、玉竹、白芍各15克，麦冬、生地黄、石斛各12克，川楝子、炙甘草各10克，半夏3克。

制法／ 将上药以水煎煮，取药汁。

用法／ 每日1剂，分2次服用。

功效／ 本方可缓解慢性胃炎，症见胃脘疼痛、嘈杂灼热、知饥少纳、口干引饮、舌光剥或少苔或有裂纹、脉细数或弦细；也可用于胃酸缺乏。

枣生姜方

材料少／材料易得／制作时间短

材料／ 红枣、猪板油各500克，生姜、红糖各适量。

制法／ 将红枣去核，同其他药共用猪板油炸至酥，共研为细末。

用法／ 内服，每日2次，每次30克，用开水送服。

功效／ 红枣、生姜暖胃养气血，红糖暖胃止痛。

桂皮散

材料少／材料易得／制作时间短

材料／ 桂皮适量。

制法／ 将桂皮研磨成细末，每次3克。

用法／ 温服，每日2次。

功效／ 祛风散寒，活血止痛。适用于胃寒疼痛等症状。

三七藕蛋方

材料少／材料易得／制作时间短

材料／ 莲藕汁30毫升，三七末3克，鸡蛋2枚，白砂糖少许。

制法／ 将鸡蛋打散与莲藕汁混合，再加入白砂糖和三七末，煮熟即可。

用法／ 内服，每日1次。

功效／ 具有止痛、止血、散寒的功效。

佛手茶

材料少／材料易得／制作时间短

材料／ 鲜佛手12～15克。

制法／ 将佛手洗净切片，放入杯中，开水冲泡。

用法／ 每日2剂，代茶饮用。

功效／ 具有健胃止呕、止痛、芳香理气的功效，适用于肝胃气痛，如慢性胃炎、胃神经痛等。

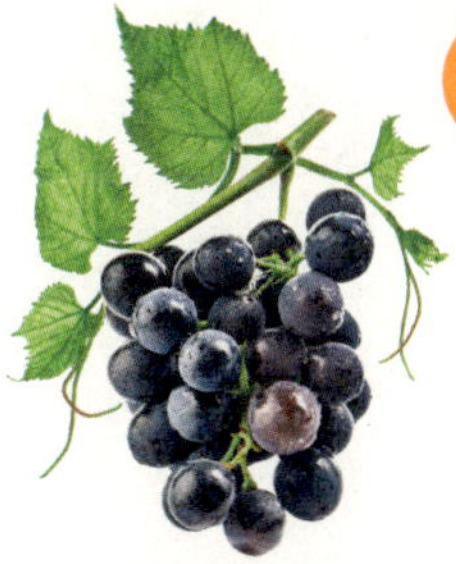

宜

桃子、柑橘、樱桃、杨梅、荔枝、葡萄、甘薯。

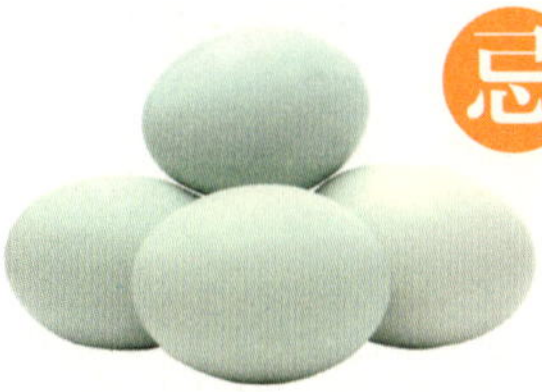

忌

鸭蛋、巧克力、核桃仁、阿胶。

【0成本按摩方】·中脘

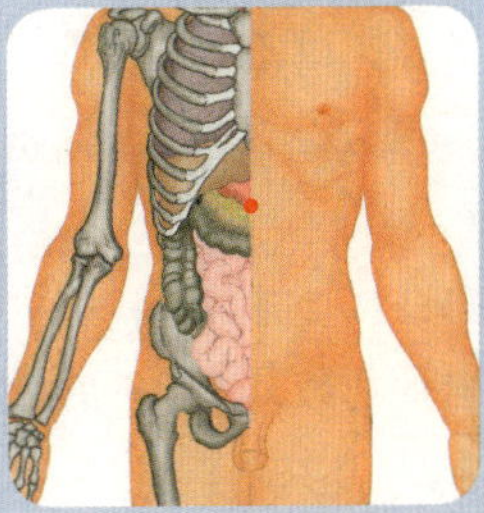

标准定位：在上腹部，前正中线上，脐中上4寸。

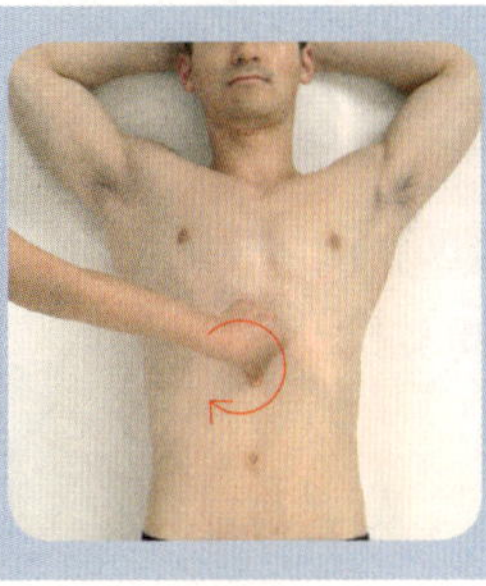

按摩方法：以拇指指腹向下按压，并做圈状按摩，勿施力过重，以免压迫腹部的内脏。

慢性胃炎

【病症解析】

❶慢性胃炎是由不同病因引起的各种慢性胃黏膜炎性病变。常见慢性浅表性胃炎、慢性糜烂性胃炎和慢性萎缩性胃炎。

❷临床症状表现为贫血、消瘦、舌炎、腹泻、腹痛、呕血、黑便等。症状常反复，无规律性腹痛，疼痛经常出现于进食过程中或餐后，轻者为间歇性隐痛或钝痛，重者为剧烈绞痛。

山药羊乳方

材料少／材料易得／制作时间短

材料／山药50克，羊乳500毫升，白砂糖适量。

制法／山药洗净去皮，切块，入锅炒至微黄，研为细末；将羊乳烧沸，加入山药末和白砂糖搅匀即可。

用法／每日服1次。

功效／益气养阴，补肾健脾。适用于慢性胃炎、呃逆反胃。

糖炸生姜

材料少／制作时间短

材料／生姜、白砂糖、香油各适量。

制法／将生姜洗净，切成薄片，带汁放入白砂糖中，均匀地蘸一层白砂糖，再放入烧至七成热的香油锅内煎炸，待姜片颜色变深后即可出锅。

用法／每次2片，趁热吃下，每日2～3次。

功效／适用于慢性胃炎。

洋葱酒

材料少／材料易得

材料／洋葱（新鲜）30克，红葡萄酒300毫升，35度的蒸馏酒200毫升。

制法／洋葱去皮后切掉蒂头，洗净后沥干水分。将洋葱切成细丝。将切好的洋葱放进玻璃瓶内，倒入红葡萄酒和蒸馏酒，密封放置在阴凉干燥处。浸泡2个星期后，将汁过滤到窄口玻璃瓶里。

用法／直接饮用，或加冰块饮用或加蜂蜜和柠檬饮用。

功效／具有发散风寒、健胃消食的作用。

麦芽茶

材料少／材料易得／制作时间短

材料／麦芽10克，绿茶3克。

制法／将麦芽用水洗净，过滤后与绿茶一起放入茶杯中，加适量沸水冲泡，泡约5分钟即可。

用法／代茶饮用，每日1～2剂。

功效／具有温中补气的功效，适用于肝胃蕴热所致的慢性胃炎。

止呕方

制作时间短

材料／ 党参、麦芽、焦山楂各15克，白芍、白术、茯苓各12克，炒枳壳、生姜、半夏、苏梗各10克，柴胡9克，炙甘草5克。

制法／ 将上述材料用水煎煮，滤渣，取汁。

用法／ 内服，每日1剂。

功效／ 疏肝健脾。适用于慢性胃炎，中医辨证属肝郁脾虚证。

甘蔗葡萄酒（生姜）汁

材料少／材料易得／制作时间短

材料／ 甘蔗、葡萄酒（或生姜汁）各适量。

制法／ 将新鲜的甘蔗榨汁后，取15～20毫升，再与20毫升葡萄酒混合后即可。也可以用甘蔗汁30毫升与少许生姜汁混匀。

用法／ 每日早、晚各服用1次。

功效／ 适用于慢性胃炎。

老姜红糖膏

材料少／材料易得／制作时间短

材料／ 老姜、红糖各60克。

制法／ 将老姜洗净，捣烂取汁，隔水蒸沸，加入红糖溶化即可。

用法／ 每日1剂，分2次服用。

功效／ 温中散寒，和胃止痛。适用于胃寒疼痛。

红糖芝麻泥

材料少／材料易得／制作时间短

材料／ 红糖500克，黑芝麻250克，九制陈皮2袋。

制法／ 红糖、陈皮、黑芝麻和匀研成细末。

用法／ 每日3次，每次6克，温开水冲服。

功效／ 本方可健脾理气润燥，适用于慢性胃炎、胃溃疡。

备注／ 中医认为芝麻是一种发物，因此疮毒、湿疹等皮肤病患者应慎食。

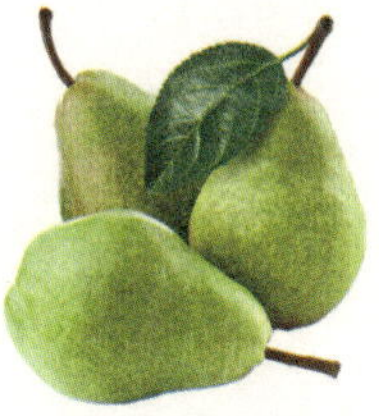

宜

梨、鸡肉、鸭肝、鲤鱼、紫菜、冬瓜、杏、柿子。

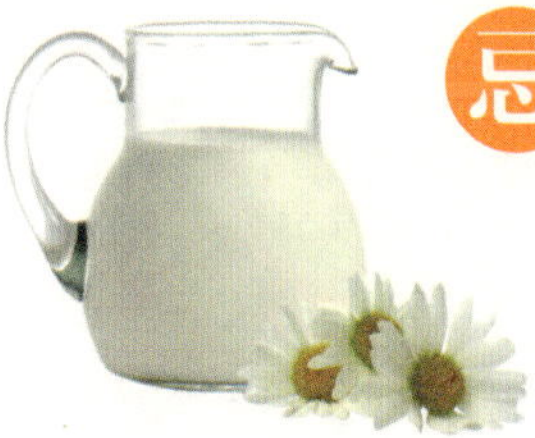

忌

牛奶、油条、肥肉、咸菜、腊肠、辣椒、浓茶。

【0成本按摩方】·胃俞

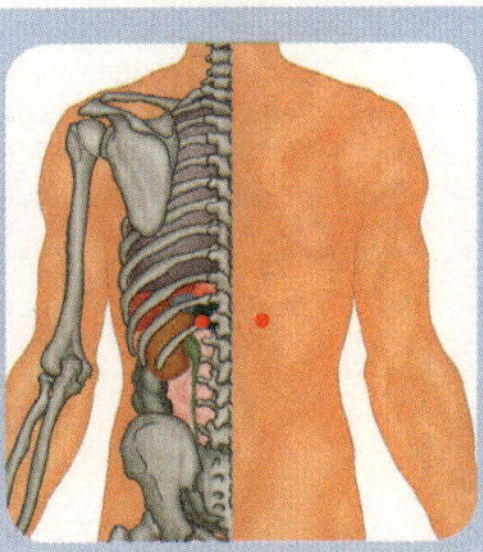

标准定位：在背部，第12胸椎棘突下，后正中线旁开1.5寸。

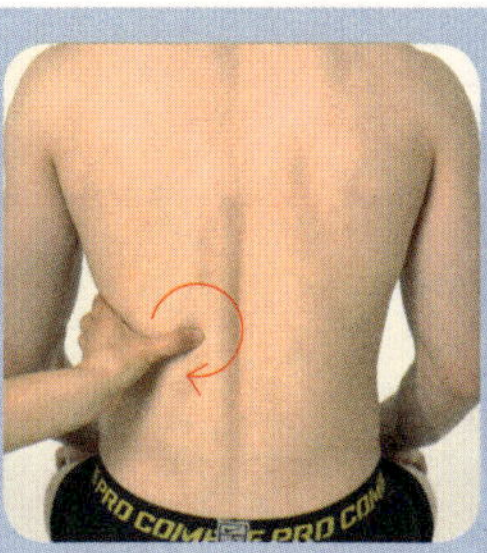

按摩方法：以手指指腹或指间关节按压，做圈状按摩。

急性胃肠炎

【病症解析】

1. 急性胃肠炎是胃肠黏膜的急性炎症。
2. 本病常见于夏秋季，其发生多由于饮食不当，暴饮暴食；或食入生冷腐馊、秽浊不洁的食品。多以细菌或病毒感染为诱因，常见集体发病。
3. 临床表现主要为恶心、呕吐、腹痛、腹泻、发热等。

艾叶生姜茶

材料少／材料易得／制作时间短

材料／艾叶9克，生姜2片，红茶6克。

制法／艾叶、生姜、红茶一同水煎取汁。

用法／内服，每日2～3次。

功效／利湿散寒。适用于寒湿型急性胃肠炎，症见暴起上吐下泻、便稀如水、腹痛肠鸣、脘腹胀满、身重肢冷。

韭菜方

材料少／材料易得／制作时间短

材料／韭菜适量。

制法／韭菜连根洗净，捣烂取汁约100毫升。

用法／内服，每日2～3次，连用3～5日。

功效／适用于急性胃肠炎虚寒证。

葱白方

材料少／材料易得／制作时间短

材料／葱白适量。

制法／葱白捣碎炒熟。

用法／放于肚脐上，用胶布固定暖脐。每日1～2次，连用数日。

功效／适用于急性胃肠炎。

生姜绿茶

材料少／材料易得／制作时间短

材料／绿茶、干姜丝各3克。

制法／将绿茶、干姜丝用沸水冲泡，加盖浸30分钟。

用法／代茶频饮。

功效／适用于急性胃肠炎。

橘皮蜂蜜

材料少／材料易得／制作时间短

材料／橘皮30克，蜂蜜适量。

制法／橘皮洗净切碎，加入适量蜂蜜文火炖煮20分钟。

用法／饮汤，食橘皮。

功效／适用于急性胃肠炎。

双草煎

材料少／制作时间短

材料／ 鲜马鞭草、鲜鱼腥草各适量。

制法／ 鲜马鞭草、鲜鱼腥草捣烂，加凉开水适量，搅匀后，绞取药汁即可。

用法／ 内服，每日2次。

功效／ 适用于急性胃肠炎。

枫叶方

材料少／材料易得／制作时间短

材料／ 枫叶适量。

制法／ 枫叶水煎取汁。

用法／ 每次服50～100毫升，每日1次。

功效／ 适用于急性胃肠炎。

大蒜方

材料少／材料易得／制作时间短

材料／ 大蒜7头。

制法／ 大蒜带皮火烧至皮焦蒜熟后，将皮剥掉。

用法／ 1次服完。

功效／ 适用于急性胃肠炎。

五倍子方

材料少／材料易得

材料／ 五倍子1颗。

制法／ 将五倍子研为末，然后再制成如绿豆大的丸。

用法／ 放入肚脐中，用胶布固定。

功效／ 适用于急性胃肠炎。

白扁豆方

材料少／材料易得／制作时间短

材料／ 白扁豆50克。

制法／ 白扁豆煮汁。

用法／ 以温水送服，每日2次。

功效／ 适用于急性肠胃炎、呕吐不止。

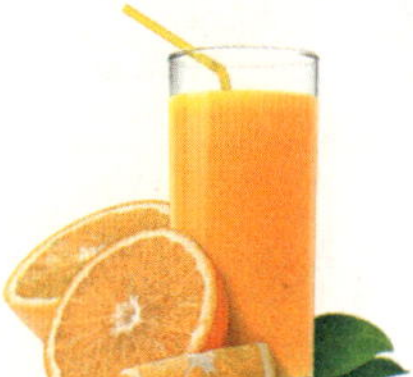

宜

藕粉、米汤、蛋汤、鲜果汁、小米粥。

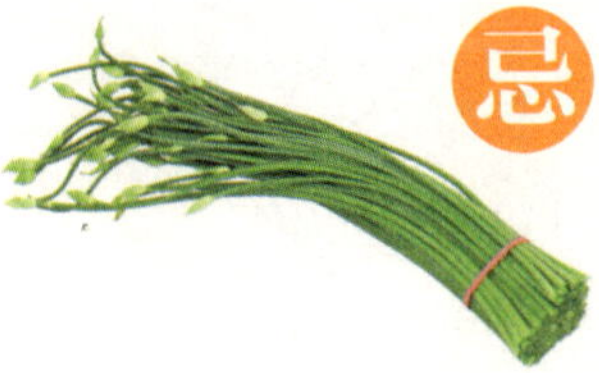

忌

芹菜、蒜薹、油条、辣椒、胡椒、茴香、甘蔗、腊肠、咸菜、咸肉。

【0成本按摩方】·大椎

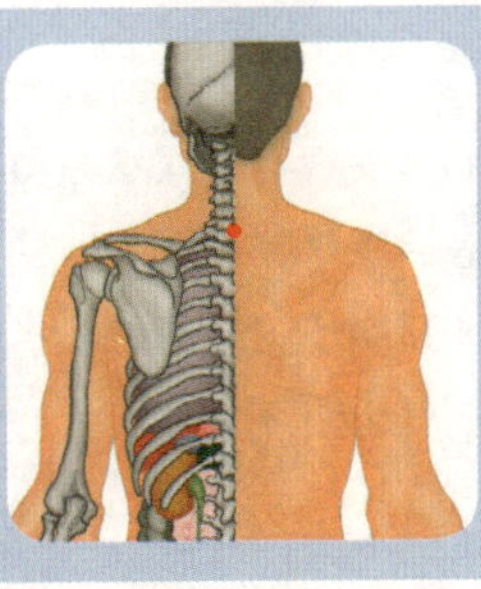

标准定位：在后正中线上，第7颈椎棘突下凹陷中。

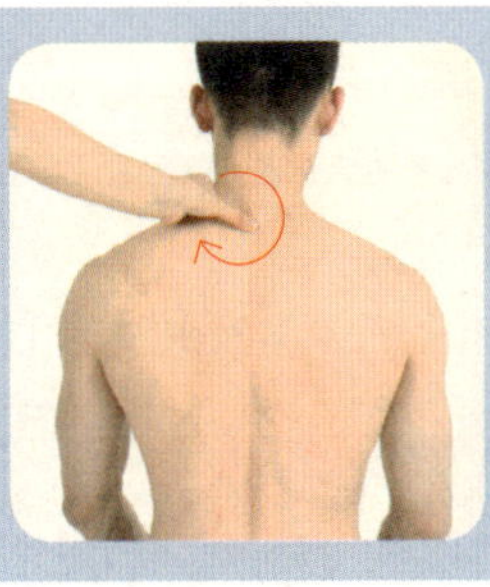

按摩方法：以手指指腹或指间关节向下按压，并做圈状按摩。

消化不良

【病症解析】

1 消化不良为一组消化吸收障碍性疾病的综合表现。

2 多因饮食不节、过饥过饱或进食生冷、油腻、不洁之物，损伤脾胃，使食物不易被消化吸收所致。

3 临床表现为食欲不振、腹胀、腹痛、嗳气、恶心、呕吐、泛酸等症状。

白萝卜汤

材料少／材料易得／制作时间短

材料／白萝卜1根。

制法／白萝卜洗净，切成小片，直接加水熬煮，大约煮15分钟。

用法／吃萝卜喝汤。为调味，可加点盐，但不宜加油或味精。如为加快疗效，可以将白萝卜磨成泥挤汁服用，或者以榨汁机打汁服用。

功效／有助于缓解消化不良。

白萝卜酸梅汤

材料少／材料易得

材料／新鲜白萝卜250克，酸梅2枚，盐适量。

制法／将白萝卜洗净切成薄片，与酸梅同放入锅内，加清水3碗，放在文火上煎煮至剩1碗时，加盐调味即成。

用法／服用时去渣饮汁。

功效／宽中行气，化积滞，下气生津，化痰去热。适用于饮食积滞、进食过饱引起的胸闷、胃灼热、腹胀、气逆等症。

红枣橘皮方

材料少／材料易得／制作时间短

材料／红枣10枚，鲜橘皮10克（或干橘皮3克）。

制法／将红枣炒焦，与鲜橘皮同放入保温杯内，以沸水冲泡，温浸10分钟。

用法／饭前代茶频饮，不拘用量。

功效／能够有效缓解食欲不振。

葱白陈皮茶

材料少／材料易得／制作时间短

材料／葱白、陈皮各30克，蜂蜜适量。

制法／葱白洗净，切成段；陈皮洗净，将备好的葱白、陈皮一起放入砂锅内以文火煎煮10分钟左右，滤渣取汁，最后用蜂蜜调味即可。

用法／每日1剂，代茶温饮。

功效／葱白特有的刺激性气味为挥发油和辣素，能去除腥膻等油腻厚味菜肴中的异味，并有杀菌作用，可刺激消化液的分泌，增进食欲，也可用于小儿消化不良。

蜂蜜柚子茶

材料少／材料易得

材料／ 柚子1个，冰糖少许，蜂蜜适量。

制法／ 柚子用温水泡5分钟，果皮切成细丝；果肉去子，用搅拌机打成泥。将柚子皮和果肉泥入锅，加适量水和冰糖，用文火熬30分钟至黏稠。晾至温热时加蜂蜜调匀，装入容器中密封，放置10日左右。

用法／ 每次用温热水冲饮。

功效／ 有效改善消化不良。

豆蔻粥

材料少／材料易得／制作时间短

材料／ 粳米50克，肉豆蔻5克，生姜2片。

制法／ 先把肉豆蔻捣碎研为细末，用粳米煮粥，待煮沸后加入肉豆蔻末及生姜，同煮为粥即可。

用法／ 分早、晚2次趁温热服，3～5日为1个疗程。

功效／ 开胃消食、温中下气，适用于消化不良等症。

山楂香参汤

材料易得／制作时间短

材料／ 山楂100克，广木香、沙参各50克，决明子20克。

制法／ 将上药以水煎煮，取药汁。

用法／ 每日1剂，代茶饮。

功效／ 适用于消化不良。

白扁豆花方

材料少／制作时间短

材料／ 鲜白扁豆花30克。

制法／ 鲜白扁豆花水煎取汁。

用法／ 每日服1剂。

功效／ 适用于消化不良。

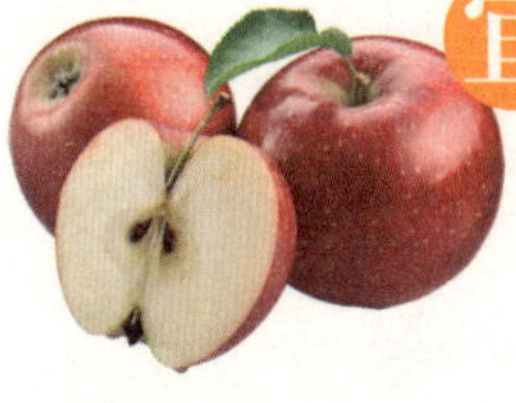

宜

木瓜、苹果、菠萝、白萝卜、柠檬汁、小米粥。

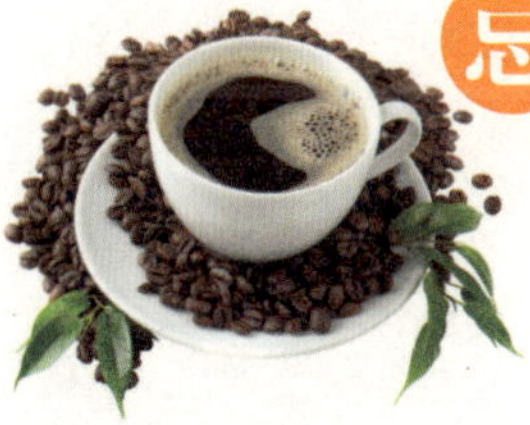

忌

烧烤类食物、肥肉、咖啡、碳酸饮料、浓茶、胡椒。

【0成本按摩方】·胃俞

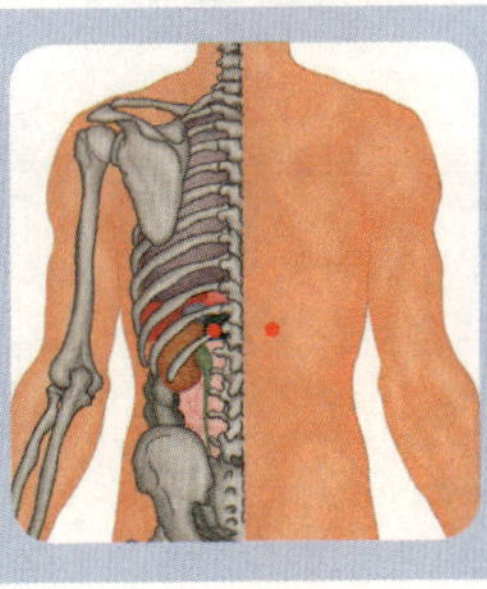

标准定位：在背部，第12胸椎棘突下，后正中线旁开1.5寸。

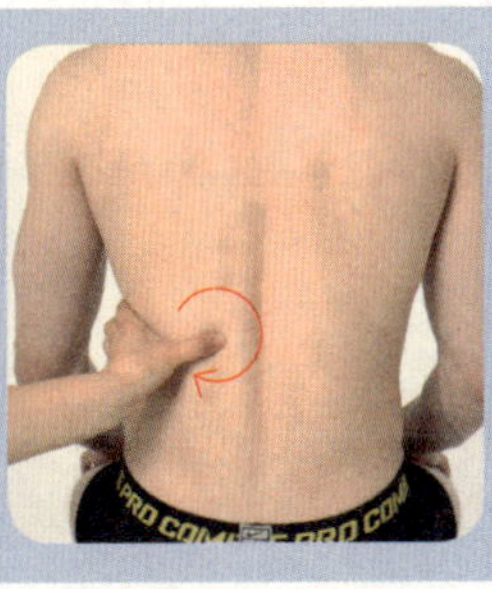

按摩方法：以手指指腹或指间关节按压，做圈状按摩。

胆囊炎

【病症解析】

❶胆囊炎分急性和慢性两种。胆囊炎是细菌性感染或化学性刺激（胆汁成分改变）引起的胆囊病变，为胆囊的常见病。

❷急性胆囊炎主要表现为右上腹持续性疼痛，常伴发热、恶心呕吐，少见寒战，黄疸轻。慢性胆囊炎表现为胆源性消化不良，见上腹部闷胀、嗳气、胃部灼热等。

大黄雪金汤

材料易得／制作时间短

材料／积雪草20克，金铃子、山楂各12克，生大黄、郁金各10克。

制法／将上述药材用水煎煮，滤渣取汁。

用法／内服，每日1剂。

功效／适用于慢性胆囊炎。

备注／热郁化火型生大黄加至12克；肝郁气滞型减至7克；病后期生大黄减至4～5克；大便不实，用制大黄。胁痛剧烈出现黄疸者郁金加至15克。湿热瘀阻型有黄疸者积雪草加至30克。

败酱草方

制作时间短

材料／败酱草、茵陈、金钱草各30克，白砂糖适量。

制法／将以上中药加水煎煮至1 000毫升，加入白砂糖拌匀。

用法／代茶温服。

功效／清热解毒、消炎利胆，适用于慢性胆囊炎。

归芍螺肉汤

材料易得

材料／当归20克，赤芍15克，橘皮10克，田螺150克取肉，绍兴酒、姜片、盐、味精、芝麻油各适量。

制法／赤芍、橘皮、螺肉分别洗净，水煎2次，每次用水250毫升，煎半小时，将2次药汁混合，去渣，然后放入剩余材料，继续煮至熟透。

用法／分2次趁热食螺肉喝汤。

功效／适用于慢性胆囊炎之胃脘疼痛。

地黄柴汤

材料易得／制作时间短

材料／山栀子、泽泻、黄芩各9克，生地黄、柴胡、车前子、龙胆草、甘草、川木通各6克，当归3克。

制法／将上述中药材一起加水煎煮2次，分别去渣留汁。

用法／将2次药汁混合后分成2份，早、晚饭后30分钟各服用1次。

功效／清热祛湿，疏肝消炎。

王不留行方

材料少

材料／王不留行适量。

用法／将王不留行用胶带固定在相应消化系统的耳穴上，在饭后和睡前各按压15分钟，每2日换药1次，20日为1个疗程。

功效／适用于胆结石、胆囊炎。

备注／需在医生帮助下找准穴位。

玉米须茶

材料少／材料易得／制作时间短

材料／玉米须100克。

制法／将玉米须煮水。

用法／代茶饮用，每日1剂。

功效／利胆排石，清热化湿。适用于急性胆管炎、胆囊炎。

金钱草茶

材料少／材料易得／制作时间短

材料／金钱草100克。

制法／将金钱草煮水。

用法／代茶饮用，每日1剂。

功效／利胆排石、清热化湿，适用于急性胆囊炎。

柴胡四逆散

制作时间短

材料／柴胡20克，大黄18克，茵陈、郁金各15克，枳实、白芍、黄芩、半夏、青皮、木香、猪苓各12克。

制法／将上述材料用水煎煮，滤渣取汁。

用法／内服，每日1剂。

功效／适用于急性胆囊炎。

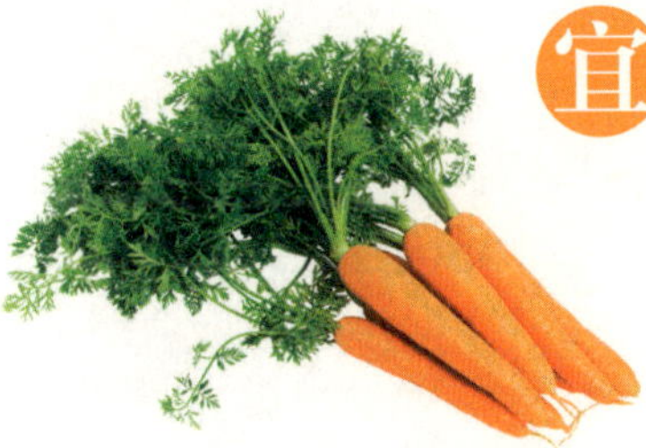

宜

黑木耳、胡萝卜、白萝卜、玉米须、冬瓜、丝瓜、香菇、西红柿、苹果、西瓜、梨、草莓。

忌

动物肝脏、鲫鱼、松花蛋、甲鱼、白酒、螃蟹、辣椒、浓茶、咖啡。

【0成本按摩方】·肝俞

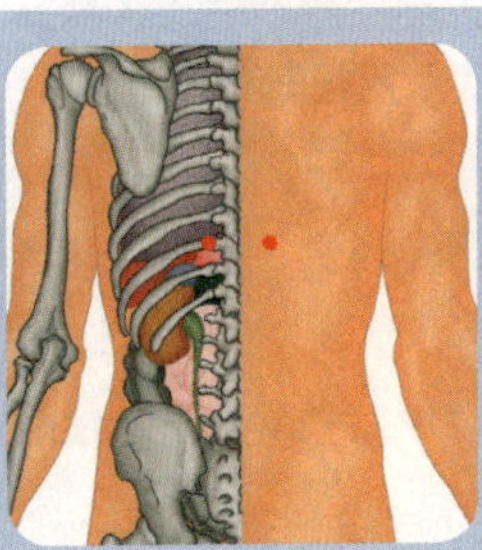

标准定位：在背部，第9胸椎棘突下，旁开1.5寸。

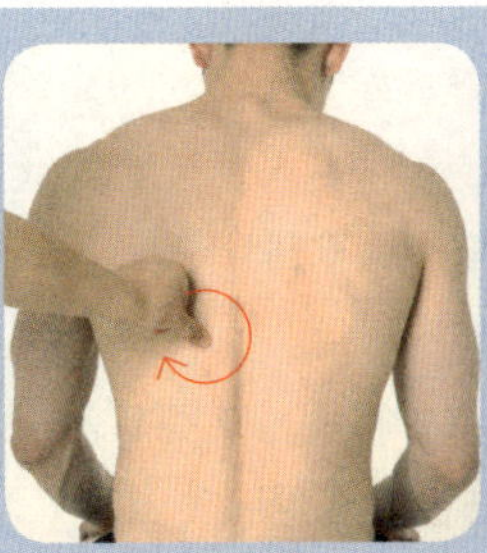

按摩方法：以手指指腹或指间关节按压，做圈状按摩。

肝炎

【病症解析】

❶肝炎是肝脏的炎症。肝炎分急性肝炎和慢性肝炎。肝炎的原因可能不同，最常见的是病毒造成的。此外，还有自身免疫造成的，酗酒也可以导致肝炎。

❷主要症状表现为食欲减退，消化功能差，进食后腹胀，没有饥饿感，厌吃油腻食物，如果进食便会引起恶心、呕吐，活动后易感疲倦。

清热解毒汤

材料易得／制作时间短

材料／生黄芪、芡实、赤芍、红枣各30克，丹参、虎杖、白花蛇舌草、茵陈、贯众各15克，炒苍术、白术各10克，生甘草5克。

制法／将上药以水煎煮，取药汁。

用法／每日1剂，分2次服用，3个月为1个疗程。

功效／益气健脾，清热解毒，活血化瘀。适用于乙型肝炎。

茵栀利胆退黄汤

材料易得／制作时间短

材料／茵陈、板蓝根各30～50克，山栀子10～15克，郁金、黄芩、车前子、枳壳各10克，牡丹皮、丹参、赤芍各15～20克，生大黄10～20克，甘草3克。

制法／将上药以水煎煮，取药汁。

用法／每日1剂，分2次服用。

功效／清热利湿，凉血解毒，疏肝解郁，利胆退黄。适用于急性病毒性肝炎。

疏肝健脾汤

材料易得／制作时间短

材料／薏苡仁、平地木各30克，茵陈、红藤各20克，虎杖15克，猪苓、茯苓、泽泻各12克，黄芩、柴胡、白术、桃仁、郁金各10克，苍术6克。

制法／将上药以水煎煮，取药汁。

用法／每日1剂，分2次服用。

功效／清热利湿，凉血解毒，疏肝解郁，活血化瘀，健脾化湿。适用于急性黄疸型乙型肝炎属肝胆失疏、脾失健运者。

泥鳅散

材料少／材料易得／制作时间短

材料／泥鳅适量。

制法／将泥鳅洗净，放烘箱内烘干（温度以100℃为宜），至手能捏碎即可取出，研磨为细粉末。

用法／每次服9克，每日3次，饭后温开水送服，幼童酌减。

功效／解毒祛湿，温中益气。用于急性或亚急性、迁延性肝炎。

清热利湿方

材料易得／制作时间短

材料／茵陈蒿、土茯苓、凤尾草、滑石各12克，柴胡、黄芩、竹叶各10克，七叶一枝花、生石膏、寒水石、金银花各6克。

制法／将上述材料用水煎3次，将3次的药液混合即可。

用法／内服，每日1剂。

功效／清热利湿解毒，适用于急、慢性肝炎证属湿毒凝结不开者。临床表现为口苦、口黏，胁胀痛，小便短赤。

凤尾草方

材料少／材料易得／制作时间短

材料／凤尾草50克，白砂糖适量。

制法／凤尾草水煎，加白砂糖调匀即可。

用法／每日2次。连服5～7日为1个疗程。

功效／适用于急性病毒性肝炎。

珍珠草猪肝汤

材料少／材料易得／制作时间短

材料／猪肝100克，干珍珠草30克。

制法／将上述材料加水煮汤，调味。

用法／吃肝喝汤，每日1剂，连服5～7剂。

功效／具有平肝清热，利水解毒的功效。适用于急性传染性肝炎患者。

糯米草汤

材料少／材料易得／制作时间短

材料／糯米草60克。

制法／将上述材料加适量水煎煮，滤渣，取汁。

用法／每日1剂，分2次服用。

功效／润肺益胃、利尿，适用于黄疸型及无黄疸型肝炎。

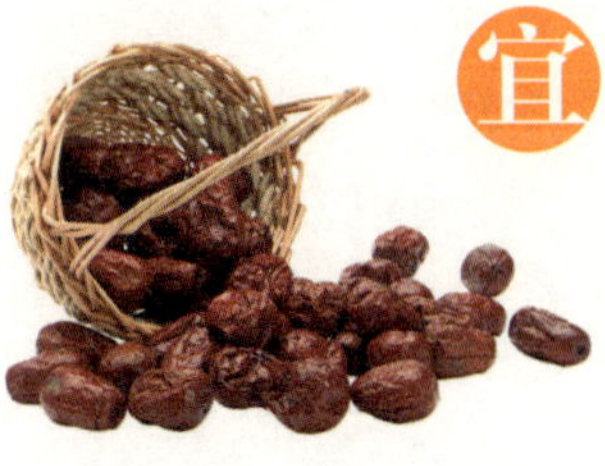

宜

红枣、李子、麦芽、西红柿、鲤鱼、米醋、花生、枸杞子、山楂、佛手柑。

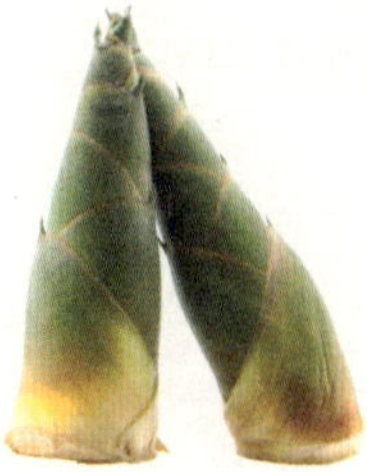

忌

肥肉、鸡蛋、鹅肉、胡椒、桂皮、竹笋、白酒、人参、蚕豆。

【0成本按摩方】·太阳

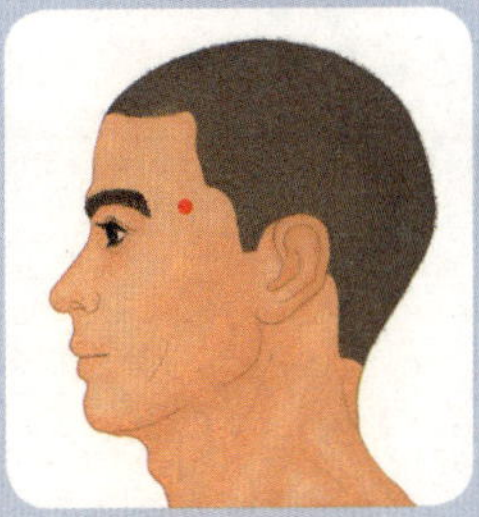

标准定位：在头部，眉梢与目外眦之间，向后约1横指处。

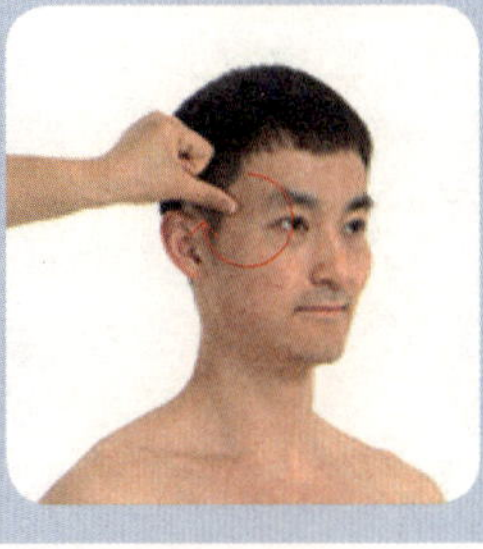

按摩方法：以手指指腹或指间关节向下按压，并做圈状按摩。

脂肪肝

【病症解析】

❶脂肪肝是指由于各种原因引起的肝细胞内脂肪堆积过多的病变。
❷轻度脂肪肝多无临床症状。仅有疲乏感，而多数脂肪肝患者较胖。中、重度脂肪肝有类似慢性肝炎的表现，可有食欲不振、疲倦乏力、恶心、呕吐、肝区或右上腹隐痛等。
❸此外，脂肪肝病人也常有舌炎、口角炎、皮肤瘀斑、四肢麻木、四肢感觉异常等末梢神经炎的改变。

山楂茶

材料少／材料易得／制作时间短

材料／山楂30克。
制法／将山楂加水煮汤。
用法／每日2剂，代茶饮用。
功效／消积化滞。适用于脂肪肝。

荷叶山楂茶

材料少／材料易得／制作时间短

材料／荷叶、山楂各10克。
制法／将上述材料用开水冲泡即可。
用法／代茶饮。
功效／适用于脂肪肝。

丹黄健脾保肝汤

材料易得／制作时间短

材料／牡丹皮、黄芩（或黄芪15克）、黄精、党参、白术、白芍、法半夏、柴胡各10克，炙甘草、郁金、陈皮、木香各6克，茯苓5克。
制法／将上药以水煎煮，取药汁。
用法／每日1剂，分2次服用。
功效／适用于脂肪肝。

消脂汤

制作时间短

材料／泽泻、决明子、丹参各30克，桑寄生、何首乌、巴戟天各12克，象贝母、白芥子、赤芍各15克，枳壳、郁金各9克。
制法／将上药以水煎煮，取药汁。
用法／每日1剂，1个月为1个疗程。
功效／适用于脂肪肝。

金钱草砂仁鱼

材料易得／制作时间短

材料／金钱草、车前草各60克，砂仁10克，鲤鱼1条，盐、生姜各适量。
制法／将鲤鱼去鳞、鳃及内脏，同金钱草、车前草、砂仁加水同煮，鱼熟后加盐、生姜调味。
用法／佐餐食用。
功效／有养阴润燥、去脂、降压的功效。

脊骨海带汤

材料易得／制作时间短

材料／ 海带丝、动物脊骨各适量，盐、醋、味精、胡椒粉各少许。

制法／ 将海带丝洗净，先蒸一下；将动物脊骨炖汤，汤开后去浮沫，投入海带丝炖烂，加盐、醋、味精、胡椒粉调味即可。

用法／ 佐餐食用，食海带，饮汤。

功效／ 适用于脂肪肝。

降脂疏肝饮

材料易得／制作时间短

材料／ 绞股蓝30克，白术、丹参、山楂各15克，枸杞子12克，葛根、郁金、枳壳、泽泻各10克。

制法／ 将上药以水煎煮，取药汁。

用法／ 每日1剂，分2次服用。

功效／ 疏肝健脾，化痰通络，对脂肪肝有一定辅助疗效。

当归郁金楂橘饮

材料易得／制作时间短

材料／ 山楂50克，当归、郁金各35克，陈皮12克，红花10克。

制法／ 将上药以水煎煮，取药汁。

用法／ 每日1剂，分2次服用。

功效／ 降脂解毒，对脂肪肝有一定的辅助疗效。

龙井（或乌龙）茶

材料少／材料易得／制作时间短

材料／ 龙井茶（或乌龙茶）适量。

制法／ 取适量茶叶，用沸腾的开水冲泡即可。

用法／ 每日2次，代茶饮。

功效／ 清热利尿、凉血解毒、降脂。适用于脂肪肝。

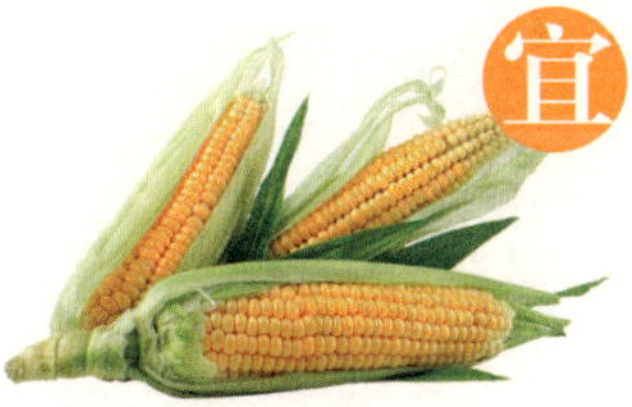

宜

玉米、燕麦、枸杞子、山楂、兔肉、海参、蛤蜊、茶叶、芹菜、荷叶、西红柿。

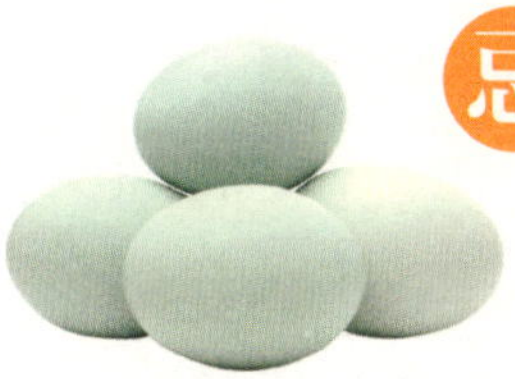

忌

肥肉、猪脑、鸭蛋。

【0成本按摩方】·足三里

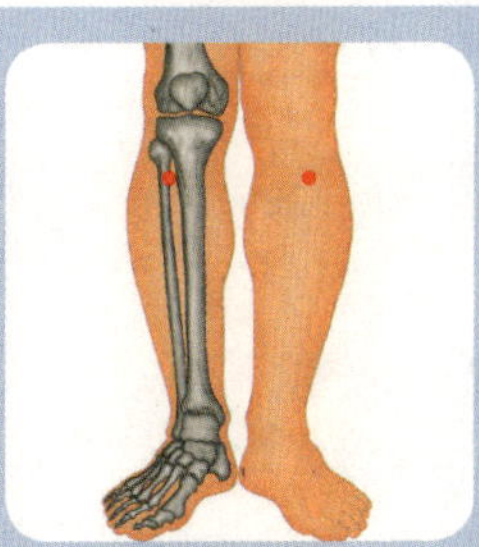

标准定位：在小腿外侧，犊鼻下3寸，犊鼻与解溪连线上。

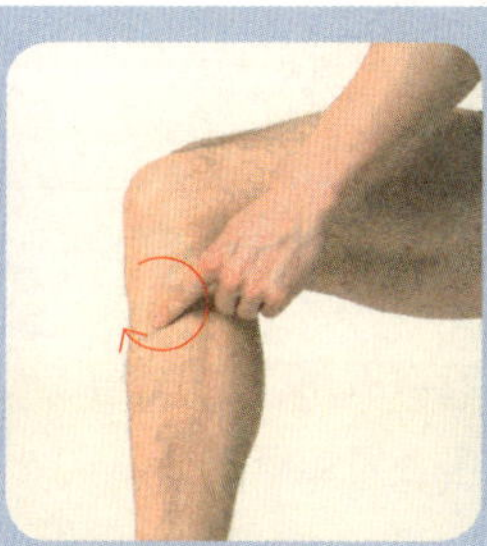

按摩方法：以手指指腹或指间关节向下按压，并做圈状按摩。

肾炎

【病症解析】

1. 肾炎是指肾脏的炎症，大都由细菌感染引起，一般伴下尿路炎症。
2. 肾炎可分为急性和慢性两种。
3. 临床症状为高热，寒战，全身疼痛，热退时可发大汗等。泌尿系统症状表现为患者有腰痛，程度不一，少数有腹部绞痛，常有尿频、尿急、尿痛等膀胱刺激症状。

牙痈草方

材料少／制作时间短

材料／牙痈草16克。

制法／将牙痈草用水煎煮，滤渣，取汁。

用法／内服，每日3次。

功效／适用于急性肾炎。

仙人掌肾炎方

材料少／材料易得／制作时间短

材料／仙人掌1块。

制法／仙人掌去皮刺，加水煎，去渣。

用法／每日1剂，分3次服。

功效／适用于慢性肾炎。

山楂方

材料少／材料易得／制作时间短

材料／山楂90克。

制法／山楂用水煎煮，滤渣，取汁。

用法／每日1剂，分2次服用，连服7日。

功效／适用于急、慢性肾盂肾炎。

干白茅根方

材料少／制作时间短

材料／干白茅根200克。

制法／干白茅根水煎。

用法／早、晚分2次服。

功效／利尿消肿。适用于急性肾炎。

红薯醋方

材料少／材料易得／制作时间短

材料／红薯500克，米醋30克。

制法／先将红薯洗净切块，加米醋和水适量，煮熟食用。

用法／每日1次。

功效／适用于肾炎。

鲜水杨梅方

材料少／制作时间短

材料／鲜水杨梅草100克。

制法／鲜水杨梅草用水煎制。

用法／直接服用，每日1剂。

功效／适用于慢性肾炎。

大蒜西瓜末

材料少／材料易得

材料／ 大蒜适量，西瓜1个。

制法／ 将大蒜剥瓣、去皮；西瓜洗净，从顶端切个小盖，挖除瓜瓤、籽后，装满大蒜，盖上小盖，密封置于糠火中煨至干枯。大蒜取出研成细末，贮瓶备用。

用法／ 温水送服，每日2次，每次5克。

功效／ 适用于肾炎。

五草一根汤

材料易得／制作时间短

材料／ 白茅根15克，鲜车前草10克，鱼腥草10克，白花蛇舌草10克，金钱草10克，甘草8克。

制法／ 将上述材料用水煎煮，滤渣，取汤汁。

用法／ 每日1剂，分2次口服。

功效／ 清利湿热，解毒消肿。

鱼腥草肾炎茶

材料少／材料易得／制作时间短

材料／ 鱼腥草10克。

制法／ 鱼腥草加100毫升开水，浸泡半小时。

用法／ 7日1剂，3个月为1个疗程，每个疗程间隔3日。

功效／ 适用于慢性肾炎。

龙葵汤

材料少／材料易得

材料／ 龙葵500克，白砂糖90克。

制法／ 龙葵晒干，用水煎煮取汁，然后再将渣水煎取汁。最后将2次所取的汁合并过滤，浓缩，趁热加白砂糖90克溶解，搅匀。

用法／ 每次服100毫升，每日3次。

功效／ 适用于肾盂肾炎。

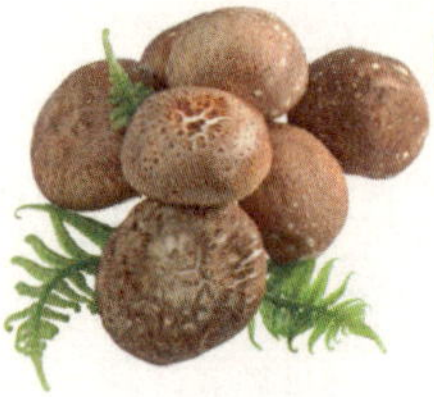

宜 玉米须、赤小豆、香菇、白木耳、葡萄、柠檬。

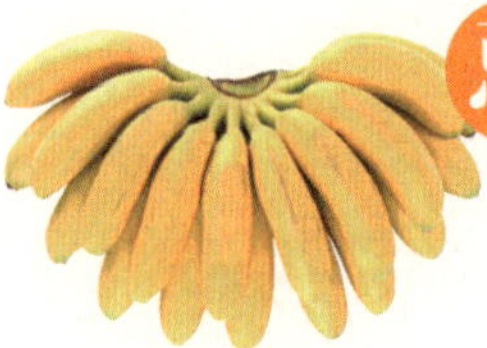

忌 芹菜、豆类及其制品、鸡汤、鱼汤、鸭汤、香蕉、鸡蛋、牛奶。

【0成本按摩方】·肾俞

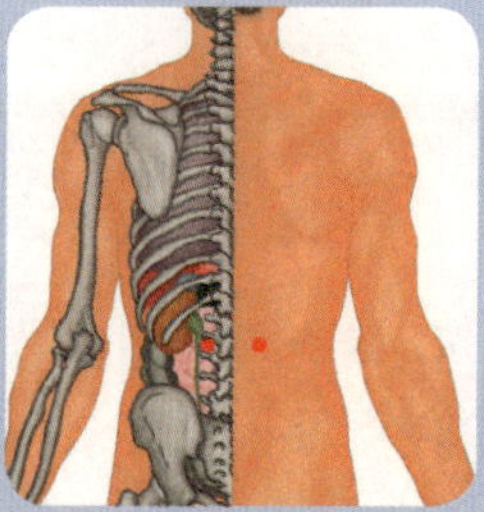

标准定位：在腰部，第2腰椎棘突下，后正中线旁开1.5寸。

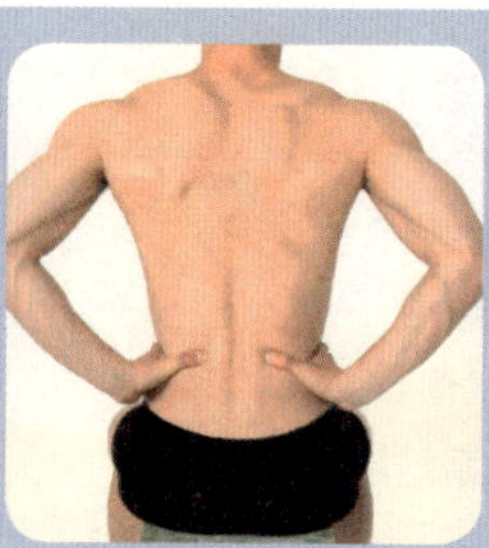

按摩方法：双手叉腰，以拇指指尖用力向下按压。

泌尿系结石

【病症解析】

1. 泌尿系结石又称尿石症、尿路结石，它是泌尿系统各部位结石病的总称，是最常见的泌尿外科疾病之一。
2. 中医认为，本病的发生主要与湿热蓄积下焦和气火郁于下焦有关。
3. 临床表现因结石所在部位不同而异，可有剧烈腰痛、血尿、排尿困难、排尿疼痛等。

胖大海茶

材料少／材料易得／制作时间短

材料／胖大海适量。

制法／胖大海用开水泡20分钟。

用法／代茶饮。

功效／适用于泌尿系结石。

威灵仙方

材料少／制作时间短

材料／威灵仙60克。

制法／威灵仙以水煎煮，滤渣，取汁。

用法／每日1剂，分2次服用。

功效／适用于泌尿系结石。

桃树脂方

材料少／制作时间短

材料／桃树脂20克。

制法／桃树脂用沸水溶化。

用法／顿服，每日1剂。

功效／适用于泌尿系结石。

生香附方

材料少／制作时间短

材料／生香附80克。

制法／生香附水煎至适量。

用法／不拘时内用，1个月为1个疗程，连用3个疗程。

功效／适用于泌尿系结石。

板蓝根方

材料少／材料易得／制作时间短

材料／板蓝根80克。

制法／板蓝根以水煎煮，滤渣，取汁。

用法／顿服，1周为1个疗程。

功效／适用于泌尿系结石。

乌药方

材料少／制作时间短

材料／乌药60克。

制法／乌药以水煎煮，滤渣，取汁。

用法／每日1剂，分2次服用。

功效 / 适用于泌尿系结石。

白茅根滑石粉

材料易得 / 制作时间短

材料 / 白茅根45克，滑石粉30克，黄芪25克，茯苓、延胡索各15克，炒白术、川萆薢、木通各10克，甘草、干姜各6克。

制法 / 将上药水煎2次，取汁混合。

用法 / 每日1剂，早、晚餐前服。

功效 / 适用于泌尿系结石。

乌梅冬瓜饮

材料少 / 材料易得 / 制作时间短

材料 / 乌梅10克，冬瓜30克。

制法 / 乌梅与冬瓜以水煎煮至熟，滤渣，取汤汁。

用法 / 汤料同食，每日1次。

功效 / 适用于泌尿系结石。

鲜玉米根方

材料少 / 材料易得 / 制作时间短

材料 / 鲜玉米根100克。

制法 / 鲜玉米根100克以水煎煮，滤渣，取汁。

用法 / 每日1剂，分3次服用。

功效 / 适用于泌尿系结石。

石韦方

材料少 / 材料易得 / 制作时间短

材料 / 石韦30克。

制法 / 将石韦加适量水煎沸15分钟后，滤出药液，再加适量水放20分钟，去渣，2次药液兑匀即可。

用法 / 分服，每日1～2剂。

功效 / 适用于泌尿系结石。

宜

食醋、柠檬、鸡蛋、猪肝、南瓜、葡萄、荠菜、紫菜、冬瓜、西瓜、猕猴桃。

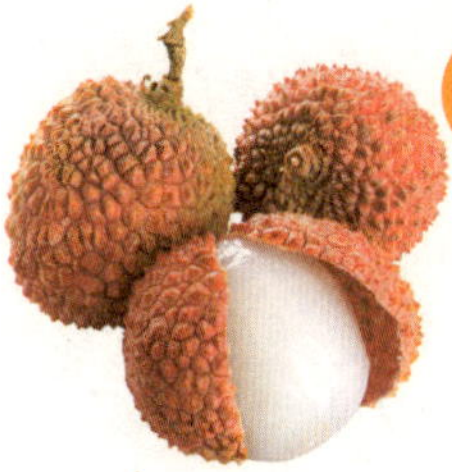

忌

茭白、菠菜、竹笋、胡椒、肉桂、动物内脏、糖、啤酒、柑橘、荔枝、石榴。

【0成本按摩方】·肾俞

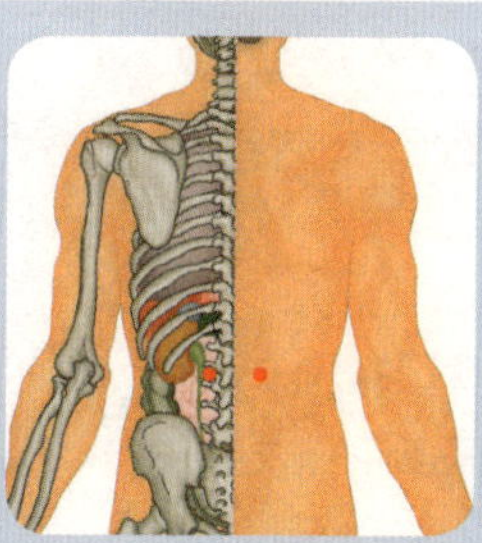

标准定位：在腰部，第2腰椎棘突下，后正中线旁开1.5寸。

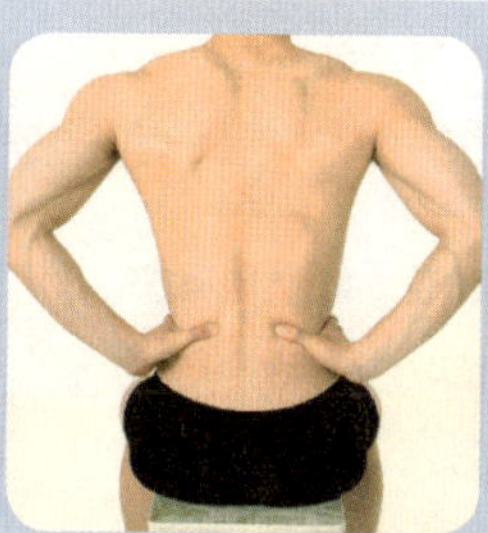

按摩方法：双手叉腰，以拇指指尖用力向下按压。

糖尿病

【病症解析】

①糖尿病是由各种致病因子作用于机体导致胰岛功能减退等而引发的糖、蛋白质、脂肪、水和电解质等一系列代谢紊乱综合征。

②临床上以高血糖为主要特点。糖尿病发病时症状多种多样，病症解析是“三多一少”，即多尿、多饮、多食和体重减轻，还可伴有疲乏、倦怠，因抵抗力降低而易感染。

牛蒡根叶方

材料少 / 材料易得 / 制作时间短

材料 / 牛蒡根、叶各适量。

制法 / 牛蒡根和叶洗净后用水煎煮。

用法 / 随意饮用。

功效 / 适用于糖尿病。

紫杉叶茶

材料少 / 材料易得 / 制作时间短

材料 / 紫杉叶适量。

制法 / 紫杉叶晒干后水煎。

用法 / 每次2～3克，每日3次，代茶饮。

功效 / 适用于糖尿病。

仙人掌方

材料少 / 材料易得 / 制作时间短

材料 / 仙人掌1片。

制法 / 仙人掌去刺洗净，炒熟或煮熟。

用法 / 内服，每日1次。

功效 / 适用于糖尿病。

沙苑子方

材料少 / 制作时间短

材料 / 沙苑子15克。

制法 / 沙苑子水煎。

用法 / 每晚饭后服，每日1剂。

功效 / 适用于糖尿病。

马齿苋茶

材料少 / 材料易得 / 制作时间短

材料 / 干马齿苋100克。

制法 / 干马齿苋水煎。

用法 / 每日1剂，代茶饮，连用1～2周。

功效 / 适用于糖尿病。

蔷薇根茶

材料少 / 材料易得 / 制作时间短

材料 / 蔷薇根30克。

制法 / 蔷薇根水煎。

用法 / 代茶饮，每日1剂。

功效 / 适用于消渴尿多。

枸杞子丸

材料易得

材料/ 鸡内金（微炙）、麦冬（去心，焙）各75克，枸杞子、白茯苓、牡蛎（烧为粉）、黄芪（锉）各50克，泽泻、牡丹皮、山茱萸各25克，瓜蒌根、桑螵蛸（微炒）、车前子各1.5克。

制法/ 将上药研为细末，炼蜜为丸，如梧桐子大。

用法/ 每服30丸，食前以粥饮送下。

功效/ 补益肝肾，益气养阴，收敛固涩。用于消渴，症见久渴不愈、困乏、小便滑数、心神虚烦。

益气养阴固本汤

材料易得/制作时间短

材料/ 牡蛎20克，黄芪15克，山药、天花粉、生地黄、熟地黄、麦冬、地骨皮各10克，苍术、茯苓、葛根各8克，五倍子、五味子各6克。

制法/ 将上药以水煎煮，取药汁。

用法/ 每日1剂，分2次服用。

功效/ 益气养阴。适用于糖尿病。

玉竹蜜膏

材料少/材料易得/制作时间短

材料/ 玉竹、蜂蜜各20克。

制法/ 玉竹水煎取汁，加蜂蜜浓缩成膏。

用法/ 每次9克，每日2次。

功效/ 适用于糖尿病之神经衰弱等症状。

桑螵蛸方

材料少/制作时间短

材料/ 桑螵蛸60克。

制法/ 桑螵蛸研成粉。

用法/ 用开水冲服。每次6克，每日3次，至愈为度。

功效/ 适用于糖尿病，症见尿多、口渴。

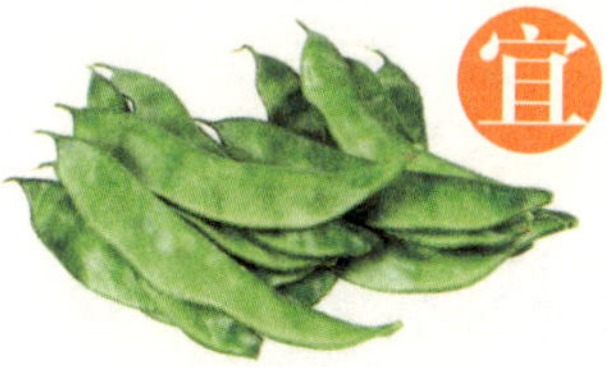

宜

粟米、荞麦、绿豆、苦瓜、黄瓜、芦荟、银耳。

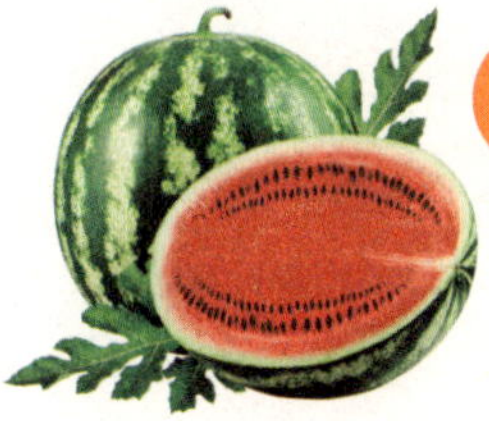

忌

西瓜、豆腐、糯米、糖、爆米花、梨、桃子、柑橘。

【0成本按摩方】·三焦俞

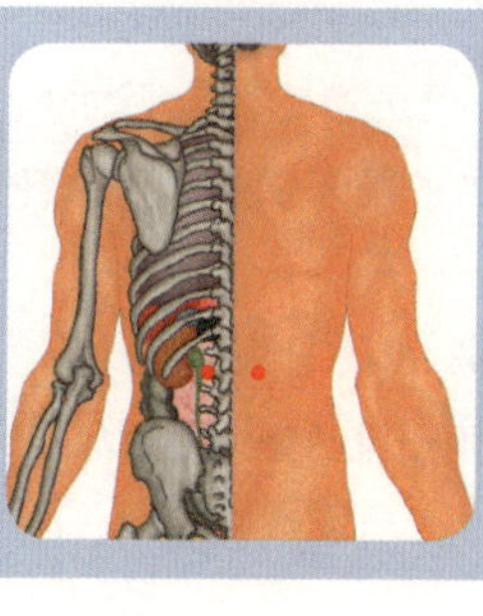

标准定位：在腰部，第1腰椎棘突下，后正中线旁开1.5寸。

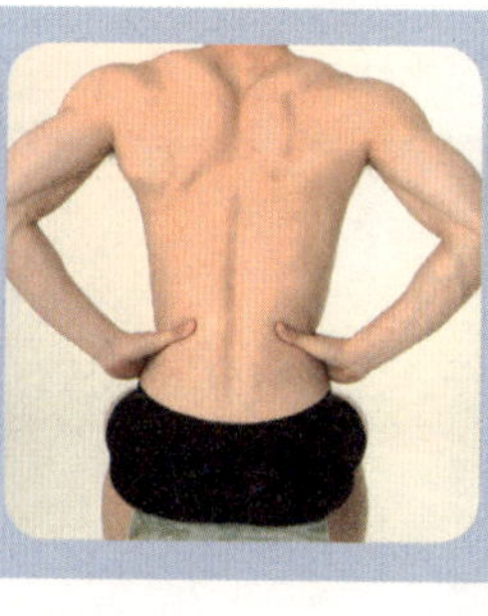

按摩方法：两手掌撑住腰部，以拇指用力向下按压。

痛风

【病症解析】

❶痛风是一种因嘌呤代谢障碍，使尿酸累积而引起的疾病。痛风性关节炎属于关节炎的一种，又称代谢性关节炎。

❷一般发作部位为踇趾关节、踝关节、膝关节等。长期痛风患者有发作于手指关节，甚至耳郭含软组织部分的病例。急性痛风发作部位会出现红、肿、热、剧烈疼痛，一般多在子夜发作，可使人从睡眠中痛醒。痛风初期，发作多见于下肢的关节。

滑石方

材料少／材料易得／制作时间短

材料／滑石40克。

制法／将滑石用布包，加水500毫升，浸泡30分钟后煮沸调匀。

用法／代茶饮，每日1剂。

功效／适用于痛风。

五倍子叶方

材料少／材料易得／制作时间短

材料／五倍子叶适量，桐油少量。

制法／五倍子叶捣烂，加桐油调匀炒热。

用法／布包揉身。

功效／适用于痛风。

车前子茶

材料少／材料易得／制作时间短

材料／车前子适量。

制法／将车前子晒干，以水煎煮，滤渣，取汁。

用法／代茶饮。每次40～100克，每日2次。

功效／适用于痛风。

腹水草方

材料少／材料易得／制作时间短

材料／腹水草30克。

制法／腹水草以水煎煮，滤渣，取汁。

用法／餐前空腹2次分服。

功效／具有祛风败毒、行气活血的作用。适用于痛风。

蒲公英粳米粥

材料少／制作时间短

材料／鲜蒲公英30克，粳米50克，冰糖2～3块。

制法／鲜蒲公英连根洗净切细，用水煎取浓汁200毫升，加入粳米煮粥，用冰糖调味。

用法／每日2次温服，3～5日为1个疗程。

功效／清热解毒。用于湿热壅遏型痛风。

雷公藤根叶

材料少／材料易得／制作时间短

材料／ 雷公藤的根和叶适量。

制法／ 将雷公藤的根和叶捣烂。

用法／ 敷于痛处，半小时以后将药取下。

功效／ 对于以关节疼痛为主症的痛风患者有效。

黄花菜根方

材料少／制作时间短

材料／ 鲜黄花菜根30克，黄酒适量。

制法／ 鲜黄花菜根水煎后去渣取汁。

用法／ 每日1次，冲入黄酒温服。

功效／ 可改善因痛风引起的关节疼痛红肿等症。

川木通方

材料少／材料易得／制作时间短

材料／ 川木通60克。

制法／ 川木通研细，加水煎汁。

用法／ 取汁1次服下，约2小时后待周身发痒出红色皮疹、汗出后即会感到周身舒畅、身心轻松。

功效／ 适用于痛风。

仙人掌方

材料少／材料易得／制作时间短

材料／ 仙人掌适量。

制法／ 仙人掌捣碎。

用法／ 每日1次，敷于患处（厚1~2毫米）。

功效／ 适用于急性痛风性关节炎。

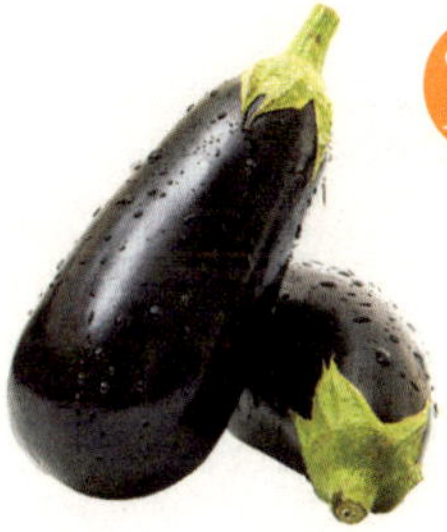

宜

芹菜、花菜、黄瓜、茄子、甘薯、冬瓜、南瓜、西瓜、梨、苹果、葡萄、牛奶。

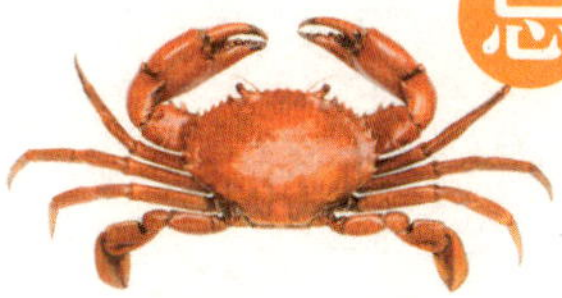

忌

鹅肉、螃蟹、虾、杏子、龙眼肉、莴苣、豆腐、胡椒、桂皮、白酒、啤酒。

【0成本按摩方】·膝关

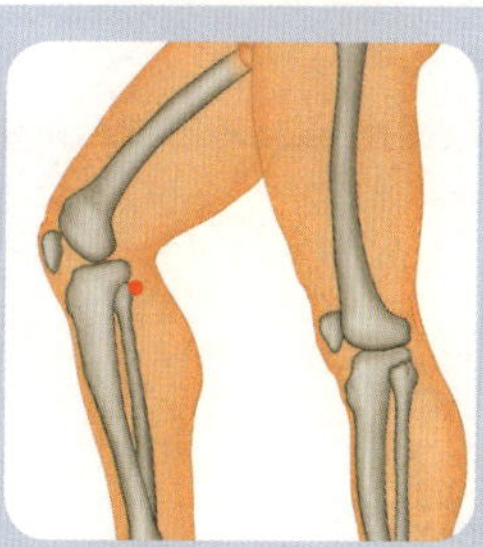

标准定位：在膝部，胫骨内侧髁的下方，阴陵泉后1寸。

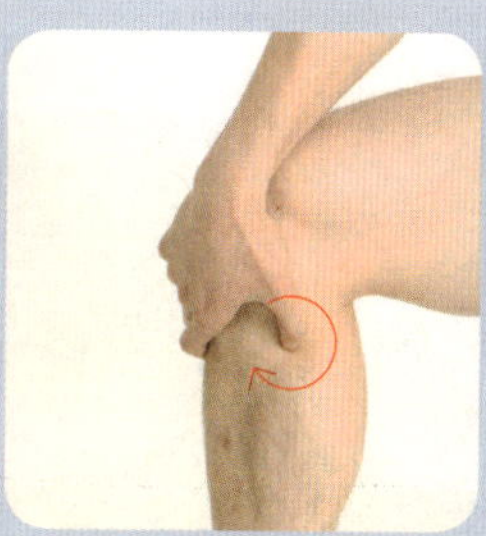

按摩方法：以手指指腹或指间关节向下按压，并做圈状按摩。

头痛

【病症解析】

❶头痛通常指局限于头颅上半部，包括眉弓、耳郭上缘和枕外隆突连线以上部位的疼痛。

❷头痛是临床常见的一种症状。中医常将本病分为外感与内伤两类。外感型主要为风寒头痛和风湿头痛；内伤型则为肾虚头痛、肝火头痛、痰厥头痛、气血不足头痛等。

❸主要症状可有头痛恶寒、鼻塞流涕、口渴咽痛、胸闷困倦、头晕目眩、饮食无味等。

银杏肉方

材料少／材料易得／制作时间短

材料／银杏肉9克。

制法／银杏肉水煎。

用法／内服。

功效／适用于头痛。

皂角粉

材料少／材料易得／制作时间短

材料／皂角适量。

制法／皂角研为粉末。

用法／将皂角粉吹入鼻中，打喷嚏即止，每日1次。

功效／适用于头痛。

苍耳茶

材料少／材料易得／制作时间短

材料／苍耳子15克。

制法／苍耳子炒黄，水煎。

用法／代茶饮。

功效／适用于终年头痛。

刀豆根方

材料少／材料易得／制作时间短

材料／刀豆根15克。

制法／刀豆根用酒煎。

用法／内服，每日1次。

功效／适用于头风（经久难愈之头痛）。

向日葵盘饮

材料少／材料易得／制作时间短

材料／向日葵盘（干品）60克。

制法／向日葵盘捣烂，加水500毫升，用文火煎至150毫升。

用法／代茶饮，分2次服完。

功效／适用于偏头痛。

板蓝根方

材料少／材料易得／制作时间短

材料／板蓝根50克。

制法／板蓝根水煎。

用法／饭前服用。

功效／适用于偏头痛时发时止。

生姜贴穴

材料少／材料易得／制作时间短

材料／ 生姜1块。

制法／ 生姜用火煨热，切4片。

用法／ 分别敷贴在前额及两侧太阳穴上，用纱布固定好。

功效／ 适用于风寒头痛。

止痛汤

材料易得／制作时间短

材料／ 川芎、天麻、炒僵蚕、羌活各10克，细辛3克，陈皮6克，全蝎4只（微炒去毒），生姜3片，黄酒1杯。

制法／ 将上述材料用水煎煮，滤渣取汁。

用法／ 每日1次。

功效／ 祛风止痛。适用于各种原因引起的剧烈头痛，可随症加减。

山药鹌鹑蛋汤

材料易得／制作时间短

材料／ 鹌鹑蛋5枚，胡萝卜30克，荷叶20克，山药15克，红枣10枚，菊花5克，红糖适量。

制法／ 上述材料加水共煮至蛋熟。

用法／ 吃蛋喝汤，连服6剂。

功效／ 适用于血虚型头痛。

丝瓜根方

材料少／材料易得／制作时间短

材料／ 丝瓜根30克，高粱酒适量。

制法／ 丝瓜根火煅存性，研成细末。

用法／ 每日1次，用高粱酒冲服。

功效／ 适用于偏头痛。

备注／ 饮食上忌辛、酸。

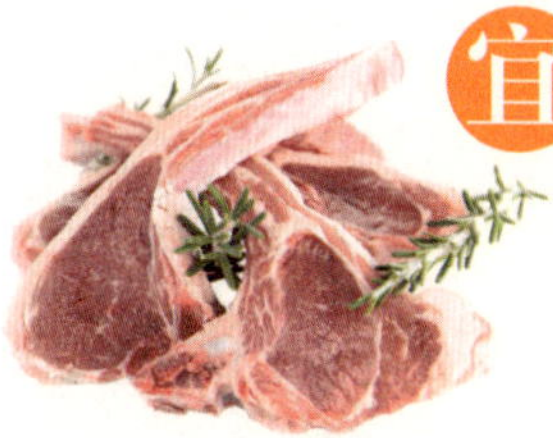

宜

粳米、黑米、鸡肉、羊肉、猪蹄、猪肚、鳝鱼、蛇肉、黑木耳、大葱、莲子。

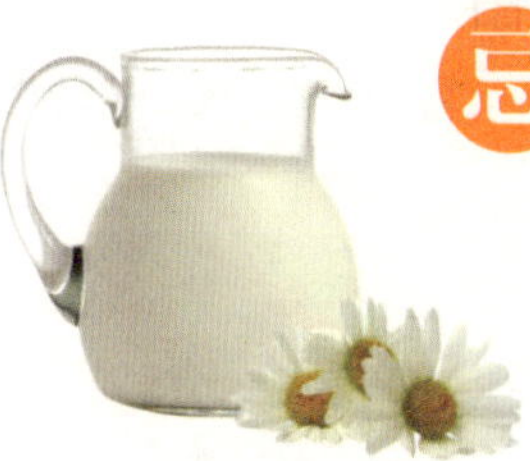

忌

肥肉、腊肠、熏鱼肉、咸菜、牛奶、乳酪、咖啡、辣椒、辣油、咖喱、胡椒。

【0成本按摩方】·太阳

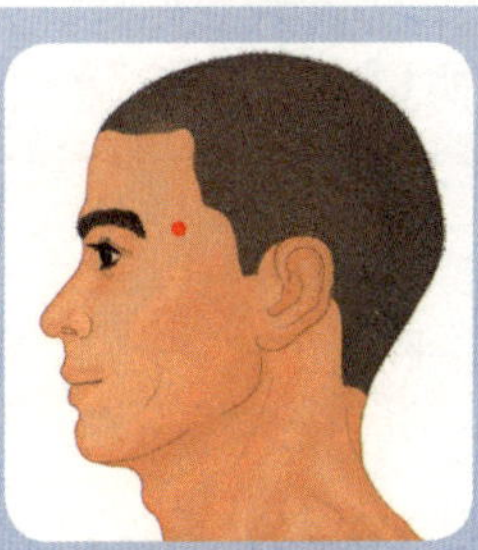

标准定位：在头部，眉梢与目外眦之间，向后约1横指处。

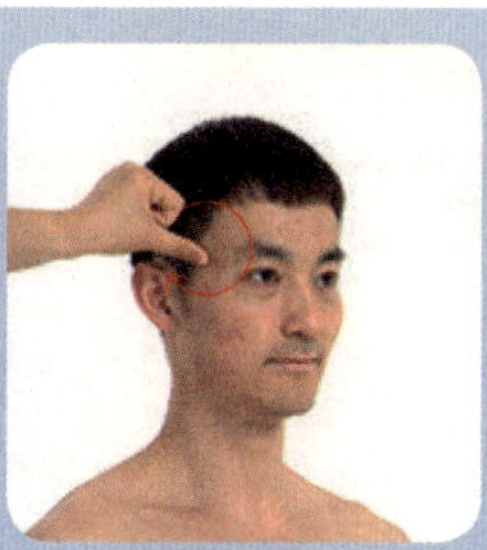

按摩方法：以手指指腹或指间关节向下按压，并做圈状按摩。

慢性结肠炎

【病症解析】

❶慢性结肠炎是指直肠、结肠因各种致病原因导致的肠道炎性水肿、溃疡、出血病变。
❷临床表现为腹痛、腹泻、肠鸣、下坠、大便带黏液或脓血，也可有便秘或干稀便交替出现，病程以缠绵、反复发作为特点。由于消化功能紊乱、营养来源不足，患者还会出现消瘦、贫血、乏力甚至虚弱；严重者常并发肠道大出血、肠穿孔，甚至癌变等。

白芍椿皮汤

制作时间短

材料 / 赤石脂30克，海螵蛸、侧柏叶、槐花各15克，生白芍12克，防风、椿皮各9克，甘草3克。

制法 / 将上述材料用水煎煮，滤渣，取药汁。

用法 / 内服，每日1剂。

功效 / 清热凉血，柔肝止泻。适用于溃疡性结肠炎。

鲜葎草洗脚方

材料少 / 制作时间短

材料 / 鲜葎草500克。

制法 / 鲜葎草用清水洗净，加水2 000毫升煎至1 500毫升，待温洗脚。

用法 / 每日早、晚各洗1次，15日为1个疗程。停5日，再进行第2个疗程。

功效 / 适用于慢性结肠炎。

解毒清热汤

材料易得 / 制作时间短

材料 / 金钱草30克，金银花25克，白头翁20克，黄芩、葛根、黄柏各15克，柴胡、秦皮各10克，黄连、甘草各6克。

制法 / 将上述材料用水煎煮，滤渣，取药汁。

用法 / 每日1剂，日服2次，或频服（或饭后30分钟服）。

功效 / 解毒、清热、祛湿。适用于溃疡性结肠炎。

马齿苋大蒜汁

材料少 / 材料易得 / 制作时间短

材料 / 鲜马齿苋50克，大蒜泥15克，白砂糖适量。

制法 / 鲜马齿苋煎水1碗，冲入捣烂的大蒜泥，过滤取汁，加入白砂糖。

用法 / 每日服2次。

功效 / 适用于慢性结肠炎。

贫血

【病症解析】

1. 贫血是指单位容积血液内红细胞数和血红蛋白量均低于正常的病理状态。
2. 临床上常以血红蛋白浓度来判断机体是否贫血。
3. 主要表现为软弱无力、皮肤苍白、心悸、气急或呼吸困难、头晕、头痛、耳鸣、眼花、注意力不集中、嗜睡、食欲减退、腹部胀气、恶心、便秘等常见症状。

牡蛎肉方

材料少 / 材料易得 / 制作时间短

材料 / 牡蛎肉25克。

制法 / 牡蛎肉洗净水煎。

用法 / 1次服下。

功效 / 适用于贫血、盗汗、神经衰弱等症状。

山药方

材料少 / 材料易得 / 制作时间短

材料 / 山药50克。

制法 / 山药捣碎，水煎，滤渣，取汁。

用法 / 分2次服。

功效 / 适用于心脾两虚型贫血，症见面色无华、头晕乏力、心悸气短、食欲不振。

丹参茶

材料少 / 材料易得 / 制作时间短

材料 / 丹参15克。

制法 / 丹参切成薄片，用开水冲泡。

用法 / 代茶饮。

功效 / 活血养血，养心安神。可以改善面部微循环，使面部毛细血管得以充养，适用于贫血。

益母草花饮

材料少 / 材料易得 / 制作时间短

材料 / 益母草花10克，红枣10枚，白砂糖适量。

制法 / 益母草花与红枣、白砂糖一同用水煎。

用法 / 佐餐用。

功效 / 适用于体虚贫血。

木耳白砂糖饮

材料少 / 材料易得 / 制作时间短

材料 / 黑木耳20～30克，白砂糖适量。

制法 / 黑木耳熬汤，与白砂糖水一起冲泡。

用法 / 喝汤吃黑木耳，宜久服，一般3个月为1个疗程。

功效 / 适用于缺铁性贫血。

便秘

【病症解析】

❶便秘是指排便次数减少、粪便量减少、粪便干结、排便费力等病理现象，是临床常见的一种病症。

❷常见症状是排便次数明显减少，每2～3日或更长时间一次，无规律，粪质干硬，常伴有排便困难的病理现象。

芝麻核桃玫瑰茶

材料易得／制作时间短

材料／黑芝麻10克，核桃仁12克，干玫瑰花9克，绿茶5克，蜂蜜适量。

制法／将黑芝麻及核桃仁用搅拌机捣碎，并用棉布袋包起来，与玫瑰花、绿茶一起放入干净的杯子中。用热开水冲泡10～20分钟，最后依个人口味调入适量蜂蜜即可。

用法／代茶频饮，每日1剂。

功效／黑芝麻和核桃仁都是润燥滑肠的食材。此茶方可用于长期便秘患者，既能润肠通便、缓解病情，又能改善体质、滋补强身。

蜂蜜木瓜方

材料少／材料易得／制作时间短

材料／蜂蜜6克，木瓜粉适量。

制法／先用开水将蜂蜜化开，再放入木瓜粉，开水冲服。

用法／早、晚各1次。

功效／润燥滑肠、清热解毒，适用于大便秘结。

四仁通便茶

材料易得／制作时间短

材料／炒杏仁、松子仁、火麻仁、柏子仁各10克。

制法／将上述材料共捣碎，放入保温杯中，用开水适量冲泡，加盖闷泡15分钟后即可。或者将4味材料一起放入锅内，加3碗清水，煮沸后续煮10分钟，滤渣取汁。

用法／代茶频饮，可连服1～3日。

功效／此茶饮具有润肠通便的功效，症见大便干结、形体消瘦，或见颧红、腰膝酸软、舌红少苔、脉细数等。

决明子茶

材料少／材料易得／制作时间短

材料／决明子30克。

制法／先将决明子用沸水冲泡，然后加盖闷20分钟。

用法／代茶饮。

功效／清肝明目，润肠通便。适用于肝热头痛、眩晕、便秘者。

黄豆皮方

材料少／材料易得／制作时间短

材料／ 黄豆皮200克。

制法／ 黄豆皮水煎，取汁。

用法／ 每日1剂，分2次服，连服数次。

功效／ 适用于便秘。

韭菜根叶汁

材料少／材料易得／制作时间短

材料／ 韭菜根、叶、黄酒各适量。

制法／ 韭菜根、叶捣汁1杯。

用法／ 加适量黄酒开水冲服，每日1次。

功效／ 适用于便秘。

胡萝卜方

材料少／材料易得／制作时间短

材料／ 胡萝卜500克。

制法／ 胡萝卜洗净捣烂绞汁。

用法／ 口服，每日1次。

功效／ 适用于便秘。

芒硝粥

材料少／材料易得／制作时间短

材料／ 芒硝5克，粳米100克，白砂糖3大匙。

制法／ 将粳米洗净放入锅中，加入清水适量，煮为稀粥，待粥熟时，加入芒硝、白砂糖，再煮1～2沸即可。

用法／ 每日服食1次，3日为1个疗程。

功效／ 清热泻火，软坚散结。适用于大便秘结、脘腹胀满等症。

桃仁酒

材料少／材料易得／制作时间短

材料／ 桃仁60克，米酒100克。

制法／ 先将桃仁捣烂，再用米酒浸泡10日即成。

用法／ 每日服2次，每次服30克。

功效／ 润肠通便。适用于产后血虚便秘。

大泡桐根方

材料少／制作时间短

材料／ 大泡桐根15～30克。

制法／ 大泡桐根以水煎煮，滤渣，取汁。

用法／ 代茶饮。

功效／ 适用于大便燥结、腹痛。

当归白芍饮

材料易得／制作时间短

材料／ 当归60克，火麻仁30克，黑芝麻24克，郁李仁、肉苁蓉各15克，白芍9克，甘草6克，蜂蜜适量。

制法／ 将上述7味药材以水煎煮，取药汁。

用法／ 冲蜂蜜60克，随服。

功效／ 对年老或久病津液短少所致的便秘有较好疗效。

芝麻油蜂蜜方

材料少／材料易得／制作时间短

材料／ 芝麻油、蜂蜜各20克。

制法／ 芝麻油、蜂蜜调和。

用法／ 口服，每日2次。

功效／ 适用于便秘。

当归川芎地黄汤

材料易得／制作时间短

材料／ 火麻仁20克（冲），山药、黄芪各15克，当归、地黄、炙首乌各12克，川芎、白芍各10克，檀香7克。

制法／ 将上药以水煎煮，取药汁。

用法／ 每日1剂，分早、晚2次服用。

功效／ 适用于血虚便秘。

参芪陈蜜茶

材料易得／制作时间短

材料／ 太子参、黄芪各20克，花茶6克，陈皮5克，蜂蜜适量。

制法／ 将太子参、黄芪、陈皮一起洗净，然后加水约500毫升，煮沸20分钟。滤渣取沸汤冲泡花茶，最后根据个人口味调入蜂蜜饮用。

用法／ 不拘时温饮。

功效／ 此茶饮可健脾益气、润肠通便，经常饮用可缓解便秘。

龙眼桑葚方

材料易得／制作时间短

材料／ 龙眼肉、桑葚各50克，当归30克，枸杞子10克，蜂蜜适量。

制法／ 将上述除蜂蜜外的全部材料用水煎煮，再加入蜂蜜，熬汁收膏，装瓶备用。

用法／ 早晚各服10毫升。

功效／ 适用于老年人因脾虚气血不足引起的便秘。

蜂蜜金银花饮

材料少／材料易得／制作时间短

材料／ 蜂蜜30克，金银花15克。

制法／ 先将金银花煎水，去渣放凉，分次加入蜂蜜调匀后即可；煎时不要太浓，一般煎成两碗金银花汁，瓶贮分冲蜂蜜。

用法／ 每日1剂，每次服用1碗。

功效／ 本方可清热通便，适用于热结所致的便秘症。

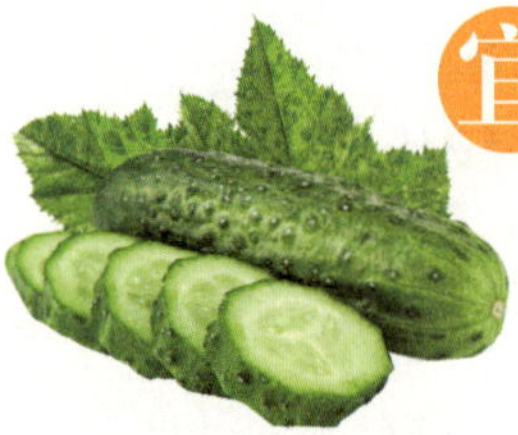

宜

芹菜、冬瓜、黄瓜、竹笋、黑木耳、韭菜、香蕉、苹果、梨。

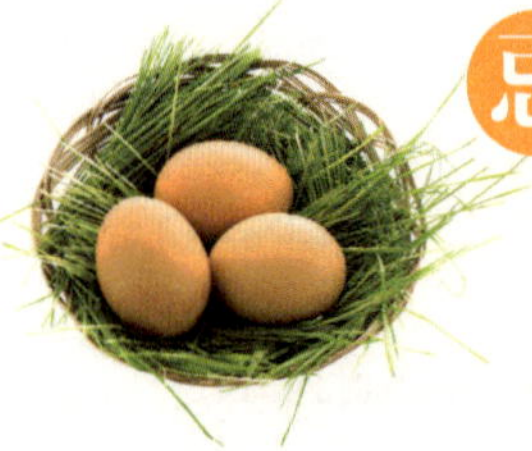

忌

肥肉、烧烤类食物、牛奶、鸡蛋、咖啡、饼干。

【0成本按摩方】·天枢

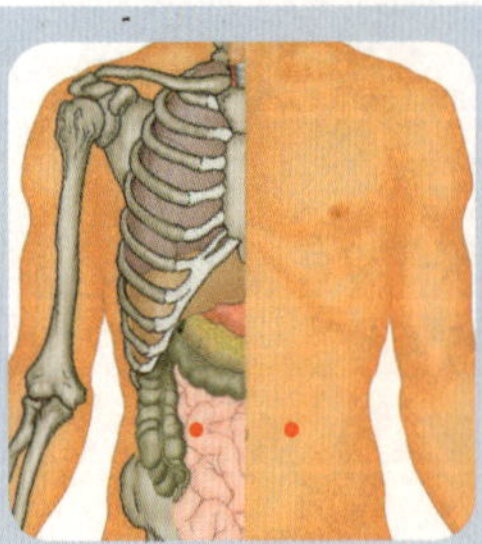

标准定位：在腹部，横平脐中，前正中线旁开2寸。

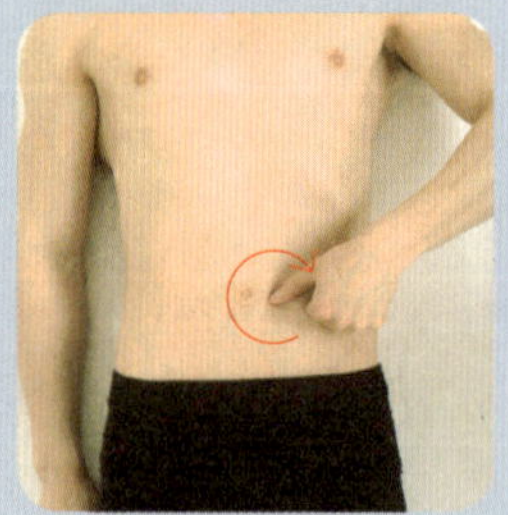

按摩方法：以手指指腹或指间关节向下按压，并做圈状按摩。

第三章 外科病

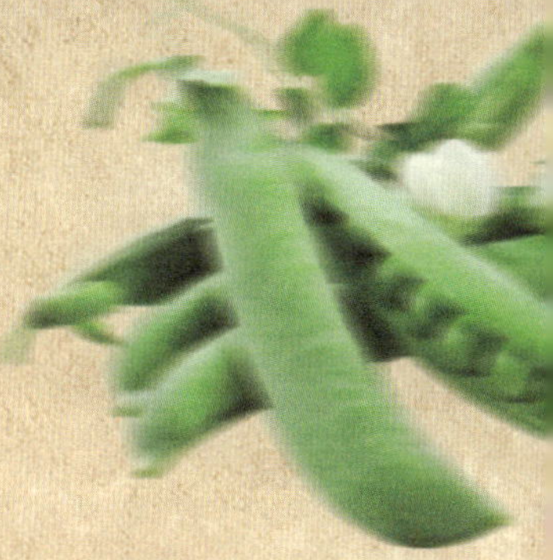

生活中，我们常会遇到一些外科的小伤小痛，去医院又太贵，扛过去又难受，还不安全。本章老偏方针对外科病症，教你通过自学的方式保护自己及家人的健康，让生活更美好。

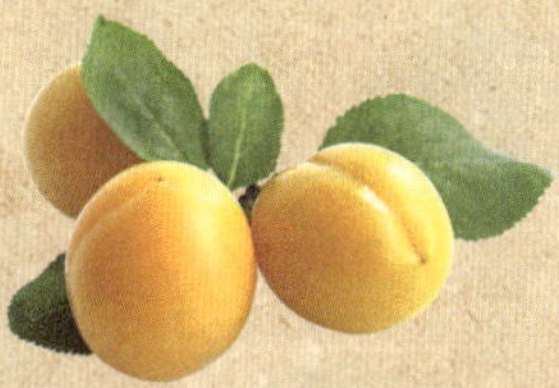

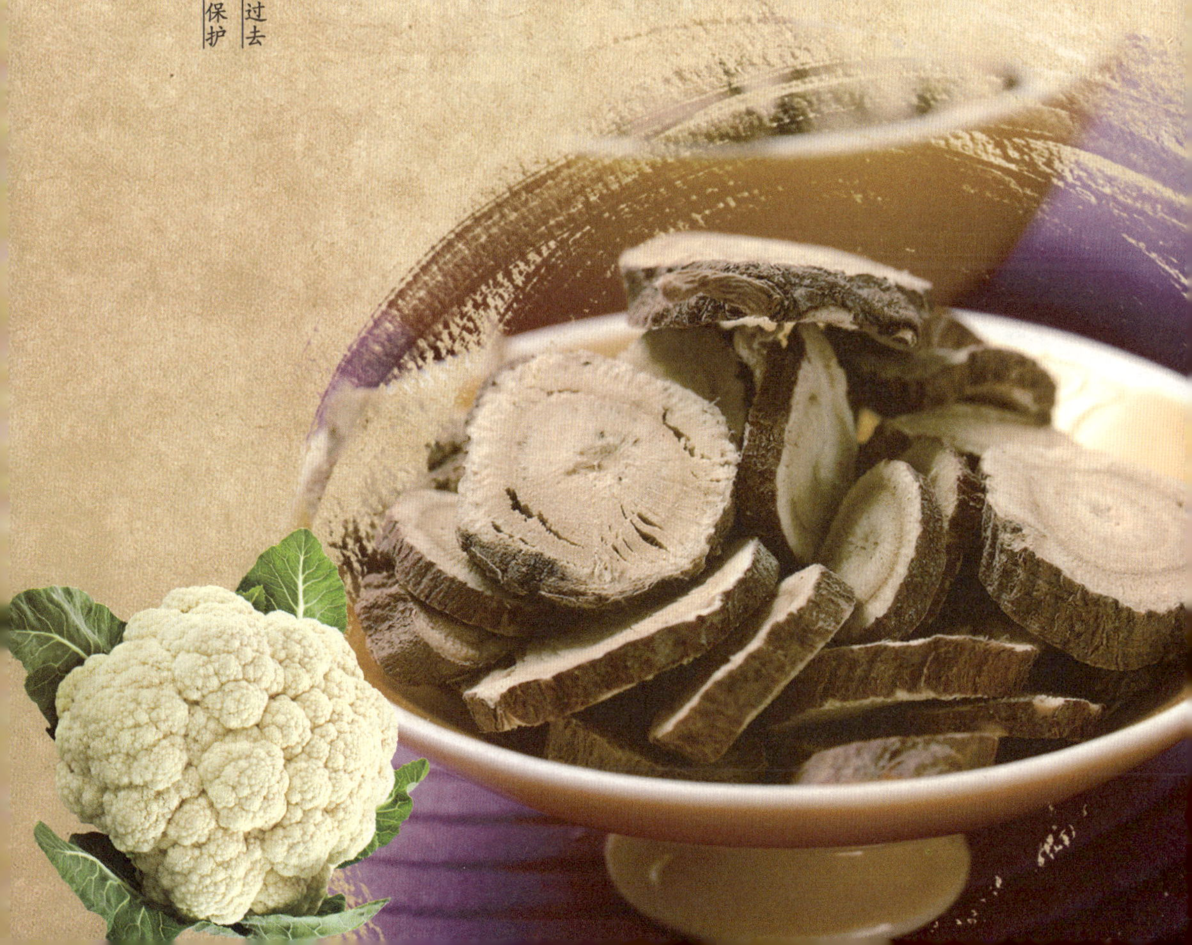

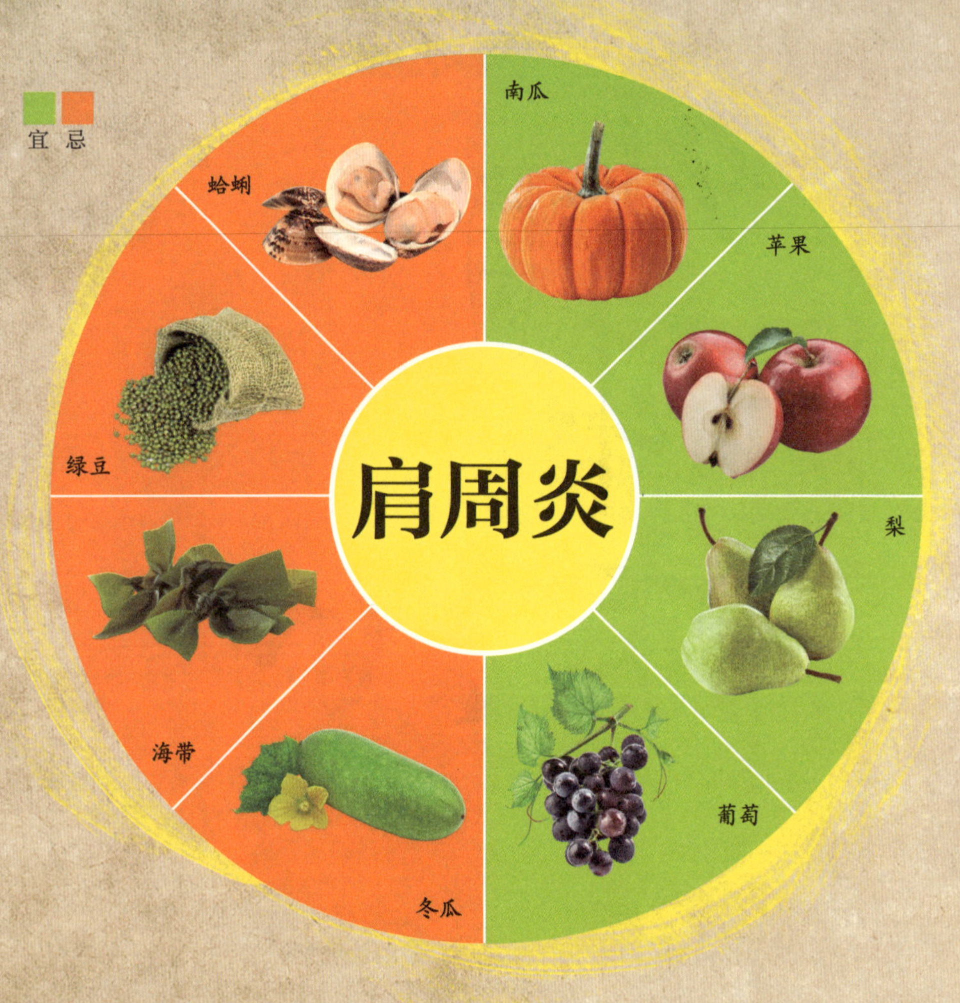

【病症解析】

❶肩周炎是以肩部疼痛和活动障碍为主要症状的疾病，一般多发于50岁左右的人群，所以又称“五十肩”。

❷临床症状：早期肩关节呈阵发性疼痛，常因天气变化及劳累而诱发，以后逐渐发展为持续性疼痛，并逐渐加重，昼轻夜重，夜不能寐，不能向患侧侧卧。

【0成本按摩方】·天宗

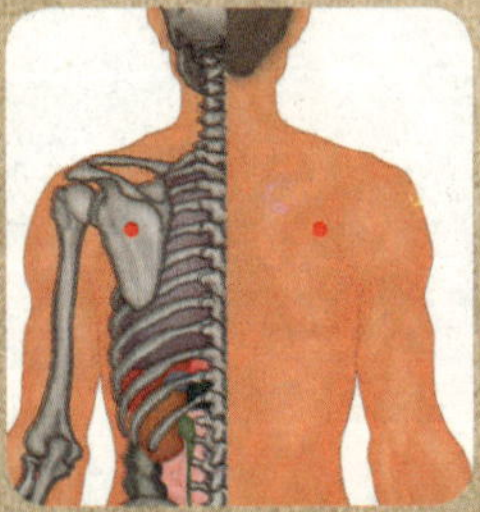

标准定位：在肩胛区，冈下窝中央凹陷处，与第4胸椎平齐。

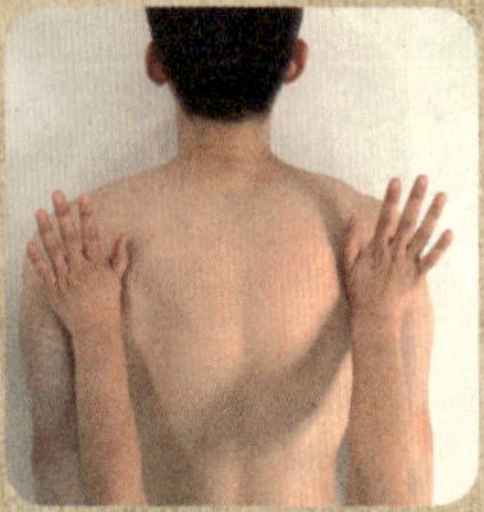

按摩方法：被按摩者以俯卧的姿势，按摩者以大鱼际肌分别搓揉左右两侧的穴位。

生姜泥

材料少／材料易得／制作时间短

材料／生姜适量。

制法／生姜捣烂成泥。

用法／将生姜泥湿敷于患处。

功效／可改善肩关节血氧供应，还可松弛肩周肌肉，减轻肩周肌紧张。

穿山甲方

材料少／制作时间短

材料／穿山甲（药店售卖品）适量。

制法／穿山甲焙焦研末。

用法／温开水冲服，每日2次，每次1～2克，一般连用10日，疼痛感可减轻，约2个月即可痊愈。

功效／适用于肩周炎。

加味逍遥散

材料易得／制作时间短

材料／柴胡、茯苓、秦艽、当归、炒白芍、陈皮、黄芩、制附片、法半夏各9克，甘草、白芥子各6克。

制法／将上药以水煎煮，滤渣，取汁。

用法／温服，每日1剂，分2次服用，以白酒为引。

功效／具有温经止痛、祛风除痰、疏肝和脾的作用，对肩周炎、心胸烦闷者有一定的疗效。

备注／气虚者加黄芪；痛连背膈、酸困不止者加羌活、威灵仙；寒气盛者可在药材中去黄芩加干姜；湿重者加薏苡仁、防己、白术。

逍遥散

材料易得／制作时间短

材料／柴胡、当归、炒白芍、茯苓、秦艽、黄芩、制附片、陈皮、法半夏各9克，甘草、白芥子各6克。

制法／将上药以水煎煮，取药汁。

用法／每日1剂，分2次服用，白酒为引。

功效／疏肝和脾，祛风除痰，温经止痛。适用于肩周炎。

生山楂甘草汤

材料易得／制作时间短

材料／生山楂、桑葚各50克，桑枝、乌梅各25克，白芍、伸筋草、醋制延胡索各20克，生姜黄、桂枝、威灵仙、醋制香附各15克，甘草10克。

制法／将上药以水煎煮，滤渣，取汁。

用法／温服，隔日1剂，服用1个月为1个疗程。

功效／具有舒筋通络、滑利关节、祛瘀行痹止痛的作用，适用于肩周炎。

温经通络汤

材料易得／制作时间短

材料／丹参、生香附、透骨草、延胡索各15克，桂枝、干地龙、寻骨风、片生姜黄各9克，制川乌3克。

制法／将以上药材以水煎煮。

用法／温服，每日1剂，分2次服用。

功效／具有活血通络、止痛、温经散寒、祛风湿的作用，对肩周炎有一定的缓解和辅助治疗作用。

疔疮

【病症解析】

❶疔疮又名疔，是一种发病迅速、易于恶化、危险性较大的急性化脓性疾病。因其初起形小根深，坚硬如钉，故名疔疮，多发于颜面和手足等处。

❷疔疮初起为毛囊口脓疮隆起呈圆锥形的炎性硬结，状如粟粒，色或黄或紫，红、肿、热、痛，数日内硬结增大，疼痛加剧；后形成脓肿而硬结变软，疼痛减轻，溃脓后脓腔塌陷，逐渐愈合。

茶叶方

材料少／材料易得／制作时间短

材料／茶叶适量。

制法／将茶叶煎水，渣捣烂。

用法／煎水清洗患处，渣敷于患处。

功效／适用于疱疖疮毒。

紫花地丁根方

材料少／材料易得／制作时间短

材料／紫花地丁根适量，红糖少许。

制法／将紫花地丁根、红糖一起捣烂。

用法／敷于患处。

功效／适用于疔疮初起。

徐长卿方

材料少／材料易得／制作时间短

材料／徐长卿全草适量。

制法／徐长卿全草捣烂。

用法／敷于患处。

功效／适用于腿肚生疮。

椿树胶方

材料少／材料易得／制作时间短

材料／鲜椿树胶适量。

制法／将鲜椿树胶置于干净布上。

用法／贴于患处。

功效／适用于疔疮。

绿苔方

材料少／材料易得／制作时间短

材料／砖上绿苔、淘米水各适量。

制法／绿苔焙干，研为末，调入淘米水。

用法／敷于患处。

功效／适用于口唇长疔。

白菊花方

材料少／材料易得／制作时间短

材料／白菊花适量。

制法／将白菊花放入水中熬煮。

用法／待水煮沸后，尽量饮用，出汗即愈。

功效／适用于疔毒。

苍耳虫方

材料少／材料易得／制作时间短

材料／苍耳虫适量。

制法／将苍耳虫放入油中备用。

用法／用时将虫捣烂放于患处，或直接将虫塞入疔疮中央，用纱布包贴，每日揭开纱布，清除脓液。

功效／适用于疔疮。

鲜黄花稔叶方

材料少／材料易得／制作时间短

材料／鲜黄花稔叶1大把，红糖或蜂蜜少许。

制法／先将鲜黄花稔叶捣烂，然后加红糖或蜂蜜调匀。

用法／涂于患处，每日用药3～4次。

功效／适用于颜面疔疮。

鲜蒲公英方

材料少／材料易得／制作时间短

材料／鲜蒲公英50克，鸡蛋1枚。

制法／鲜蒲公英捣烂，拌入鸡蛋清，均摊在布上，直径大于疔疮周围约1厘米。

用法／敷于疔疮，每日2次。

功效／适用于疔疮。

赤小豆方

材料少／材料易得／制作时间短

材料／赤小豆、蛋清各适量。

制法／赤小豆研粉，加蛋清调成糊状。

用法／将粉糊涂于患处，并敷盖纱布，用胶布固定，每日1～2次。

功效／适用于疔疮。

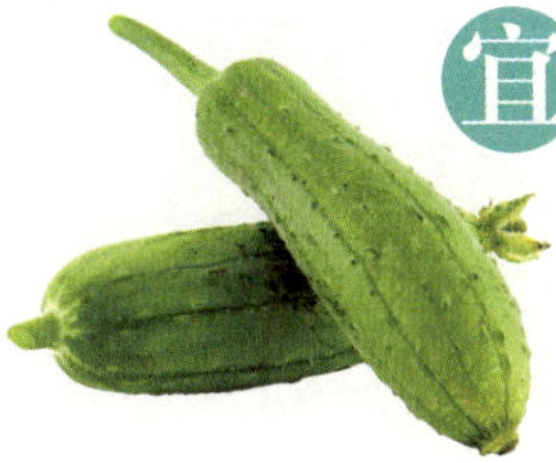

宜

绿豆、绿豆皮、苦瓜、冬瓜、丝瓜、黄瓜、田螺、菊花、蛇肉。

忌

糯米、羊肉、鸭蛋、鹅肉、螃蟹、带鱼、鲤鱼、桃子、杏子、韭菜、辣椒、胡椒。

温馨提示

疔疮患者应注意饮食起居，做到以下几点，才能早日痊愈。①饮食宜清淡，多饮水，忌食肥腻、厚味、辛辣、烟酒等。②保持心情舒畅。③有全身症状时要注意卧床休息。④忌内服发散、辛温药物。⑤忌房事。⑥局部忌挤压、碰撞、挑刺、早期切开，以免引起感染扩散。疔疮走黄症情凶险，须及时抢救，疔疮如已成脓，应及时就医，并施行外科处理。

类风湿性关节炎

【病症解析】

❶类风湿性关节炎是关节滑膜及其周围的组织发炎，而且关节本身充满渗出液和白细胞的病症。

❷起病初期有低热，乏力，食欲不振，体重减轻，关节僵硬、红肿，并有疼痛感，指端动脉痉挛，偶见皮下结节现象出现。到后期，关节肿胀减轻，发展为不规则形，并伴有明显的贫血症状。

桑寄生复方饮

材料易得／制作时间短

材料／ 桑寄生30克，党参、杜仲、牛膝、茯苓、黄芪各15克，独活、秦艽、防风、当归、白芍、川芎、白术、熟地黄各10克，甘草、细辛各5克，肉桂3克。

制法／ 将上述材料用水煎，去渣取汁。

用法／ 每日1剂，分2～3次温服。

功效／ 益肝肾，补气血，除痹痛。适用于类风湿性关节炎肝肾气血两亏证。

备注／ 如偏阴血虚，见咽干耳鸣、失眠梦扰、盗汗、烦热、颧红，可加左归丸。

川乌粥

材料易得／制作时间短

材料／ 制川乌3克，生姜汁10滴，粳米30克，蜂蜜适量。

制法／ 先将川乌研末；粳米入锅煮沸，加入制川乌末，用文火煮2～3小时，调入生姜汁和蜂蜜，搅匀，再次煮沸即可。

用法／ 佐餐食用。

功效／ 适用于类风湿性关节炎。

八宝回春汤

材料易得／制作时间短

材料／ 白芍150克，黄芪90克，白术60克，半夏、茯苓各45克，制附子、人参、麻黄各35克，黄芩、防己、香附、杏仁、川芎各33克，当归、防风、肉桂各32克，干姜、甘草、熟地黄、生地黄各25～30克，沉香10克，天台乌药、川乌各10～15克。

制法／ 将上药共研细末。

用法／ 每次15克，每日服3次。

功效／ 调和气血，祛寒除湿，舒筋活络，消肿止痛。

防风方

材料少／材料易得／制作时间短

材料／ 防风10克，薏苡仁30克。

制法／ 将防风与薏苡仁一起水煎，取药汁约200毫升。

用法／ 每日1剂，1次服完，连服7日为1个疗程，停3日后，再服下一个疗程。

功效／ 适用于类风湿性关节炎。

牛膝酒糟

材料少／材料易得／制作时间短

材料／糯米1 000克，牛膝500克，甜酒曲适量。

制法／先将牛膝加适量水煎汁，取部分药汁与糯米一起入锅煮，剩余药汁加上煮熟的糯米，同甜酒曲一起拌匀，置于温暖处发酵为酒糟。

用法／每日1次，每次取30克煮开服用。

功效／适用于类风湿性关节炎。

穿山甲酒

制作时间短

材料／泽兰15克，白薇10克，穿山甲（药店售卖品）5克，黄酒500克，红糖适量。

制法／将上述药材用黄酒煎，先文火略煮，然后武火煮开，再用文火煮15～20分钟，去渣取汁。

用法／调入少许红糖饮用，每日最少2次，坚持饮用。

功效／适用于类风湿性关节炎。

三经散寒通络方

材料易得／制作时间短

材料／黄芪、白芍各20克，党参、桂枝、桑枝各12克，麻黄10克，穿山甲（药店售卖品）、炙乳没各6克，鹿茸5克。

制法／将上药用水煎煮，取药汁。

用法／每2日服用1剂。

功效／补气养血，散寒通络，强筋壮骨。适用于类风湿性关节畸形。

淫羊藿地精汤

制作时间短

材料／黄芪50克，淫羊藿、巴戟天、熟地黄、枸杞、党参、山药、山茱萸、黄精、煅龙牡、天花粉、黄连各9克。

制法／将上药以水煎煮，取药汁。

用法／每日1剂，分2次服用。

功效／温补肾阳，益气养阴，清热除湿。对类风湿性关节炎有一定的缓解作用。

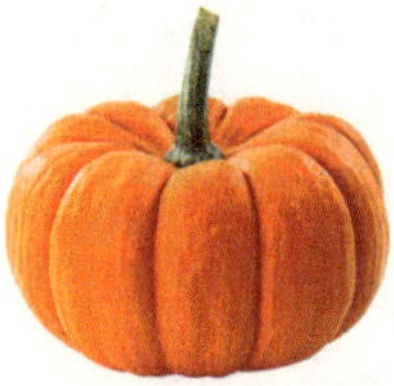

宜

苦瓜、苦菜、丝瓜、黄瓜、菠菜、南瓜、苹果、香蕉。

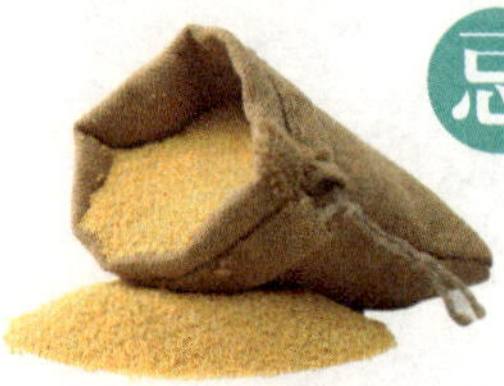

忌

牛奶、羊奶、花生、小米、奶糖、动物内脏、咸猪肉。

【0成本按摩方】·大椎

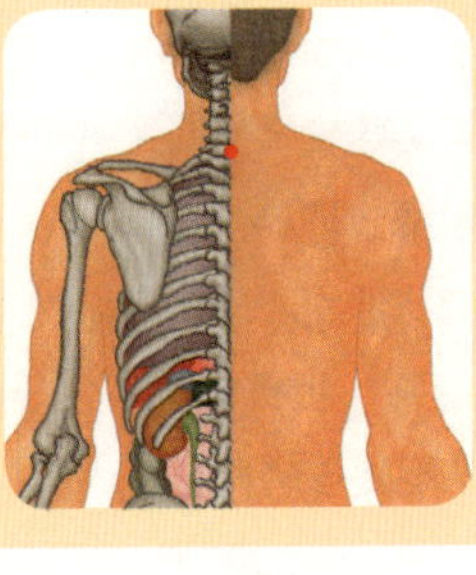

标准定位：在后正中线上，第7颈椎棘突下凹陷中。

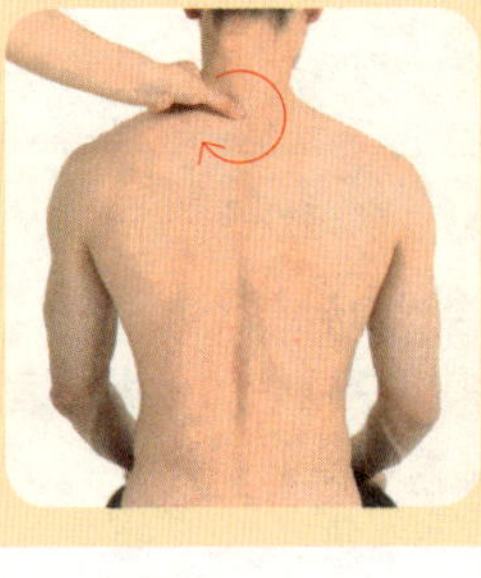

按摩方法：以手指指腹或指间关节向下按压，并做圈状按摩。

风湿性关节炎

【病症解析】

❶风湿性关节炎是一种与溶血性链球菌感染有关的变态反应性疾病。它是风湿热的主要表现之一，以成人为多见。这种病好发于冬春两季，女性多于男性。

❷临床以关节疼痛（以双膝关节和双肘关节为主）、酸楚、麻木、重着、活动障碍等为主要症状，常以气候变化、寒冷刺激、劳累过度等为诱因而发作。发作时患部疼痛剧烈，有灼热感或自觉烧灼而扪之不热。

首乌海藻汤

材料易得／制作时间短

材料／杜仲25克，天花粉20克，生地黄、山药各18克，何首乌15克，白芍、白术、枸杞子、海藻各12克，山茱萸、柏子仁、泽泻、槐角、益智仁各9克。

制法／将上药以水煎煮，取药汁。

用法／每日1剂，分2次服用。

功效／补肾养肝，健脾和胃。适用于风湿性关节炎。

红花苍术汤

材料易得／制作时间短

材料／藏红花、苍术、黄柏、薏苡仁、当归、威灵仙、桂枝、草薢、怀牛膝各9克，宣木瓜、半夏、天南星、羌活、白芷、全蝎、汉防己各6克，川芎、甘草各3克。

制法／将上药水煎煮，取药汁。

用法／每日1剂，分2次服用。

功效／清热利湿化痰，活血消肿止痛。适用于风湿性关节炎（湿热痹）。

痹痛宁汤

材料易得／制作时间短

材料／生黄芪、生地黄、薏苡仁各30克，当归、防己各15克，生甘草、鹿角霜各12克，制附子、桂枝、羌活、独活、赤芍、白芍、广地龙、乌蛇肉各10克，细辛5克，蜈蚣3条。

制法／将上药以水煎煮，取药汁。

用法／每日1剂，分2次服用。

功效／祛风散湿，温经散寒，舒筋活络，补益气血，强壮筋骨，通痹止痛。适用于风湿性关节炎、类风湿性关节炎、肩周炎、坐骨神经痛、老年人腰腿痛等。

附子白术汤

材料易得／制作时间短

材料／附子3枚（炮），白术120克，生姜60克，炙甘草30克，红枣12枚。

制法／将上药以水煎煮，取药汁。

用法／每日1剂，分2次服用。

功效／祛风湿，温经络，止疼痛。适用于风湿性关节炎，症见不能自转侧。

复方透骨草汤

材料少／材料易得／制作时间短

材料／追地风、透骨草、千年健各30克。

制法／上述药材加水适量熬煮。

用法／熏洗患处，每日2次。

功效／除风止痛，对风湿性关节炎有一定的疗效。

八角枫方

材料少／制作时间短

材料／八角枫100克。

制法／八角枫切碎，入白酒内浸20日。

用法／每次服10毫升，每日2～3次。

功效／适用于风湿性关节炎。

四枝汤

材料易得／制作时间短

材料／榆枝、桑枝各50克，柳枝、桃枝各100克。

制法／上述药材以适量水熬煮。

用法／熏洗患处，每日2～3次。

功效／适用于风湿性关节炎。

艾叶红花汤

材料易得／制作时间短

材料／透骨草30克，艾叶、红花各9克，花椒6克。

制法／上述药材加适量水煎煮。

用法／熏洗患处，每日1～2次。

功效／具有活血通络、疏风止痛的作用，适用于风湿性关节炎。

酒蜂房

材料少／制作时间短

材料／蜂房1个，酒适量。

制法／将蜂房用酒浸汁。

用法／以药棉蘸汁搽痛处，每日数次。

功效／适用于风湿关节痛。

桑枝方

材料少／材料易得／制作时间短

材料／鲜嫩桑枝长100厘米。

制法／将桑枝剪碎，水煎，或用酒炒后煎。

用法／内服。

功效／适用于风湿性关节炎。

芫花根皮酒

材料少／材料易得／制作时间短

材料／芫花根皮9克，白酒500毫升。

制法／将芫花根皮入白酒内浸泡7日。

用法／每日服10～20毫升。

功效／适用于风湿性关节炎。

加减清暑益气汤

材料易得／制作时间短

材料／生黄芪、党参各15克，苍术、白术、麦冬、黄柏、泽泻、鳖甲各10克，当归、葛根、升麻各6克，青皮、陈皮、甘草各4.5克，五味子3克。

制法／将上药以水煎煮，取药汁。

用法／每日1剂，分2次服用。

功效／消暑祛湿，益气生津。适用于风湿性关节炎低热不退者。

苏木土鳖虫汤

材料少／制作时间短

材料／苏木30克，寻骨风20克，土鳖虫12克，大戟6克。

制法／上述药材加适量水煎煮。

用法／熏洗患处。每日1～2次。

功效／具有祛风、活血、止痛的作用，适用于风湿性关节炎。

备注／大戟食用有毒，注意不可过量内服。

威灵仙酒

材料少／材料易得／制作时间短

材料／威灵仙100克，白酒500毫升，蜂蜜适量。

制法／威灵仙浸泡入白酒3～7日，取出晾干，研成粉末，调入蜂蜜制成丸粒，每粒药丸重约8克。

用法／每次1粒，每日2次。

功效／适用于风湿性关节炎。

加味通痹汤

材料少／材料易得／制作时间短

材料／当归、黄芪各20克，制川乌、炙没药、皂角刺、炙甘草各10克。

制法／将上药以水煎煮，取药汁。

用法／每日1剂，分2次服用。

功效／温经祛寒，活络通痹。适用于风寒湿痹性骨关节炎。

棉花根烟

材料少／材料易得／制作时间短

材料／棉花根（干品）100～150克。

制法／将棉花根点燃，放入瓷盆中，燃至一半时扑灭明火。

用法／用药烟熏烤患处，使患处出微汗为止。每日熏烤1次，每次约30分钟。

功效／适用于风湿性关节炎。

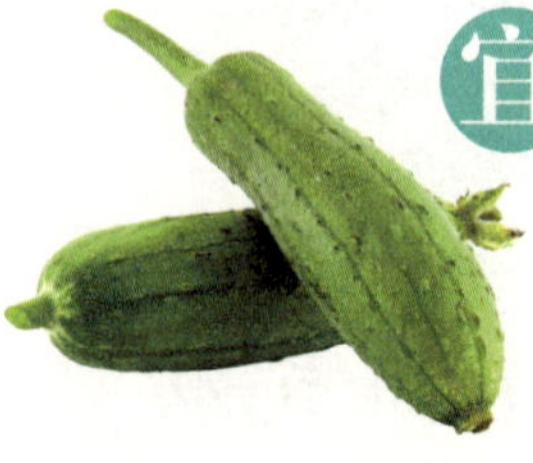

宜

雪梨、苦瓜、苦菜、丝瓜、菊花、冬瓜、马齿苋。

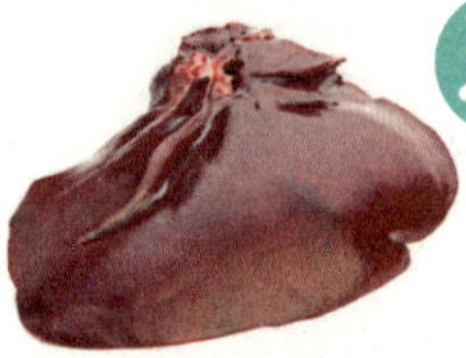

忌

食醋、动物内脏、鲫鱼籽、蟹黄、蛋类、猪油、奶油、油条、香蕉、紫菜。

【0成本按摩方】·梁丘

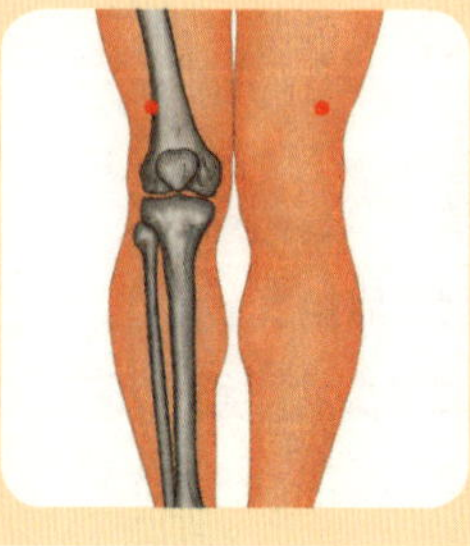

标准定位：在股前区，髌底上2寸，股外侧肌与股直肌肌腱之间。

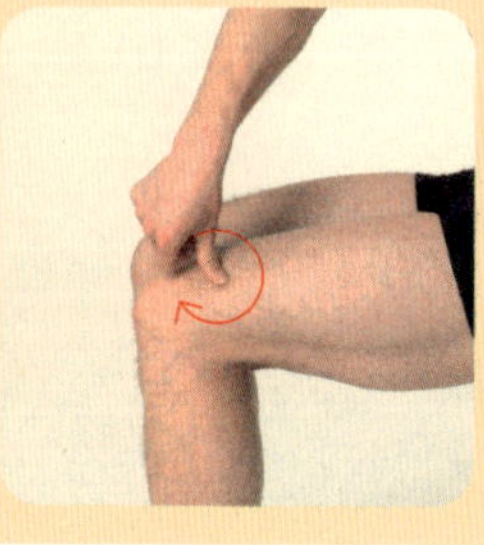

按摩方法：以手指指腹或指间关节向下按压，并做圈状按摩。

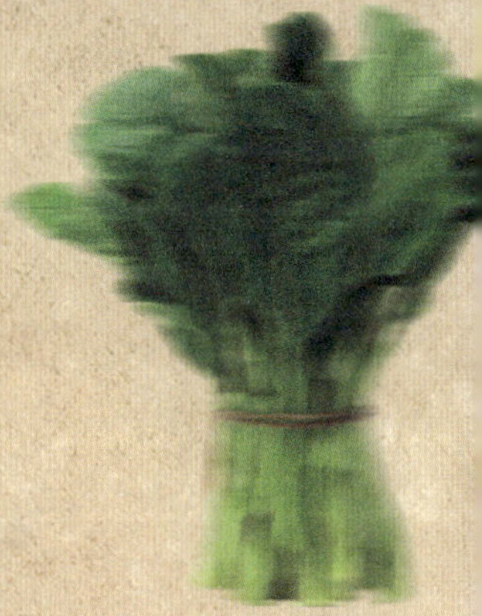

第四章 五官科病

所谓『五官』，指的就是耳、眉、眼、鼻、口等五种人体器官，都很重要的，缺一不可。本章收录了五官科常见病症的对症老偏方，让你在生活中轻松应对五官的小问题，通过老偏方的调养，远离烦恼。

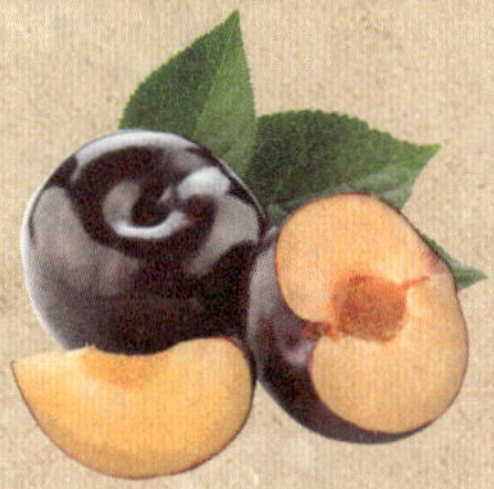

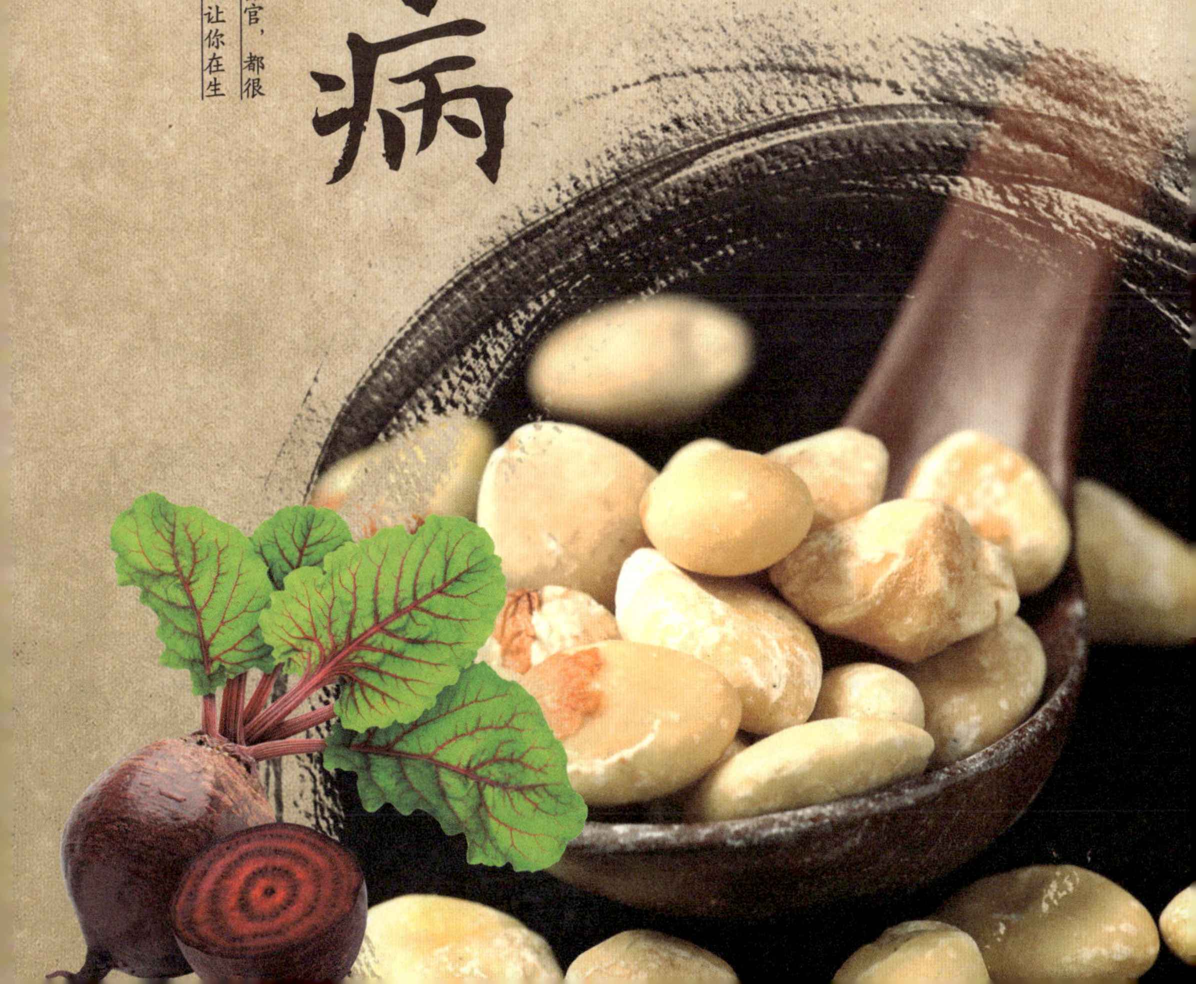

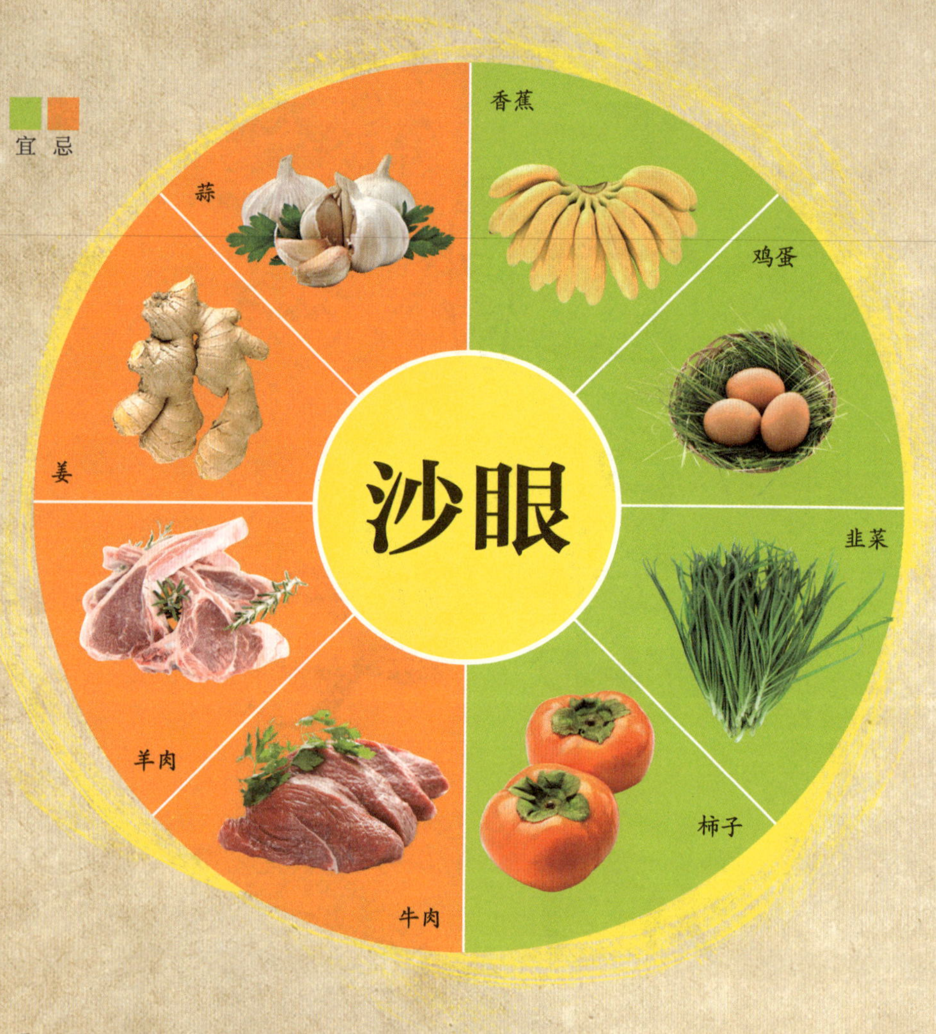

【病症解析】

①沙眼是由沙眼衣原体引起的一种慢性传染性结膜角膜炎，是致盲眼病之一。

②沙眼早期症状不明显，部分患者出现刺痒、干涩、畏光、见风流泪，晨起时眼角上有少量分泌物。夜间常感到眼睛疲惫不适、睁不开眼等。

【0成本按摩方】·睛明

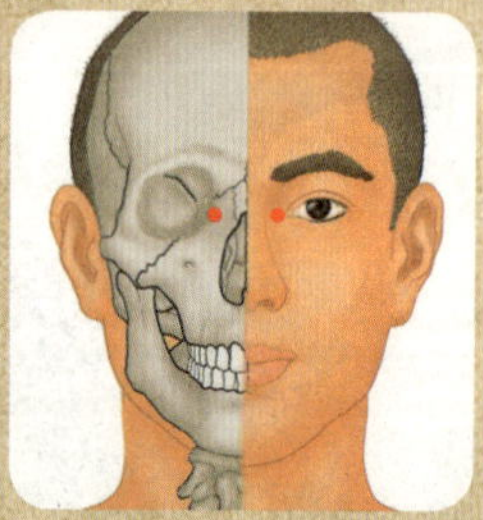

标准定位：在面部，目内眦角稍上方的凹陷中。

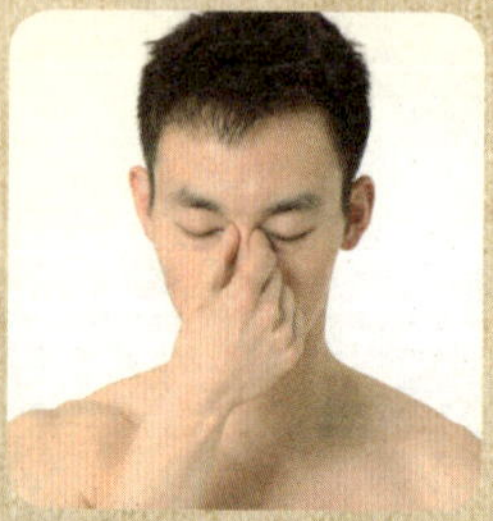

按摩方法：闭上眼睛，以食指和拇指指腹同时向内、向上方按压，力度要适中，以免损伤眼睛。

胆矾青盐水
材料少／材料易得／制作时间短

材料／ 胆矾3克，青盐3克。

制法／ 胆矾与青盐溶于水。

用法／ 每日洗眼1～2次。

功效／ 适用于沙眼。

蒲公英方
材料少／材料易得／制作时间短

材料／ 新鲜蒲公英3克。

制法／ 新鲜蒲公英洗净捣汁，高温消毒。

用法／ 每次点眼内1滴，每日3次。

功效／ 清热解毒，适用于沙眼。

丝瓜汤
材料少／材料易得／制作时间短

材料／ 新鲜丝瓜3条。

制法／ 丝瓜洗净，去蒂，切成段，加水适量煮汤。

用法／ 每日服1剂。

功效／ 适用于沙眼。

二矾黄连木贼洗方
材料易得／制作时间短

材料／ 明矾、胆矾、黄连各3克，木贼10克。

制法／ 用以上4味药加水煎煮，去渣备用。

用法／ 熏洗患眼，每晚1次，1剂可连用7日；再次使用前要加热煮沸，如果患者感觉刺激性强，可酌情加适量开水再用。

功效／ 对沙眼有一定的疗效。

海螵蛸大蒜汁
材料少／材料易得

材料／ 海螵蛸、大蒜汁各适量。

制法／ 将大蒜剥皮洗净后浸于蒸馏水中8小时，取出用绞肉机绞碎，榨出蒜汁，滤过，沉淀24小时，取其上清液装入消毒瓶，置于冰箱备用；将海螵蛸断成2.5～3厘米大小条块，磨成长条扁平鸭嘴形棒，经高压消毒后浸入大蒜汁中24小时，即可使用。

用法／ 用上述药液点眼2次，翻转眼睑，充分暴露睑及穹窿结膜。

功效／ 杀菌明目，适用于各期沙眼。

备注／ 使用此药期间不宜再用其他药物。

除风清脾饮
材料易得／制作时间短

材料／ 玄明粉（冲服）12克，陈皮、连翘、黄连、玄参、大黄、桔梗、生地黄、知母、黄芩各10克，防风8克，荆芥6克。

制法／ 将上药以水煎煮，取药汁。

用法／ 每日1剂，分2次服用。

功效／ 祛风清脾，祛湿。适用于沙眼。

桑叶玄明粉方
材料少／制作时间短

材料／ 桑叶15克，玄明粉10克。

制法／ 将以上2味药加水煎煮5分钟，去渣取汁，备用。

用法／ 温洗患眼，每日2次。

功效／ 疏风清热，清肝明目。适用于浸润进行期沙眼。

青光眼

【病症解析】

❶青光眼是一种眼压增高、视神经损伤，并可导致失明的眼病。青光眼发病迅速，危害性大，是一种能随时导致失明的常见疑难眼病。

❷青光眼病因复杂，因此症状也是多种多样。最主要的症状表现有恶心呕吐、虹视、头痛、视力不清楚等。

板蓝根夏枯草粥

材料易得

材料／板蓝根15克，粳米100克，夏枯草、红糖各30克。

制法／将夏枯草、板蓝根洗净，同放入砂锅，加水煎煮20分钟，过滤，取药汁备用；将粳米淘净后放入砂锅，加水煨煮成稠粥，粥将成时，调入药汁、红糖，用文火继续煨煮至沸即成。

用法／每日1剂，早、晚分食。

功效／清肝降火，明目降压。适用于急性充血性青光眼。

夏枯草枸杞叶饮

材料少／材料易得

材料／夏枯草30克，枸杞叶100克，冰糖10～15克。

制法／将夏枯草洗净，切碎；将带茎枝的枸杞叶洗净，切成小段，与夏枯草同入砂锅，加足量水，先用武火煮沸，改用文火煎煮25分钟，离火，用洁净纱布过滤取汁，加冰糖，待糖溶化后拌匀即成。

用法／每日1剂，早、晚分服。

功效／清肝泻火，利尿明目。适用于早期急性充血性青光眼。

归龙致心汤

材料易得／制作时间短

材料／黑栀子13克，当归、地龙、黑地榆各12克，红花10克，川芎、桃仁、鸡内金、僵蚕各6克。

制法／将上药以水煎煮，取药汁。

用法／每日1剂，分2次服用。

功效／有养血活血、化瘀通络、清热息风的功效，适用于原发性青光眼。

二冬粥

材料易得／制作时间短

材料／天冬、麦冬各15克，粳米120克，冰糖适量。

制法／粳米淘净，与天冬、麦冬加水，煮成二冬粥，加冰糖调匀。

用法／每日2次，每次1小碗。

功效／适用于闭角性青光眼伴口干唇燥、大便干结者。

抗青汤

材料易得／制作时间短

材料／生地黄、茯苓、车前子（包煎）、菊花各30克，泽泻18克，枸杞子、茺蔚子、夏枯草、僵蚕各15克，当归、白芍、柴胡各10克，香附、甘草各6克，黄连3克，羚羊角1.5克（单煎）。

制法／将上药以水煎煮，取药汁。

用法／每日1剂，分3次服用。

功效／能疏肝去火，清热生津，对青光眼有一定的疗效。

车前子龙胆草方

材料少／材料易得／制作时间短

材料／龙胆草5克，车前子15克，蜂蜜20克。

制法／将龙胆草、车前子用冷水浸泡20分钟，入锅，加适量水，煎煮20分钟，取汁，待药汁转温后调入蜂蜜即成。

用法／每日1剂，分早、晚2次服用。

功效／清肝泻火，降低眼压。适用于急性充血性青光眼，对头痛、眼睛胀痛、眼压增高者尤为适宜。

菊花汤

材料少／材料易得／制作时间短

材料／甘菊花10克，米酒适量。

制法／甘菊花洗净剪碎，与米酒放入锅内拌匀，煮沸。

用法／每日服2次。

功效／适用于肝阳上亢型青光眼。

赤小豆金针菜

材料易得／制作时间短

材料／赤小豆、金针菜各30克，蜂蜜3小匙。

制法／赤小豆、金针菜洗净加水煎。

用法／调入蜂蜜服食，每日1～2剂。

功效／适用于青光眼。

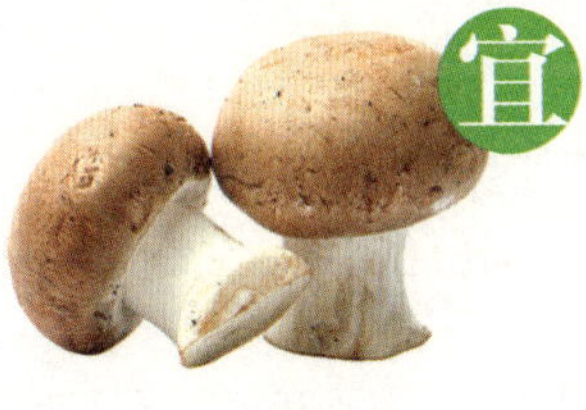

蘑菇、决明子、蜂蜜、甘油、青菜、蚕豆、水果、海带、西瓜。

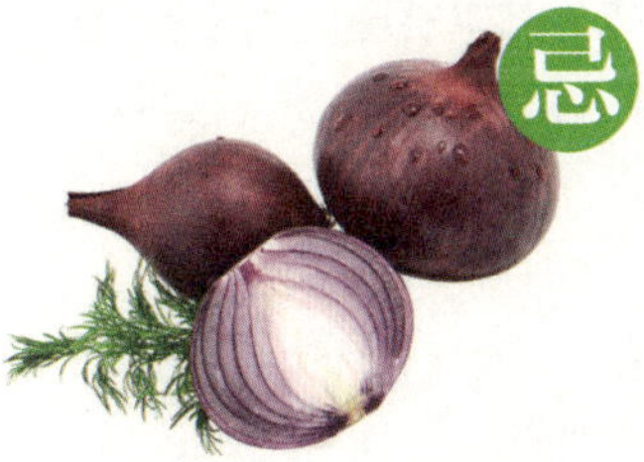

胡椒、茴香、大蒜、辣椒、洋葱、芥末、咖喱、生姜、酒、浓茶。

【0成本按摩方】·鱼腰

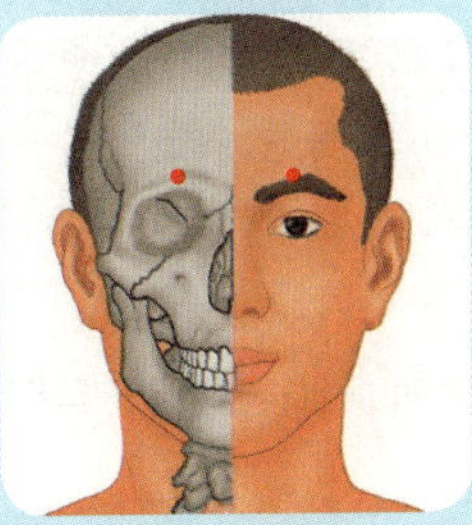

标准定位：在额部，瞳孔直上，眉毛正中。

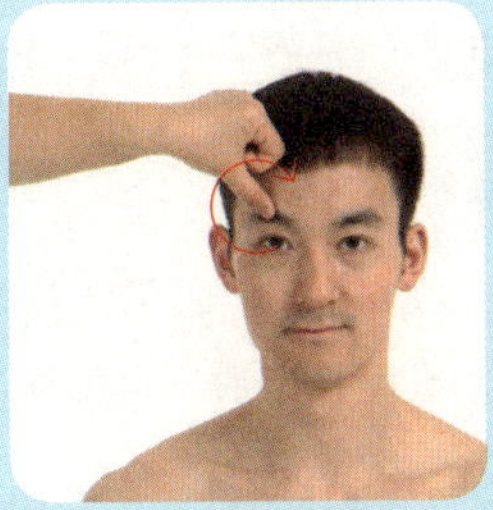

按摩方法：以手指指腹或指间关节向下按压，并做圈状按摩。

白内障

【病症解析】

❶眼睛的晶状体混浊称为白内障。

❷中医认为，本病系年老体弱、肝肾亏虚、精气不能上荣于目引起的晶状体代谢障碍。

❸临床症状为初起时视物模糊，眼前有黑点或黑影移动，或远望蒙昏、近视清晰；也有明处昏蒙、暗处清晰的现象，或视力快速下降。

地黄二子粥

制作时间短

材料／生地黄30克，青葙子、枸杞子各10克，粳米100克。

制法／将青葙子、枸杞子捣碎，与生地黄一同放入砂锅内，加适量水，用文火煎煮30分钟，取汁备用；粳米煮成粥，加入药汁，再煮沸即成。

用法／每日1剂，分早、晚2次食用。

功效／滋养肝肾，补阴明目。适用于早期老年性白内障。

菊花粥

材料少／制作时间短

材料／菊花500克，粳米60克。

制法／取秋季霜降前采摘的菊花，阴干研粉；以粳米煮粥至熟时，调入菊花粉10克，煮沸即可。

用法／佐餐用。

功效／滋养肝血，养颜明目。适用于肝血虚所致的白内障，或视物不清、目生翳障、头目昏花等症。

薄荷液

材料少／材料易得／制作时间短

材料／薄荷脑25克。

制法／每次取薄荷脑少许，放入小酒杯中，以温开水溶化为液体，备用。

用法／用脱脂药棉蘸薄荷脑药液，涂擦印堂穴和双侧太阳穴，然后将棉球放在鼻孔下嗅其气，每日3次。

功效／通窍明目，适用于白内障。

沙苑子猪肝汤

材料易得／制作时间短

材料／猪肝150克，沙苑子30克，龙眼肉6克，生姜1片，盐适量。

制法／沙苑子和龙眼肉洗净；猪肝洗净后切成片；砂锅内加适量清水，用武火烧沸，放入沙苑子和龙眼肉，改用中火继续煲2小时左右，再放入猪肝片、生姜片，待猪肝熟透后，加盐调味即成。

用法／佐餐食用。

功效／滋补肝肾，养血明目。适用于早期老年性白内障。

女贞枸杞子甲鱼方

材料少／材料易得

材料／甲鱼1只（重约500克），女贞子15克，枸杞子30克，盐适量。

制法／将甲鱼宰杀后去内脏，洗净，入锅，加适量水，煮沸5分钟后剥去外壳，与洗净的枸杞子、女贞子一同入锅，用文火炖至甲鱼肉烂后加少许盐即成。

用法／佐餐食用。

功效／可滋补肝肾，适用于早期老年性白内障。

猪肝枸杞叶方

材料少／材料易得／制作时间短

材料／猪肝150克，鲜枸杞叶100克。

制法／猪肝洗净切条，与枸杞叶共煎煮。

用法／每日温服2次。

功效／清肝明目，适用于老年性白内障。

凤尾草水

材料少／材料易得／制作时间短

材料／凤尾草适量。

制法／凤尾草用水煎煮，滤渣，取汁。

用法／每日洗眼1～2次。

功效／适用于白内障患者。

枸杞子牛骨髓粉

材料易得

材料／牛骨髓（烤干）500克，黑芝麻、枸杞子各300克，红糖200克，白砂糖100克。

制法／将黑芝麻、枸杞子洗净，晒干或烘干，与牛骨髓同入炒锅，文火焙炒，趁热研为细粉，加红糖、白砂糖，拌和均匀，冷却后收入瓶中，加盖，备用。

用法／每日2次，每次30克，用沸水冲泡送服即可。

功效／滋补肝肾，益气养阴。

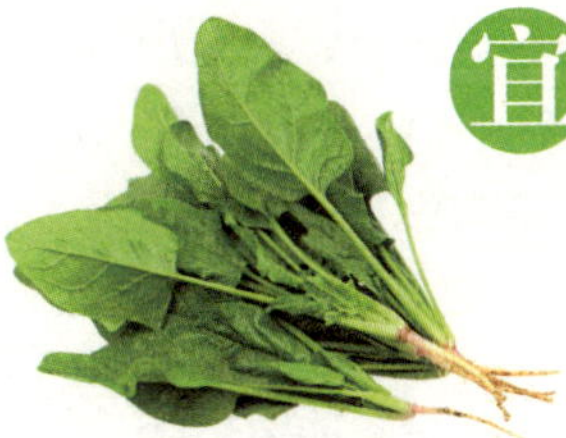

宜

牛奶、猪瘦肉、菠菜、绿豆、苋菜、白菜、萝卜、红薯、苦瓜。

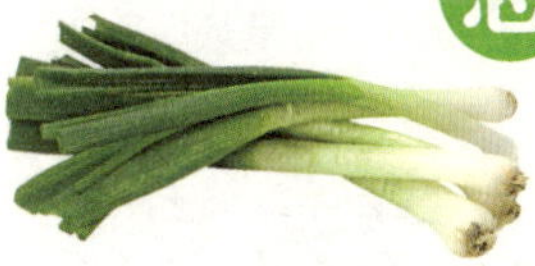

忌

葱、蒜、辣椒、猪肥肉、牛肉、羊肉、鹅肉、酒。

【0成本按摩方】·承泣

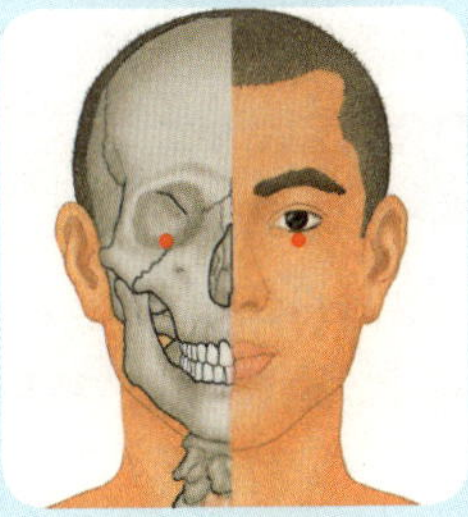

标准定位：在面部，位于眼球与眶下缘之间，瞳孔直下。

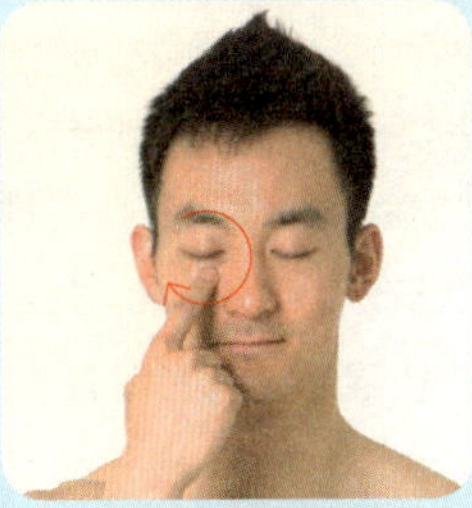

按摩方法：以手指指腹或指间关节向下按压，并做圈状按摩。

角膜炎

【病症解析】

❶角膜炎是指因角膜外伤、细菌及病毒侵入角膜引起的炎症。分为溃疡性角膜炎和非溃疡性角膜炎两类。

❷临床症状：患眼有异物感、刺痛感甚至烧灼感；球结膜表面混合性充血，伴有怕光、流泪、视力障碍和分泌物增加等症状；角膜表面浸润有溃疡形成。

栀子决明滴眼方

材料易得

材料／车前叶、秦皮各50克，石膏64克，竹叶40克，栀子、蕤仁、决明子各32克，细辛15克，蜂蜜60克。

制法／将以上前8味药材碎为粗末，加水600毫升，煎取药液140毫升，去渣后加入蜂蜜，再次煎煮至80毫升，过滤，收贮，备用。

用法／仰头将药汁滴入眼内，每日3次。

功效／清热明目。适用于角膜炎。

金银花甘草绿豆羹

材料少／材料易得／制作时间短

材料／金银花30克，甘草5克，绿豆10克。

制法／将金银花、甘草加水煎煮，过滤取汁，以汁煮绿豆成羹。

用法／每日1剂，分上午、下午2次服用。

功效／散热解毒，抗病毒。适用于病毒性角膜炎，对眼花、畏光、视物模糊、角膜呈点状或树枝状灰白色混浊者尤为适宜。

大青叶决明子饮

材料少／材料易得／制作时间短

材料／大青叶20克，决明子15克，绿茶1克。

制法／将大青叶、决明子洗净，切碎，与绿茶同入砂锅，加足量水浸泡片刻，武火煮沸，改用中火煎煮30分钟，用洁净纱布过滤，取滤汁即成。

用法／每日1剂，分早、晚2次服用。

功效／清热解毒，抗病毒。适用于病毒性角膜炎，对眼痛、畏光、视物模糊、角膜呈点状或树枝状灰白色混浊者尤为适宜。

当归芍芩木贼汤

材料易得／制作时间短

材料／甘菊、白蒺藜各12克，紫草10克，当归、生地黄、赤芍、黄芩、木贼、蝉蜕、生栀子各9克，甘草6克。

制法／将上药以水煎煮，取药汁。

用法／每日1剂，分2次服用。

功效／疏风，清热解毒，退翳明目。适用于浅层点状角膜炎。

决明子蒺藜洗眼方

材料少／材料易得／制作时间短

材料／决明子15克，野菊花、白蒺藜各9克。

制法／取以上3味药加水1 500克，煎沸10分钟，去渣倒入杯中，备用。

用法／趁热熏洗眼部，每日早、中、晚各1次。

功效／清肝明目，适用于角膜溃疡。

泻肝清热退翳方

材料易得／制作时间短

材料／龙胆草、柴胡、黄芩、栀子、黄连、蒲公英、生地黄、石膏、知母、大黄、玄明粉、枳壳、木通各10克。

制法／将上药以水煎煮，取药汁。

用法／每日1剂，分2次服用。10剂为1个疗程。

功效／泻肝清热，祛风退翳。适用于细菌性角膜炎。

金银花马兰头汁

材料少／材料易得／制作时间短

材料／新鲜金银花30克，鲜嫩蒲公英100克，鲜嫩马兰头50克。

制法／先将新鲜金银花、鲜嫩蒲公英、鲜嫩马兰头分别洗净，然后用温开水浸泡片刻，捣烂取汁即成。

用法／每日1剂，分上午、下午2次服用。

功效／清热解毒，抗病毒。适用于病毒性角膜炎，对眼痛、畏光、视物模糊、角膜呈点状或树枝状灰白色混浊者尤为适宜。

桑菊黄连洗眼方

材料易得／制作时间短

材料／桑叶、菊花、金银花各15克，防风、归尾、赤芍、黄连各10克。

制法／将上药以水煎煮，去渣备用。

用法／趁热熏洗患部。

功效／清肝散风，化瘀通络。适用于角膜溃疡、睑腺炎等。

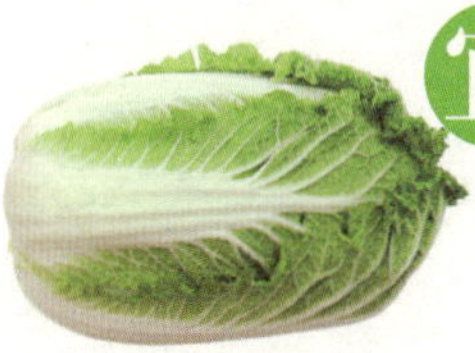

宜

白菜、萝卜、菠菜、苋菜、红薯、苦瓜、西瓜、丝瓜。

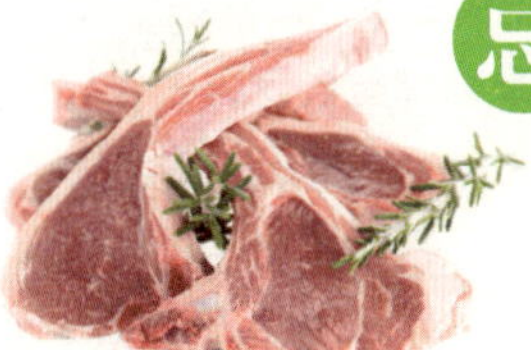

忌

辣椒、花椒、胡椒、茴香、芥末、桂皮、酒、羊肉。

【0成本按摩方】·攒竹

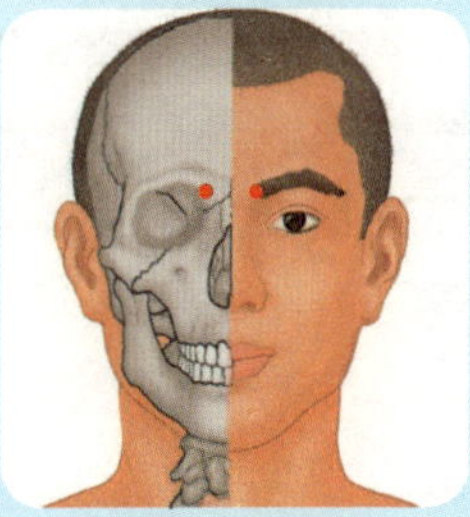

标准定位：在面部，眉毛的内侧，即眉头的凹陷处，左右各一。

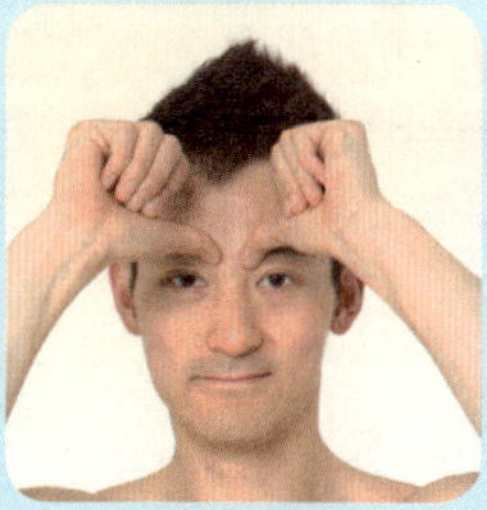

按摩方法：自我保健时，可用两手拇指指腹揉按两侧的攒竹穴30～50次。

中耳炎

【病症解析】

❶中耳炎是中耳道因链球菌、葡萄球菌、肺炎双球菌等化脓性致病菌侵入而引起的炎症性病变。临床上分急性中耳炎和慢性化脓性中耳炎。

❷急性中耳炎的临床症状为耳痛、发热、听力减退、耳漏、头痛、全身不适、食欲不振、便秘等。慢性化脓性中耳炎一般由急性中耳炎拖延治疗而致，也可由其他部位炎症引起，表现为耳漏、听力减退、眩晕、头痛等。

黄柏核桃油方

材料易得／制作时间短

材料／核桃油120克，黄柏、五倍子各9克，薄荷油1克，冰片细粉4.5克。

制法／先将黄柏、五倍子切片，用核桃油炸至焦黄，去渣过滤，冷却后兑入冰片细粉，加薄荷油搅拌均匀，装入瓶内备用。

用法／先用棉签蘸3%双氧水洗去耳内脓液及痂皮，再以75%酒精棉球消毒患处，然后滴油少许入耳内，每日3～5次。

功效／清热解毒，消肿止痛。适用于肝经湿热上攻引起的耳鸣耳聋、耳内生疮、肿痛刺痒、破流脓水、久不收敛等。

滴耳半夏酒

材料少／材料易得

材料／生半夏50克，白酒150克。

制法／将生半夏研成细粉，置容器中，加入白酒浸泡24小时，取上清液即成。

用法／先将患耳洗净，滴入药酒数滴，每日1～2次。

功效／消疖肿，适用于急、慢性中耳炎。

银黄半枝莲洗方

材料易得／制作时间短

材料／半枝莲20克，金银花、生大黄各15克，黄连6克。

制法／取以上4味药加水300毫升，煎煮至100毫升，去渣澄清，备用。

用法／用吸管吸取药液滴入耳内，待药液灌满时侧耳倾出，并用消毒药棉卷吸干耳内余液，每日早、中、晚各灌洗3次。

功效／清热解毒，适用于慢性中耳炎。

五倍子枯矾吹耳方

材料少／材料易得／制作时间短

材料／五倍子30克，枯矾6克。

制法／先将五倍子烧存性，与枯矾共研细末，备用。

用法／取少许药末，用纸卷或竹管轻轻吹入耳内。

功效／清热解毒，消肿止痛，燥湿止痒。适用于耳内猝然作痛。

蛋黄油冰片方

材料少／材料易得／制作时间短

材料／ 冰片粉2克，熟鸡蛋3枚（取蛋黄）。

制法／ 先将蛋黄放入铁锅中，以文火煎熬令蛋黄出油，所出的油与冰片粉和匀。拭干耳内脓水，滴入冰片蛋黄油。

用法／ 每日3～4次，3～4日可痊愈。

功效／ 清热，消肿止痛，生肌。适用于耳底、耳内流脓，黄水疮，耳道疖肿未溃，慢性溃疡，烫伤，瘘管等。

化痰祛瘀方

材料易得／制作时间短

材料／ 桃仁、川芎、陈皮、茯苓、柴胡、石菖蒲、香附各12克，红花、半夏、僵蚕各9克，赤芍15克，甘草6克。

制法／ 将上药以水煎煮，取药汁。

用法／ 每日1剂，分早、晚2次服用。

功效／ 化痰祛瘀，通利经脉。适用于非化脓性中耳炎。

核桃油

材料少／材料易得／制作时间短

材料／ 核桃仁适量。

制法／ 核桃仁捣烂取油，备用。

用法／ 取核桃油，用消毒棉签蘸搽患耳，每日2～3次。

功效／ 活血祛瘀，润燥散结。适用于慢性化脓性中耳炎。

白茯苓粥

材料少／材料易得／制作时间短

材料／ 白茯苓15克，粳米50克。

制法／ 将白茯苓研细末，与粳米入砂锅内，加水500毫升，煮成稠粥。

用法／ 每日2次，分早、晚温热服食。

功效／ 健脾渗湿，适用于慢性化脓性中耳炎，症见脾虚湿困、上犯耳窍，耳内流脓，量多而清稀，缠绵日久，头晕头重，倦怠乏力，纳少腹胀，大便时溏，面色萎黄无华等。

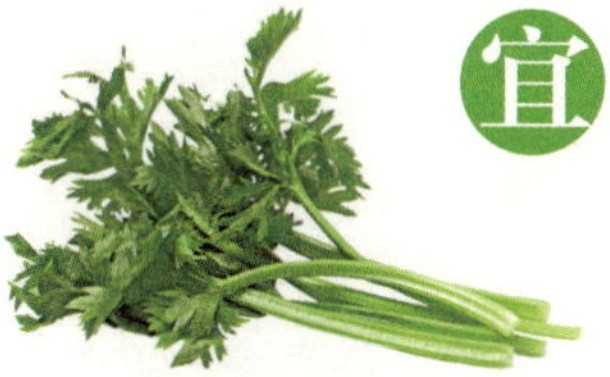

宜 芹菜、丝瓜、茄子、荠菜、茼蒿、黄瓜、胡萝卜。

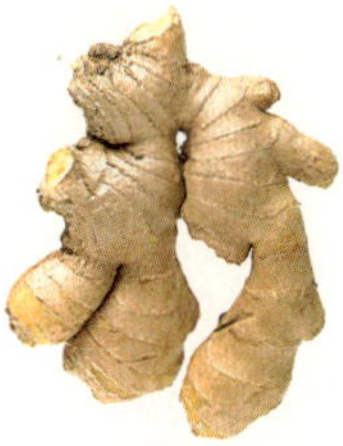

忌 生姜、酒、羊肉、辣椒。

【0成本按摩方】·颅息

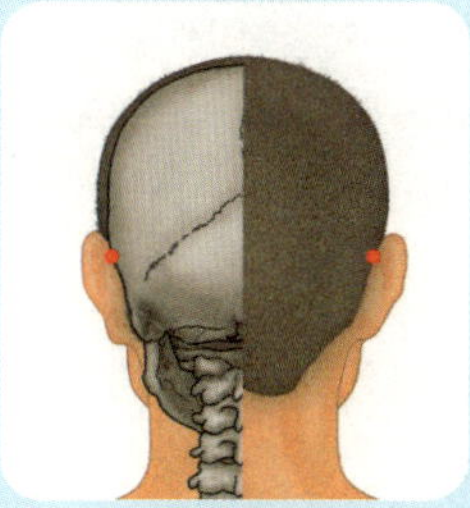

标准定位：在头部，角孙与翳风沿耳轮弧形连线的上、中1/3交点处。

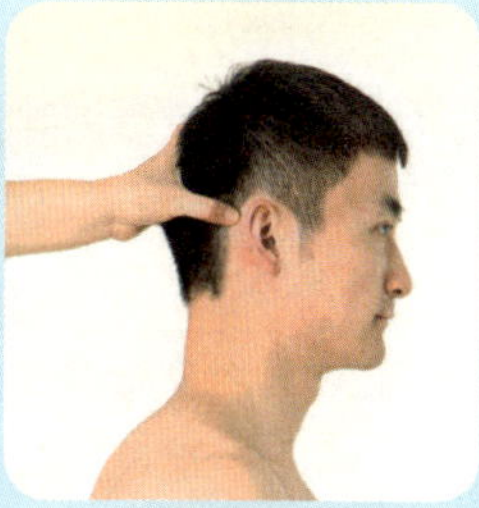

按摩方法：以手指指腹或指间关节向下按压，并做圈状按摩。

耳鸣

【病症解析】

❶耳鸣是指病人自觉耳内有鸣声，闻之如蝉声，或如潮声，是听觉功能紊乱引起的。
❷其发病机制较为复杂，可分为生理性、传导性、神经性和客观性等几种类型。
❸伴随症状有头晕、头痛、鼻塞、失眠、紧张、平衡感变差等。

芝麻粥

材料少／材料易得／制作时间短

材料／黑芝麻15克，粳米50克。

制法／黑芝麻微炒后研成泥状，加粳米煮成粥即可。

用法／佐餐用。

功效／滋补肝肾，养血生津，润肠通便，乌须黑发。适用于老年人肝肾亏而引起的腰膝酸软、头昏耳鸣、须发早白或慢性便秘等。

胡萝卜炖田螺

材料易得

材料／胡萝卜250克，田螺肉150克，姜、葱、料酒、酱油、醋各适量。

制法／先将胡萝卜洗净，切菱形块，再与田螺肉同入砂锅，加水、料酒、姜、葱煨炖至田螺肉软烂，汤中加酱油、醋调味即可。

用法／每日服1剂。

功效／健脾养胃，可防止内耳上皮细胞及耳蜗、耳管萎缩，促使内耳神经细胞再生。

清泄肝火方

材料易得／制作时间短

材料／大黄、龙胆草、黄芩各9克，芦荟、青黛、当归、木香、胆南星各10克，柴胡、青皮、栀子各6克，麝香3克，神曲12克。

制法／将上药以水煎煮，取药汁。

用法／每日1剂，分2次服用。

功效／清泄肝火，适用于肝胆火盛所致的耳鸣，症见耳中突然鸣响、声高不绝，兼见头痛面赤、心烦易怒、目赤口苦、大便秘结、小便短赤、舌红苔黄、脉象弦数等症状。

芹菜粥

材料少／材料易得／制作时间短

材料／连根芹菜120克，粳米250克。

制法／芹菜洗净切碎入锅，下入粳米和适量水煮粥。

用法／早、晚食，每日1剂，连用数剂。

功效／清肝泻火，适用于肝火上扰所致的耳鸣。

养阴补肾方

材料易得／制作时间短

材料／ 生地黄12克，当归、川芎、知母、黄柏、香附、白芷、柴胡各10克，白芍、黄芩各9克。

制法／ 将上药以水煎煮，取药汁。

用法／ 每日1剂，分2次服用。

功效／ 养阴补肾，适用于肾阴亏损所致的耳鸣，症见耳内鸣响、头晕目眩、腰酸腿困、遗精盗汗、五心烦热、舌红脉细。

补肾活血通窍方

材料易得／制作时间短

材料／ 葛根30～60克，黄芪20～30克，黄精、熟地黄、山药、山茱萸、牡丹皮、桃仁、红花、川芎、石菖蒲、路路通、陈皮各10克。

制法／ 将上药以水煎煮，取药汁。

用法／ 每日1剂，分早、晚2次服用。

功效／ 补肾益气，活血通窍。适用于耳鸣耳聋。

菊花粥

材料少／材料易得／制作时间短

材料／ 菊花50克，粳米100克。

制法／ 将菊花煎汤，再将菊花汤与粳米同煮成粥。

用法／ 每日早、晚温热服食。

功效／ 清心除烦，清肝明目，降血压。适用于中老年人心烦眩晕、耳鸣耳聋、肝火目赤等症。

莲子粥

材料少／材料易得／制作时间短

材料／ 莲子肉30克，糯米100克。

制法／ 将莲子肉煮烂，加入糯米，一同熬煮成粥即可。

用法／ 佐餐用。

功效／ 具有益精气、强智力、聪耳目、健脾胃的功效，适用于高血压引起的老年性耳鸣耳聋。

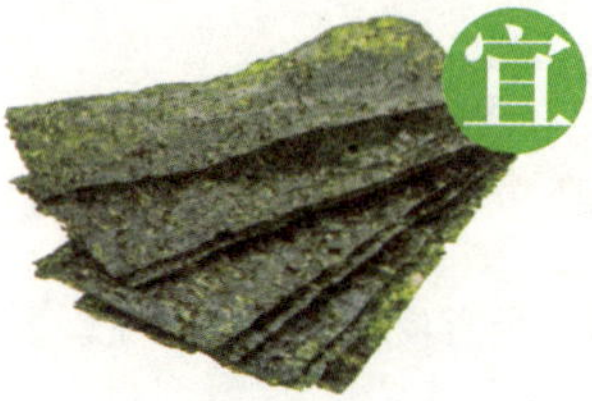

紫菜、韭菜、苋菜、苹果、柑橘、核桃、黄瓜、白菜。

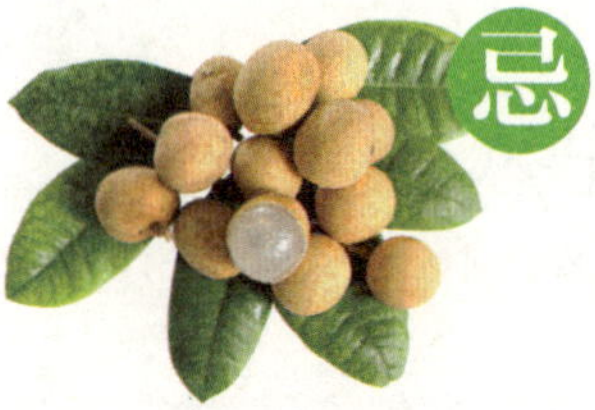

辣椒、羊肉、牛肉、龙眼、红枣。

【0成本按摩方】·听宫

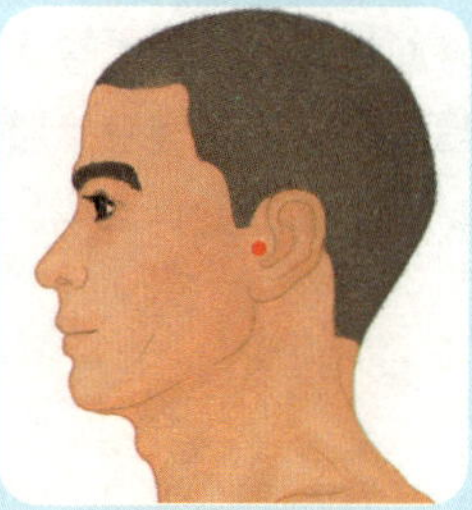

标准定位：在面部，耳屏前，下颌骨髁状突的后方，张口有凹陷处。

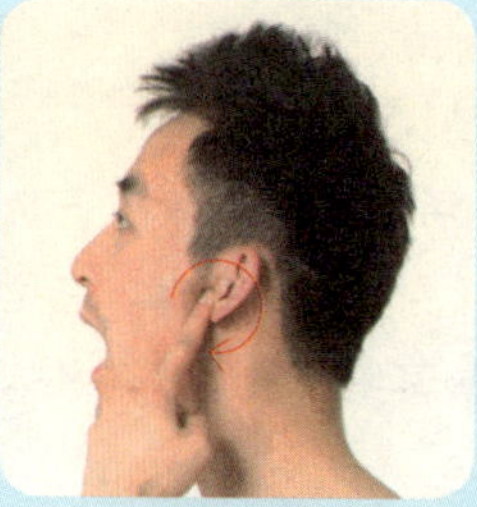

按摩方法：以手指指腹或指间关节向下按压，并做圈状按摩。

耳痛、耳痒

【病症解析】

❶耳痛、耳痒是指耳郭部、外耳道或鼓膜部位的疼痛、瘙痒。

❷其主要病因有三：一是肝胆热毒，多因肝经湿热循经上行耳窍所致；二是风热邪毒，主要是耳部外伤复感风热邪毒而致；三是气血瘀阻，肝胆热邪上乘，阻塞经络，或耳郭外伤，瘀血阻塞经络而致。

解毒消肿方

材料易得／制作时间短

材料／黄芩、连翘、柴胡、甘草各10克，黄连、玄参、马勃、天麻、陈皮、薄荷各9克，桔梗8克，板蓝根、牛蒡子、僵蚕各6克。

制法／将上药以水煎煮，取药汁。

用法／每日1剂，分2次服用。

功效／疏风清热，解毒消肿。适用于风热邪毒所致的耳痛。

清肝泄热方

材料易得／制作时间短

材料／川芎、熟地黄各10克，当归、白芍、龙胆草、泽泻各9克，车前子、柴胡各6克。

制法／将上药以水煎煮，取药汁。

用法／每日1剂，分2次服用。

功效／清肝泄热，活络通窍。适用于气血瘀阻、肝胆热邪上乘所致的耳痛。症见耳内掣痛难忍、头昏耳鸣、舌质紫暗、脉细涩。

清肝胆热毒方

材料易得／制作时间短

材料／龙胆草10克，泽泻、车前子、当归、黄芩、栀子、生地黄各9克，木通、柴胡各6克。

制法／将上药以水煎煮，取药汁。

用法／每日1剂，分2次服用。

功效／清泻肝火，活络通窍。适用于肝胆热毒所致耳痛。

补肾降火方

材料易得／制作时间短

材料／熟地黄、牡丹皮、茯苓各10克，山茱萸、泽泻、黄柏各9克。

制法／将上药以水煎煮，取药汁。

用法／每日1剂，分2次服用。

功效／具有补肾降火的作用，适用于肾虚火旺所致的耳痒，临床症见外耳道奇痒难忍，或如风吹，但耳郭不痒，兼见耳鸣、腰酸乏力、眩晕。

鼻痒、痛、酸、干

【病症解析】

❶鼻痒、痛、酸、干是临床常见的鼻腔症状。

❷鼻痒、痛、酸、干多因鼻腔病变引起，如过敏性鼻炎、药物性鼻炎、嗜酸性粒细胞增多性非变态反应性鼻炎、过强反射性鼻炎、职业性鼻炎、血管运动性鼻炎。另外，环境温度过高或过低、空气污染等均可造成鼻痒、痛、酸、干。

风热犯肺鼻痒方

材料易得／制作时间短

材料／芦根15克，桑叶12克，苍耳子、菊花、连翘各10克，杏仁、薄荷各9克，桔梗、甘草各6克。

制法／将上药以水煎煮，取药汁。

用法／每日1剂，分2次服用。

功效／可疏散风热，适用于风热犯肺所致的鼻痒。症见鼻痒鼻塞、喷嚏时作、鼻流黄涕，伴有发热恶风、头痛咽痛、咳嗽、舌红、脉浮数等。

清胃热鼻痛方

材料易得／制作时间短

材料／黄连、牡丹皮各10克，大黄、芒硝、当归、升麻各9克，甘草6克。

制法／将上药以水煎煮，取药汁。

用法／每日1剂，分2次服用。

功效／清胃泄热，适用于肺胃热盛所致鼻痛。症见鼻部疼痛剧烈，多在鼻窍前端及中隔部位，按之痛甚或见少量出血，并可见口渴、咽干、便秘、溲黄等。

脾经湿热鼻痒方

材料易得／制作时间短

材料／滑石、车前子各15克，连翘、枳壳、茯苓、甘草各10克，黄芩、黄连、荆芥、防风各9克，木通、陈皮各6克。

制法／将上药以水煎煮，取药汁。

用法／每日1剂，分2次服用。

功效／具有清热除湿的作用，适用于脾经湿热所致鼻痒。症见鼻孔作痒，鼻流黄水或红肿溃烂，兼见脘腹胀满，食少便溏，舌苔黄腻，脉象濡数。

肺脾气虚鼻干方

材料易得／制作时间短

材料／黄花菜15克，白术、柴胡各10克，人参、当归、生姜各9克，炙甘草、升麻各6克，红枣3枚。

制法／将上药以水煎煮，取药汁。

用法／每日1剂，分2次服用。

功效／补脾益肺，补中益气。适用于肺脾气虚所致的鼻干。

鼻炎

【病症解析】

❶鼻炎分为急性和慢性两种。鼻炎是鼻黏膜的非特异性炎症，为一种鼻科常见多发病。

❷以鼻塞、多涕、头痛为主要特征。慢性化脓性鼻窦炎常继发于急性化脓性鼻炎，以多脓涕为主要表现，可伴有程度不一的鼻塞、头痛及嗅觉障碍。

萝卜大蒜方

材料少 / 材料易得 / 制作时间短

材料 / 新鲜白萝卜、大蒜各适量。

制法 / 白萝卜、大蒜共捣烂，取汁，各取1毫升。

用法 / 早、晚各1次滴入鼻孔内。7日为1个疗程，连用2个疗程。

功效 / 适用于慢性鼻炎。

鼻炎灵

材料易得

材料 / 苍耳子、白芷、辛夷各60克，冰片粉6克，薄荷霜5克，芝麻油500克，液状石蜡100克。

制法 / 将芝麻油、苍耳子、白芷、辛夷同放锅内，浸泡24小时，加热，待苍耳子、白芷、辛夷炸成焦黄色捞出，再下冰片粉、薄荷霜、液状石蜡搅匀，冷后过滤，分装瓶内备用。

用法 / 滴鼻，每次1～2滴，每日1～2次。

功效 / 祛风通窍，适用于慢性鼻炎、鼻塞、流涕、嗅觉减退等症。

温阳散风汤

材料易得 / 制作时间短

材料 / 枸杞子、桑葚、白芍各12克，白蒺藜、川芎、白芷、乌梅、蛇床子、锁阳、淫羊藿各10克，荜茇5克，细辛3克。

制法 / 将上药以水煎煮，取药汁。

用法 / 每日1剂，分2次服用。

功效 / 此方能温补肺肾，祛风散寒。适用于过敏性鼻炎。

二花薄荷茶

材料少 / 材料易得 / 制作时间短

材料 / 菊花、栀子花各10克，薄荷、葱白各3克，蜂蜜适量。

制法 / 将上述药物用沸水冲泡，取汁，加蜂蜜调匀。

用法 / 代茶频饮，每日1剂，连用3～5日，直至好转。

功效 / 具有清热解毒、疏风开窍的功效，适用于急性鼻炎。

桔梗辛夷汤

材料易得／制作时间短

材料／山药、黄芪、薏苡仁各24克，白术、党参、茯苓各15克，桔梗12克，辛夷、白芷、苍耳子、广藿香各10克，石菖蒲9克。

制法／将上药以水煎煮，取药汁。

用法／每日1剂，分2次服用。

功效／润肺健，适用于慢性鼻炎。

辛夷苍耳麻黄汤

材料易得／制作时间短

材料／白术、黄芪各18克，鱼腥草15克，防风、荆芥各12克，辛夷、川芎各10克，苍耳子9克，升麻、甘草各6克，麻黄、细辛各3克。

制法／将上药以水煎煮，取药汁。

用法／每日1剂，分2次服用。

功效／发散风寒，适用于急性鼻炎。

祛风宣肺汤

材料少／材料易得／制作时间短

材料／苍耳子、蝉蜕各15克，炙麻黄、辛夷、甘草各9克。

制法／水煎2遍，和匀。

用法／每日分3次服用。

功效／祛风宣肺，通利鼻窍。用于缓解过敏性鼻炎，尤其对鼻塞、发痒、嚏多、流清涕等症状效果更好。

蔓荆子薄荷茶

材料少／材料易得／制作时间短

材料／葱须20克，薄荷6克，蔓荆子15克。

制法／上述药物加水煎取汁代茶饮用。

用法／每日1剂。

功效／疏风开窍，适用于急慢性鼻炎，见鼻塞、发痒、流涕等症状。

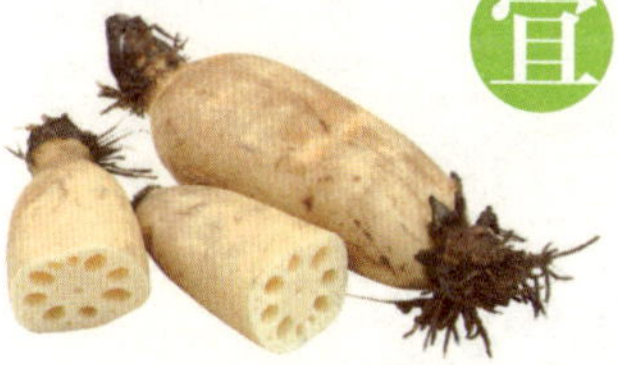

宜 莲藕、苦瓜、鸭肉、猪肉、甲鱼、银耳、木耳、雪梨、菊花。

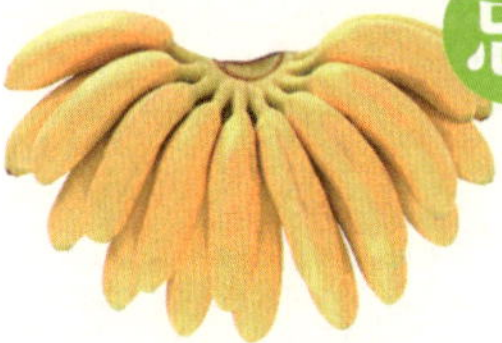

忌 香蕉、白酒、茴香、咖喱、辣椒。

【0成本按摩方】·迎香

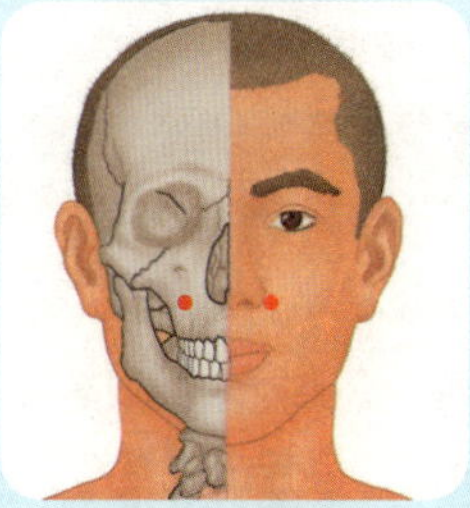

标准定位：在面部，在鼻翼的外缘中点旁，鼻唇沟中。

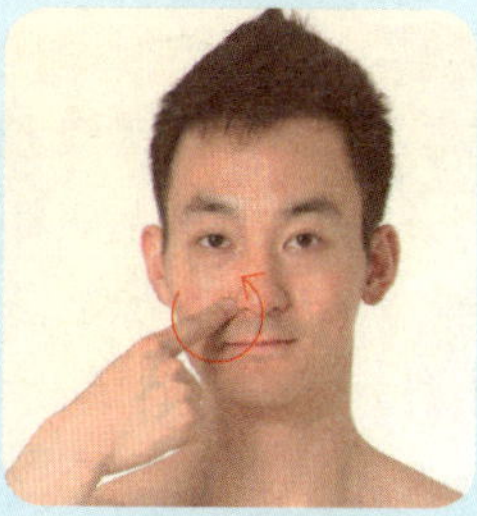

按摩方法：以手指做圈状按摩。

咽炎

【病症解析】

❶咽炎是咽部黏膜及淋巴组织的弥漫性炎症。有害气体、粉尘等含有细菌的脏物进入人体容易引起咽炎。

❷临床表现为咽部不适，如发干、异物感或轻度疼痛、干咳、恶心、咽部充血呈暗红色、咽后壁可见淋巴滤泡等。咽炎患者因咽分泌物增多，因此常有清嗓动作，吐白色痰液。

甘草桔梗麦冬散

制作时间短

材料／怀牛膝500克，甘草、桔梗、麦冬各250克，青果100克。

制法／将上药共研碎成粗末，每10克为1包，用塑料袋封装备用。

用法／饮时放在保温杯里，用开水冲泡，代茶饮，每日饮服1～2包。

功效／对慢性咽炎有辅助治疗作用。

参花汤

材料易得／制作时间短

材料／玄参150克，金银花、紫苏、牛膝、红花、白菊花、土桔梗、人中黄、陈皮各100克，藏青果、薄荷各50克。

制法／将上述中药捣碎，每袋10克，制成袋泡剂。

用法／将制好的袋泡剂放入中药蒸气雾化杯中，加入200毫升的水，烧开后吸雾化的药汁蒸气20分钟，然后服用剩余的药汁。每日1次，每次1袋。

功效／适用于急性咽炎。

甘草荞麦野菊花汤

材料易得

材料／甘草、荞麦、野菊花、杏仁、桔梗、贯众、板蓝根各10克，射干、山豆根、马勃各15克。

制法／将上药以凉水浸泡30分钟后用文火煎煮25分钟，取汁。

用法／每日1剂，分2次服用。5～7日为1个疗程。

功效／清热解毒，消肿利咽。适用于急性咽炎。

桔梗荆芥汤

制作时间短

材料／桔梗、荆芥、防风、浙贝母各15克，薄荷、紫苏各12克，僵蚕、生姜、桂枝、杏仁各10克，甘草6克。

制法／将上药以水煎煮，取药汁。

用法／每日1剂，分2次服用。

功效／疏风散寒，解毒利咽。适用于急性咽炎，症见咽部微痛、吞咽不利、口淡不渴、头痛无汗、鼻塞流涕、舌淡苔白润。

紫草丹皮方

材料易得／制作时间短

材料／ 紫草、牡丹皮各7克，防风、蝉蜕各6克，甘草3克。

制法／ 将上述材料用水煎煮，滤渣，取药汁。

用法／ 每日1剂。

功效／ 具有清热凉血、祛风的功效，适用于慢性咽炎、咽痒、咽部发紫。

鲜藕蜂蜜汁

材料少／材料易得／制作时间短

材料／ 鲜藕、蜂蜜各适量。

制法／ 将鲜藕绞汁100毫升，加蜂蜜调匀即可。

用法／ 每日1次，连服数日。

功效／ 对咽炎有一定疗效。

地丁栀子方

材料少／材料易得／制作时间短

材料／ 地丁、栀子各25克，胡黄连15克。

制法／ 将上述材料研粗面，水煎。

用法／ 温服，每次服用5克，日服2次。

功效／ 具有消炎凉血、祛病生新的功效，适用于清浊不化，咽喉肿痛。

玄参麦冬方

材料易得／制作时间短

材料／ 玄参15克，麦冬、桔梗、参须各10克，甘草6克，胖大海2枚。

制法／ 将上述材料用水煎煮，滤渣，取药汁。

用法／ 用水煮开后代茶饮，2日1剂。

功效／ 清热凉血，养阴利咽。适用于慢性咽炎。

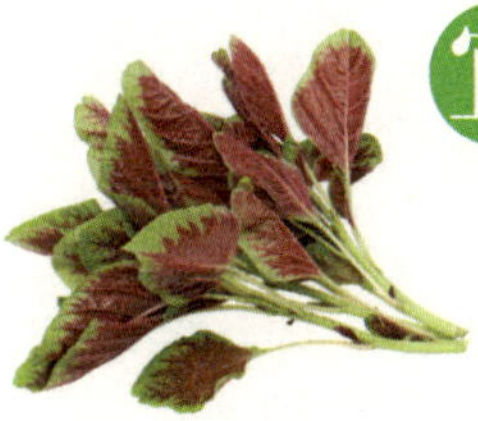

宜

白菜、萝卜、菠菜、苋菜、红薯、苦瓜、西瓜、丝瓜。

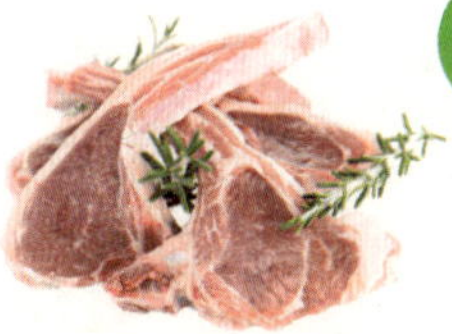

忌

辣椒、花椒、芥末、桂皮、白酒、羊肉、牛肉、油炸烧烤类食品。

【0成本按摩方】·天突

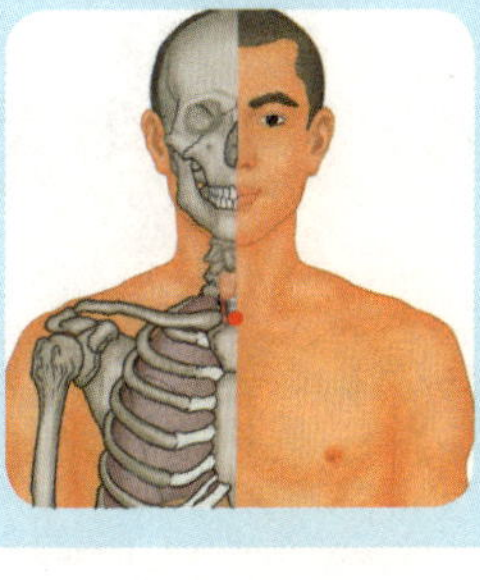

标准定位：在颈部，前正中线上，胸骨上窝中央。

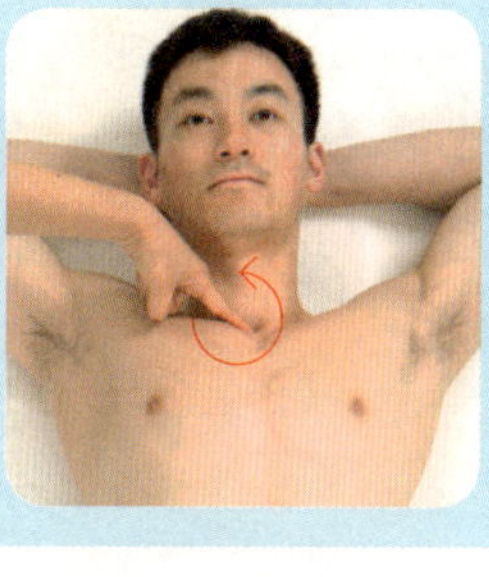

按摩方法：以手指指腹或指间关节向下按压，并做圈状按摩。

牙痛

【病症解析】

❶ 中医认为，引起牙痛的原因很多。牙痛可分为风火牙痛、胃火牙痛、虚火牙痛等。
❷ 风火牙痛，是由于虚火上升而引起牙齿疼痛，牙龈红肿疼痛，遇风、热更痛。
❸ 胃火牙痛，主要表现为牙龈红肿或出脓渗血，并可引起头痛，伴有口渴、口臭等症状。
❹ 虚火牙痛，主要表现为牙齿隐痛，牙龈微红、微肿，牙齿松动，伴有心烦失眠等症状。

五味散

制作时间短

材料／防风、荜茇、细辛、白芷各5克，高良姜4克。

制法／取以上材料焙黄，研为极细末，和匀，装瓶备用。

用法／用医用脱脂棉蘸取药末少许，塞入鼻孔，左侧牙痛塞右鼻孔，右侧牙痛塞左鼻孔，塞好后做深呼吸2分钟，每日早、晚各用药1次。

功效／祛风消炎止痛，适用于牙痛。

石膏细辛丹皮散

材料易得／制作时间短

材料／生石膏15克，细辛、升麻、大黄各3克，牡丹皮4克，黄连5克，生地黄6克。

制法／将上述药研为细末，每次取药末6克，用水调成糊状备用。

用法／敷于脐部，然后用消毒纱布覆盖，再用胶布固定，每日换药1次。

功效／清胃火，通便。适用于胃火牙痛、牙龈肿痛、大便干结。

绿豆鸡蛋甜茶

材料少／材料易得／制作时间短

材料／绿豆100克，鸡蛋1枚，冰糖适量。

制法／将绿豆洗净，放锅里加水适量，煮至绿豆烂熟，加入冰糖煮开，至其溶化，打入鸡蛋，搅匀，加冰糖调味。

用法／稍凉后1次服完。

功效／具有清热、止痛的功效，适宜风热牙痛者食用。

五倍子方

材料少／材料易得／制作时间短

材料／五倍子9克。

制法／五倍子加水煎。

用法／漱口，每日1次。

功效／适用于牙痛。

徐长卿方

材料少／材料易得／制作时间短

材料／徐长卿12克。

制法 / 徐长卿水煎2次。

用法 / 混合后分2次服，每日1剂。

功效 / 适用于牙痛。

沙参细辛茶

材料少 / 材料易得 / 制作时间短

材料 / 沙参30克，细辛3克。

制法 / 将沙参和细辛研成粗末，用纱布包好，放于保温容器中，冲入沸水适量，盖上盖，闷15分钟左右。

用法 / 代茶饮用，1日内饮完。

功效 / 养阴清热，缓解牙痛。

菊花甘草茶

材料少 / 材料易得 / 制作时间短

材料 / 白菊花15克，甘草5克，绿茶2克。

制法 / 甘草加水煎沸10分钟后，趁沸加入白菊花、绿茶拌匀即成，滤渣取汁。

用法 / 每日1剂，分3次温服。

功效 / 具有清凉、消炎的功效，适用于鼻窦炎、牙痛等病症。

玄明粉方

材料少 / 材料易得 / 制作时间短

材料 / 玄明粉30克。

制法 / 玄明粉取适量。

用法 / 放于牙痛处，轻轻咬住，咽后再取放适量轻轻咬住，连续咬咽至痛止。

功效 / 适用于胃火牙痛。

咸橄榄芦根茶

材料少 / 材料易得 / 制作时间短

材料 / 干芦根30克，咸橄榄4个。

制法 / 芦根切碎，橄榄去核，水煎。

用法 / 代茶频饮，每日1剂。

功效 / 清热解毒，泻火生津。适用于牙周炎、牙痛、牙龈肿痛。

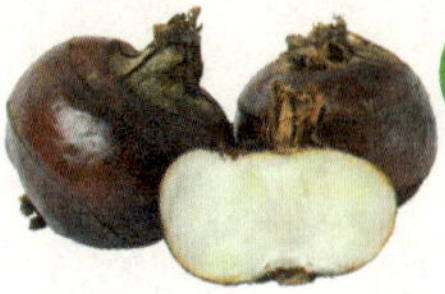

宜

南瓜、西瓜、荸荠、芹菜、苦瓜、白萝卜、绿豆。

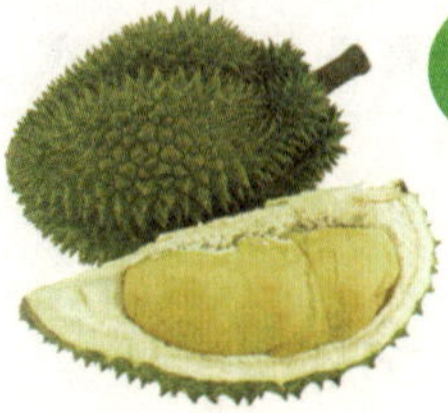

忌

榴莲、荔枝、龙眼、胡椒、洋葱、辣椒、生姜、茴香。

【0成本按摩方】·承浆

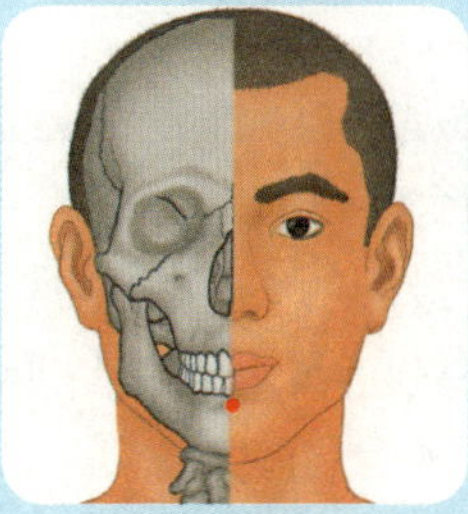

标准定位：在面部，颏唇沟的正中凹陷处。

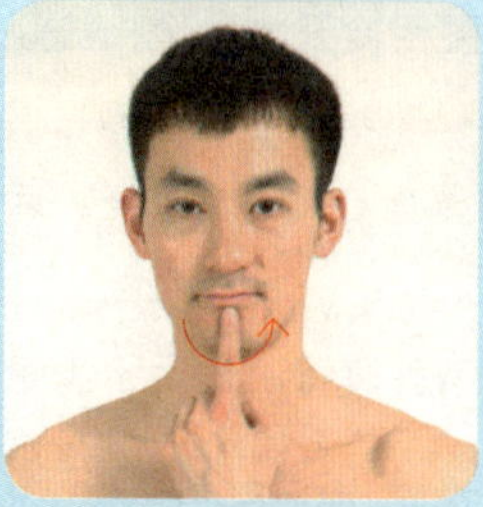

按摩方法：以手指指腹或指间关节向下按压，并做圈状按摩。

牙龈肿痛

【病症解析】

❶牙龈肿痛初期，牙龈呈局限性红肿，先硬后软，患牙有浮出或伸长感，自觉疼痛，触动患牙痛剧，后期牙齿松动，有溢脓或穿溃出脓，腮颊肿胀。

❷牙龈肿痛主要因为风热外袭、秽毒郁结、脾胃火盛、气血虚弱等所致。

清泻胃火方

材料易得／制作时间短

材料／黄连、当归、牡丹皮、乳香、没药、大青叶、重楼、栀子各10克，牛膝、生地黄、穿山甲、皂角刺各15克，升麻8克。

制法／将上药以水煎煮，取药汁。

用法／每日1剂，分2次服用。

功效／清泻胃火，消肿止痛。适用于胃火炽热所致急性牙髓炎。临床症见牙痛剧烈，牵引头痛，牙龈红肿甚，伴见口臭、口渴引饮、发热、大便秘结、舌红苔黄、脉细数。

天胡荽醋方

材料少／制作时间短

材料／鲜天胡荽60克，醋适量。

制法／先将鲜天胡荽用冷开水洗净，捣烂浸醋，备用。

用法／将醋浸天胡荽含在口中，5分钟后吐出，每日含3～4次。

功效／清热利尿，消肿解毒。适用于齿龈出血。

疏风消肿方

材料易得／制作时间短

材料／金银花、蒲公英各10克，野菊花、紫花地丁、紫背天葵、连翘、蝉花各9克。

制法／将上药以水煎煮，取药汁。

用法／每日1剂，分早、晚2次服用。

功效／疏风消肿，清热解毒。适用于风热外袭所致的牙龈肿痛。症见牙龈红肿、坚硬、掀热疼痛、恶寒发热、头痛、脉浮数、舌红苔薄黄。

消肿排脓方

材料易得／制作时间短

材料／甘草12克，人参、升麻、当归、生黄芪各10克，炒白术、穿山甲、白芷、皂角刺各9克，青皮6克。

制法／将上药以水煎煮，取药汁。

用法／每日1剂，分2次服用。

功效／消肿排脓。适用于气血虚弱所致的牙龈肿痛。症见牙龈肿痛溃破，久不收口，疮口不易愈合，经常溢脓。

磨盘草醋方

材料少／材料易得／制作时间短

材料／ 鲜磨盘草根、醋各适量。

制法／ 先将鲜磨盘草根洗净切细，浸入醋中1小时，布包含在嘴里，可酌加糖少许调味。

用法／ 含在口中，5分钟后吐出。

功效／ 解毒祛风，散瘀止血。适用于牙龈出血症。

生地黄天冬茶

材料少／材料易得／制作时间短

材料／ 生地黄15克，天冬10克。

制法／ 将以上2味药材置于砂锅中，加适量水，煎沸20分钟，滤渣取汁。

用法／ 代茶温饮，每日1剂，药渣可再煎服用。

功效／ 养阴滋肾，适用于牙痛、上火，症见牙龈肿痛、口干口苦者。

金银花甘草饮

材料少／材料易得／制作时间短

材料／ 金银花15克，生甘草10克。

制法／ 将上药以水煎煮，取药汁。

用法／ 每日1剂，分2次服用，连服3日。

功效／ 对牙龈肿痛有明显的疗效。

细辛川芎茶酊

材料易得／制作时间短

材料／ 细辛、川芎各3克，茶叶、花椒各5克，生石膏45克，75%的食用酒精300毫升。

制法／ 将以上前5味药共研粗末，放入瓶中，加入酒精浸泡7日，再隔水煮沸30分钟，取汁备用。

用法／ 将药用棉球在药液中浸过，然后塞入牙痛处，用上下牙咬紧，痛止后5～10分钟去药棉球。

功效／ 散瘀止血，消炎止痛。适用于各种类型的牙痛。

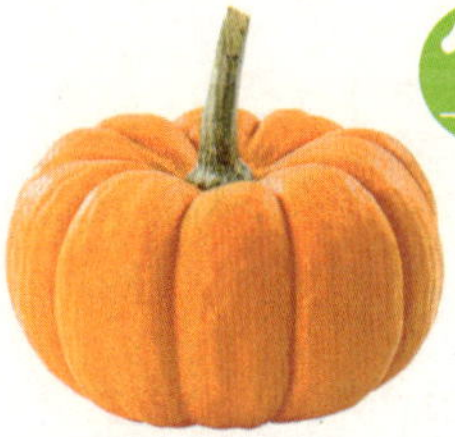

宜

南瓜、西瓜、荸荠、芹菜、苦瓜、白萝卜、绿豆。

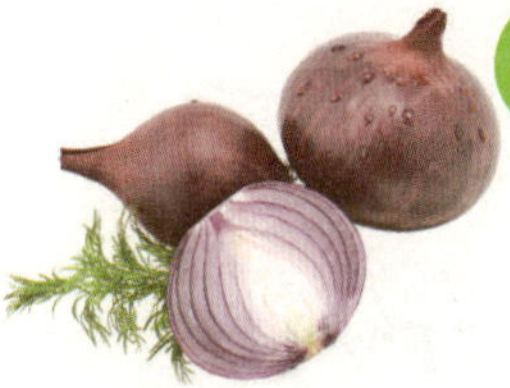

忌

榴莲、荔枝、龙眼、胡椒、洋葱、辣椒、生姜、茴香。

【0成本按摩方】·夹承浆

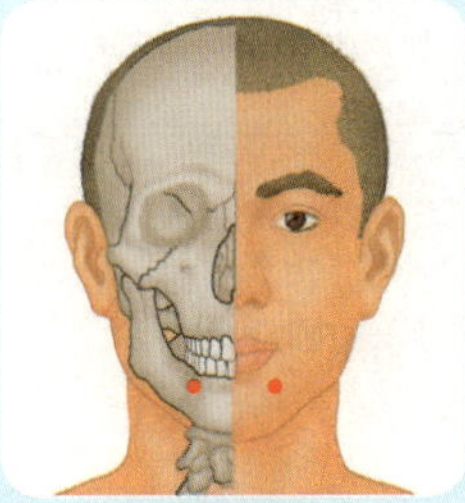

标准定位：在面部，承浆穴旁开1寸。

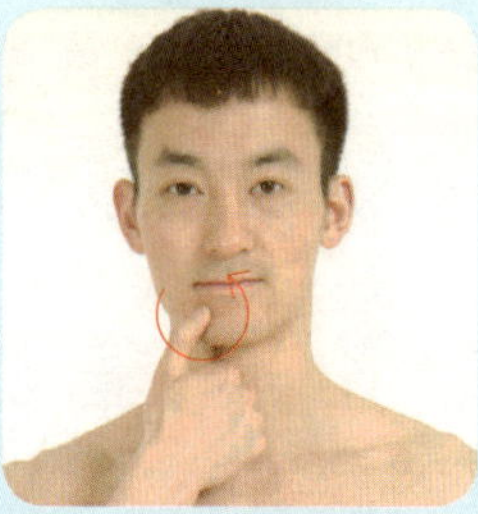

按摩方法：以手指指腹或指间关节向下按压，并做圈状按摩。

口腔溃疡

【病症解析】

❶口腔溃疡，又称为“口疮”，是发生在口腔黏膜上的表浅性溃疡，大小可从米粒至黄豆大，呈圆形或卵圆形，溃疡面为口腔溃疡凹，周围充血，可因刺激性食物引发疼痛，一般1～2个星期可以自愈。

❷中医认为，本病主要因情志过激、郁而化火、心火上攻，或久病火热灼伤阴津而发病。口腔溃疡分为心火亢盛、阴虚火旺两种证型。

猪蹄汤

制作时间短

材料 / 鲜猪蹄1只，白芷、黄芪、当归、蜂房、羌活、赤芍、甘草各15克。

制法 / 将以上7味药入药袋，备用；将猪蹄去毛，洗净，放入锅中，加适量水煮沸，去油渣留清汤，再将药袋入汤内，文火煎30分钟，去渣留汁。

用法 / 温热服用，在口中含2～3分钟后咽下，每日多次。

功效 / 适用于阴虚火旺型口腔溃疡。

生地黄青梅饮

材料易得 / 制作时间短

材料 / 青梅30克，生地黄15克，石斛10克，甘草2克。

制法 / 将上述材料加水煎煮20分钟，去渣取汁。

用法 / 每日1剂，分2～3次饮服，可连用数日。

功效 / 此饮具有生津止渴、养阴清热、降火敛疮等功效，适用于口腔溃疡患者饮用。

西红柿汁方

材料少 / 材料易得 / 制作时间短

材料 / 西红柿适量。

制法 / 西红柿取汁。

用法 / 汁含口中，每次2～3分钟，每日多次。

功效 / 适用于复发性口腔溃疡。

茵陈蒿方

材料少 / 材料易得 / 制作时间短

材料 / 茵陈蒿30克。

制法 / 茵陈蒿泡开水250毫升。

用法 / 轻者每日漱口数次；重者代茶饮，每日3～4次。

功效 / 适用于复发性口腔溃疡。

萝卜藕汁

材料少 / 材料易得 / 制作时间短

材料 / 生萝卜数个，鲜藕500克。

制法 / 生萝卜和鲜藕捣烂，绞取汁液。

用法 / 含漱，每日数次，连用3日。

功效 / 清热除烦，生津止渴。

女贞叶方

材料少 / 材料易得 / 制作时间短

材料 / 鲜女贞叶7片。

制法 / 女贞叶用水煎煮。

用法 / 1次饮完。每日3次，3日为1个疗程。

功效 / 适用于口腔溃疡。

马鞭草方

材料少 / 材料易得 / 制作时间短

材料 / 马鞭草30克。

制法 / 马鞭草用水煎。

用法 / 温服。每日1剂，3日为1个疗程。

功效 / 适用于口腔溃疡。

灯心草方

材料少 / 材料易得 / 制作时间短

材料 / 灯心草适量。

制法 / 灯心草放在生铁小平锅内，置火上烧，直至锅内药物从焦黄变黑且不燃为止，取出研末，备用。

用法 / 取适量涂抹患处。

功效 / 适用于口腔溃疡。

西瓜翠衣方

材料少 / 材料易得 / 制作时间短

材料 / 西瓜翠衣适量，白砂糖200克。

制法 / 西瓜翠衣切小块，置太阳下暴晒至半干，加白砂糖拌匀，再暴晒至干。

用法 / 分多次食用。

功效 / 适用于口腔溃疡。

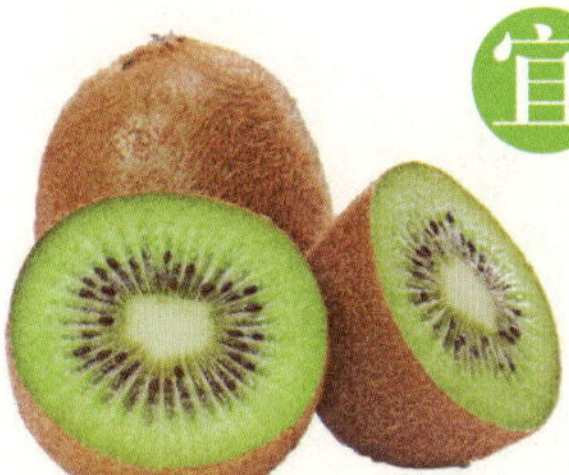

宜

栗子、苹果、猕猴桃、柿霜、西瓜、苦瓜、薄荷、冬瓜、金银花、绿豆、紫菜、海带。

忌

羊肉、柑橘、荔枝、龙眼、胡椒、花椒、桂皮、辣椒、生姜、茴香。

【0成本按摩方】·上廉泉

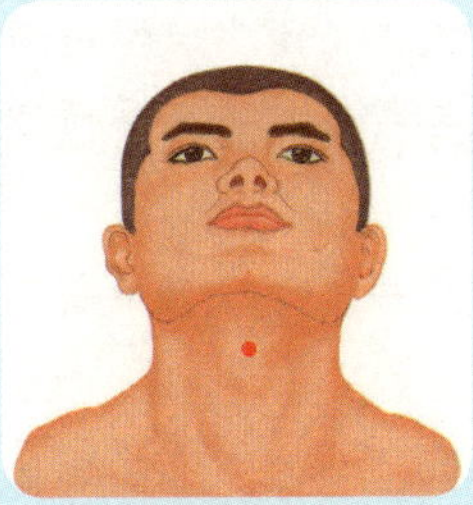

标准定位：位于颈前部正中，下颌骨下1寸。

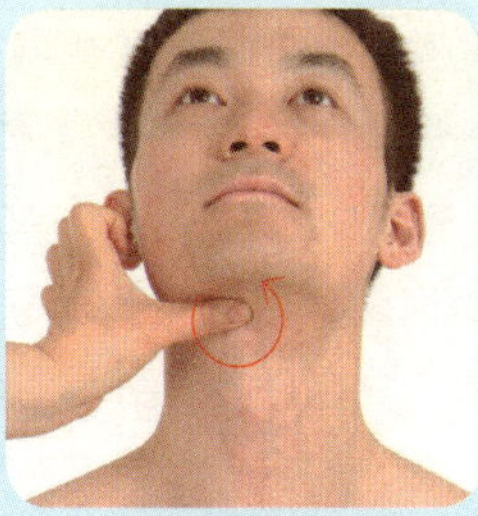

按摩方法：以手指指腹或指间关节向下按压，并做圈状按摩。

牙周炎

【病症解析】

❶牙周炎是指牙龈和牙周组织的慢性炎症，是一种破坏性疾病。

❷牙周炎症状为牙龈红肿，出血，不仅在刷牙时出血，有时在说话或咬硬物时也会出血，偶尔还会自发出血。

❸中医认为，肾主骨，牙齿不好、容易脱落的人，多为肾气虚弱，骨失所养，因此极容易造成牙齿松动，宜选用滋阴补肾、活血行气、清热凉血的方剂来调理。

固齿散

材料易得／制作时间短

材料／ 滑石粉18克，甘草粉3克，朱砂粉0.9克，雄黄、冰片各1.5克。

制法／ 将上药共研为细末。

用法／ 早晚刷牙后蘸药末刷患处或以25克药末兑60克生蜜调和涂于患处。每日早、晚各1次。

功效／ 清热解毒，消肿止痛，化腐生肌，收敛止血。对牙周炎有一定的疗效。

豆腐石膏汤

材料少／材料易得

材料／ 生石膏50克，豆腐200克，盐2小匙。

制法／ 先把生石膏放入锅内，加水煎煮约1小时，再加入豆腐煮约半小时，加盐调味即可。

用法／ 饮汤吃豆腐。分2次温服。

功效／ 清泻胃热，解毒润燥。适用于牙周炎引起的胃热、牙痛、牙龈红肿、口臭心烦等症。

甘草雄黄散

材料易得／制作时间短

材料／ 甘草3克，朱砂0.9克，雄黄、冰片各1.5克，滑石粉18克。

制法／ 将以上5味药分别研为极细末，再混合均匀，备用。

用法／ 刷牙后用牙刷蘸药粉刷患处，并可取药末30克用蜂蜜调成糊状，涂敷于患处。每日早、晚各1次。

功效／ 清热解毒，化腐生肌，收敛止血。适用于牙周炎，症见牙龈红肿、溃烂、萎缩、出血，牙根暴露，牙齿浮动而痛。

白酒鸡蛋羹

材料少／材料易得／制作时间短

材料／ 白酒100毫升，鸡蛋1枚。

制法／ 白酒倒入瓷碗内，用火点燃白酒后，将鸡蛋打入，不搅动，不放任何调料，待火熄蛋熟即可。

用法／ 1次服下，轻者每日1次，重者每日3次。

功效／ 适用于牙周炎。

滑石粉方

材料易得／制作时间短

材料／滑石粉18克，甘草粉3克，雄黄、冰片各1.5克，朱砂粉0.9克。

制法／将上药共研为细末。

用法／早晚刷牙后蘸药刷患处或以25克药粉兑60克生蜜调和涂患处。每日早、晚各1次。

功效／本方清热解毒，消肿止痛，化腐生肌，收敛止血。适用于牙周炎。

大蒜方

材料少／材料易得／制作时间短

材料／大蒜适量。

制法／大蒜捣烂，煨热。

用法／热后将蒜末敷在痛点上。

功效／可缓解牙痛、牙周炎。

白虎汤加味饮

材料易得／制作时间短

材料／知母、石斛、麦冬各10克，甘草6克，山药20克，生地黄、酸枣仁各12克，生石膏、墨旱莲各30克。

制法／将上药以水煎煮，取药汁。

用法／每日1剂，分2次服用。连服10日。

功效／适用于牙周炎。

清胃散

材料易得／制作时间短

材料／生地黄、天花粉各20克，牡丹皮、连翘、当归各15克，升麻、黄连、竹叶、大黄、虎杖各10克，生石膏30克。

制法／将上药以水煎煮，取药汁。

用法／每日1剂，分2～3次服用。

功效／适用于牙周炎之牙龈红肿热痛。

咸橄榄芦根茶

材料少／材料易得／制作时间短

材料／干芦根30克（鲜品90克），咸橄榄4个。

制法／芦根切碎，橄榄去核，水煎。

用法／代茶频饮。每日1剂。

功效／清热解毒，泻火生津。适用于牙周炎、牙痛、牙龈肿痛。

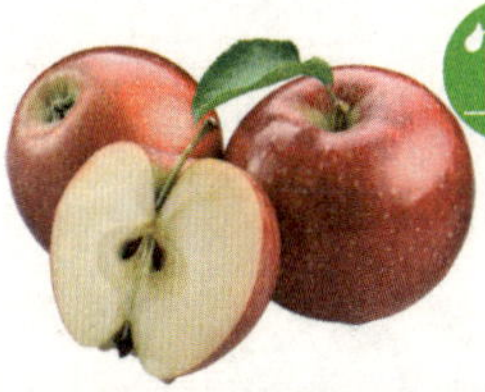

宜

栗子、苹果、猕猴桃、柿霜、西瓜、苦瓜、薄荷、金银花、绿豆、紫菜、海带。

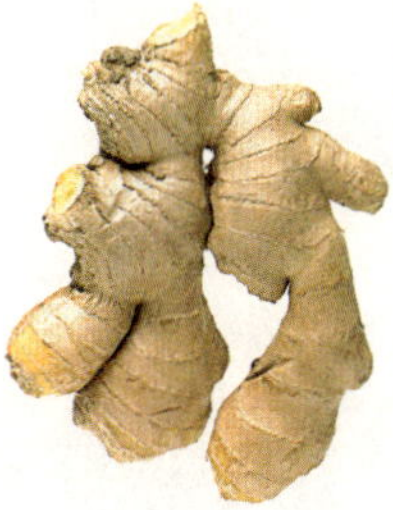

忌

羊肉、柑橘、荔枝、龙眼、胡椒、花椒、桂皮、洋葱、辣椒、生姜。

嘴唇干裂

【病症解析】

一般来说，嘴唇干裂有两个原因：一是脾胃实热内盛，经常吃肥甘食物的人会有脾胃实热的情况。二是阴虚火旺，当一个人内火太旺时，就会出现热盛伤阴，进而致使阴虚火旺、虚火上蒸于口，导致唇干裂。

清火滋阴方

材料易得／制作时间短

材料／ 黄连12克，黄芩、当归各10克，薄荷、玄参、赤芍各9克，甘草6克，蜂蜜3克。

制法／ 将上药以水煎煮，取药汁。

用法／ 每日1剂，分2次服用。

功效／ 清火滋阴，适用于脾胃实热所致唇燥裂。临床症见口唇燥裂、红肿，口干喜冷饮，多食而饥，大便秘结，舌质红、苔黄，脉象洪数有力。

桑葚膏

材料少／材料易得／制作时间短

材料／ 鲜桑葚适量，蜂蜜少许。

制法／ 取鲜桑葚适量，研碎，小火熬至浓缩到原量一半时，酌加蜂蜜，再熬为膏，装瓶备用。

用法／ 每日2次涂口唇，并饮服20毫升，用温开水服下。

功效／ 此方有滋阴养血、润肤通血气的功效，可有效改善嘴唇干裂。

滋阴降火方

材料易得／制作时间短

材料／ 熟地黄、当归、巴戟天各10克，山药、山茱萸、肉苁蓉各9克，五味子、麦冬、菊花、枸杞子各6克。

制法／ 将上药以水煎煮，取药汁。

用法／ 每日1剂，分2次服用。

功效／ 滋阴降火，适用于阴虚火旺所致的唇燥裂。

清除心脾火热方

材料易得／制作时间短

材料／ 黄柏、玄参各60克，川升麻、射干各45克，大青叶、甘草、黄芩、黄连（去须）各30克，苦竹叶、三七片、水牛角屑各1克，生地黄汁20毫升，蜂蜜10克。

制法／ 将前8味药捣为散，入苦竹叶、三七片、水牛角屑，煎至剩一半药液，去渣，入生地黄汁、蜂蜜搅匀。

用法／ 饭后温服。

功效／ 清除心脾火热，可缓解口舌生疮破裂、唇蹇赤色。

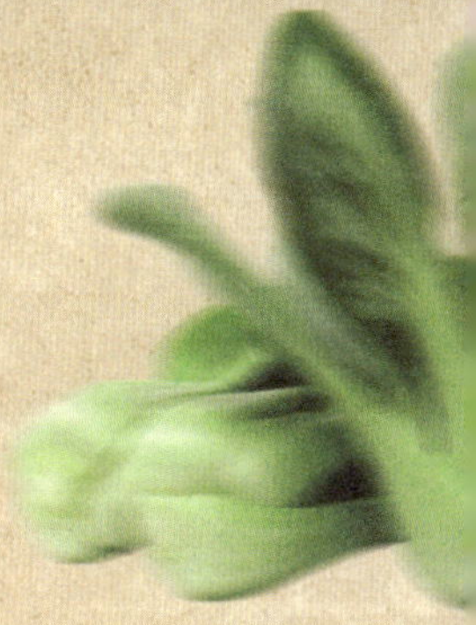

第五章

皮肤科病

皮肤是人体最大的器官，它覆盖全身，使体内各种组织和器官免受物理性、机械性、化学性和病原微生物性的侵袭。本章的老偏方针对皮肤问题，选取了常见的、困扰着大部分人的病症，如湿疹、白癜风、痤疮、手足皲裂、头皮瘙痒、脱发、手癣、足癣、腋臭等。

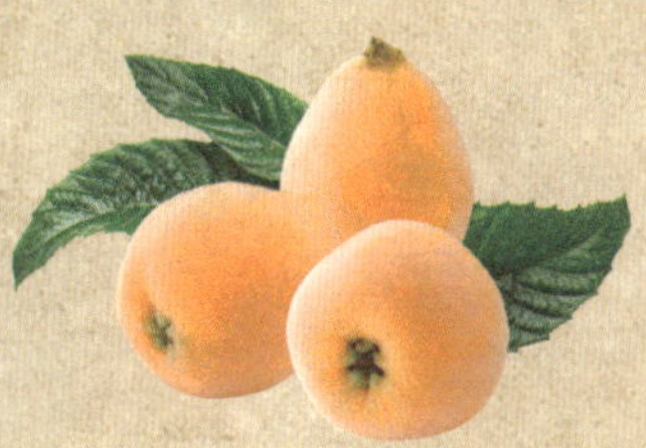

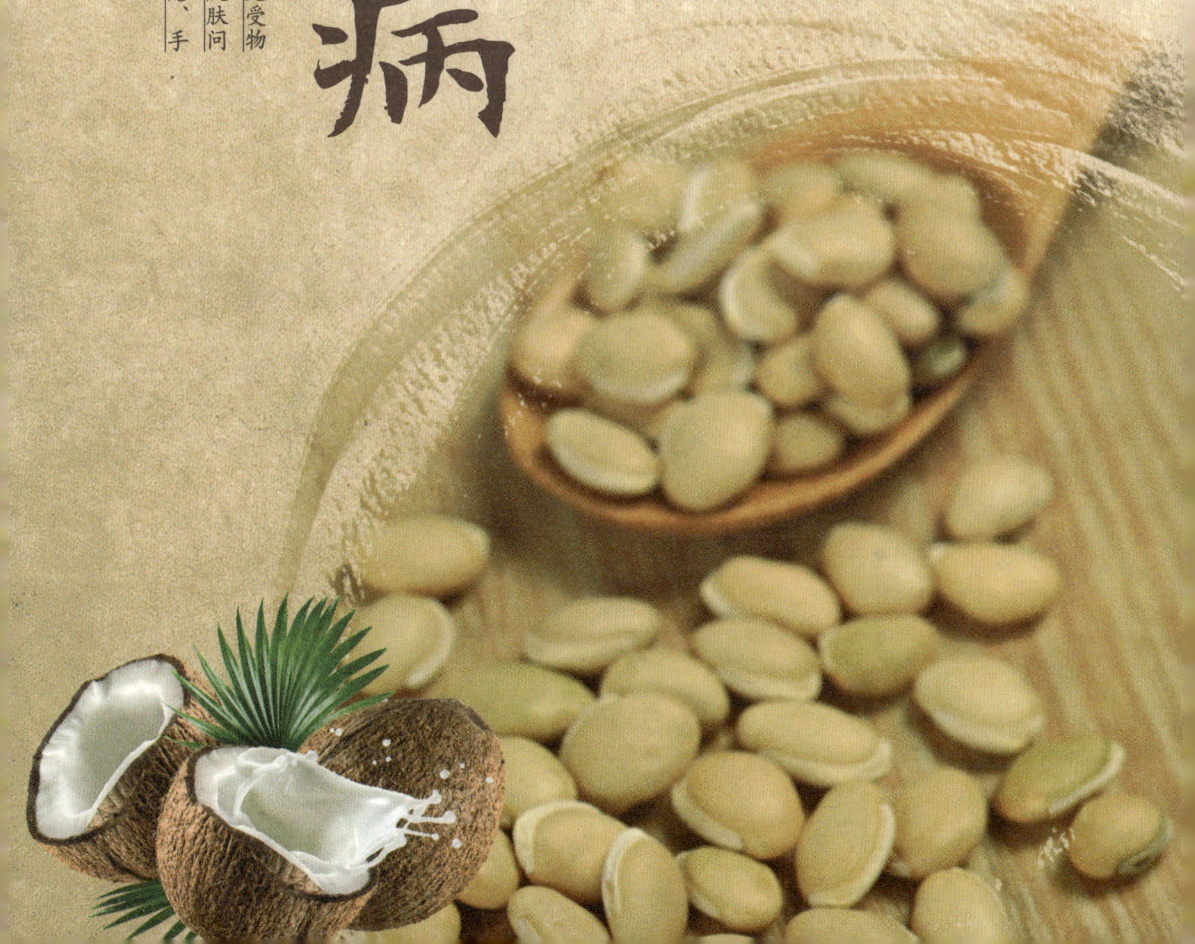

宜 忌

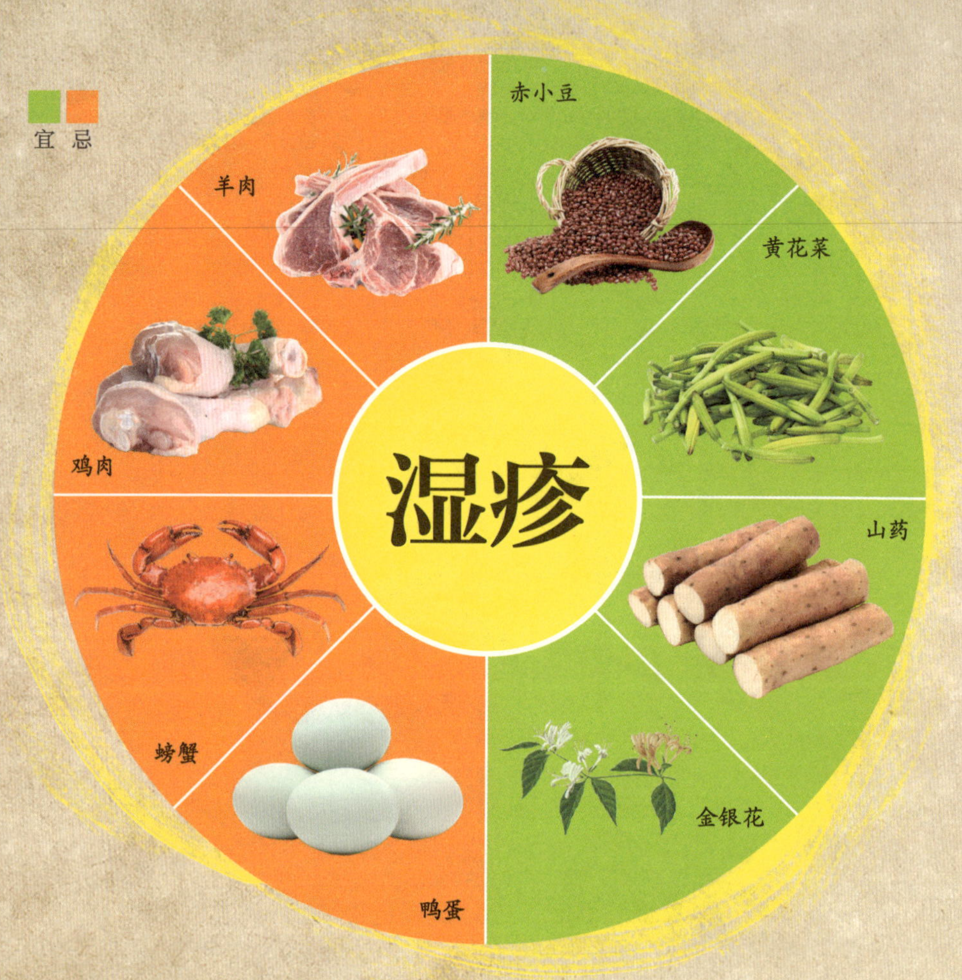

【病症解析】

❶湿疹是一种常见的皮肤炎性皮肤病，特点为表皮局部有剧烈瘙痒、多形损害，皮损处渗出潮湿，分急性、亚急性、慢性三期。

❷中医认为，湿疹是由于机体正气不足、风热内蕴、外感风邪、风湿热邪相搏、浸淫肌肤所致。

【0成本按摩方】·百虫窝

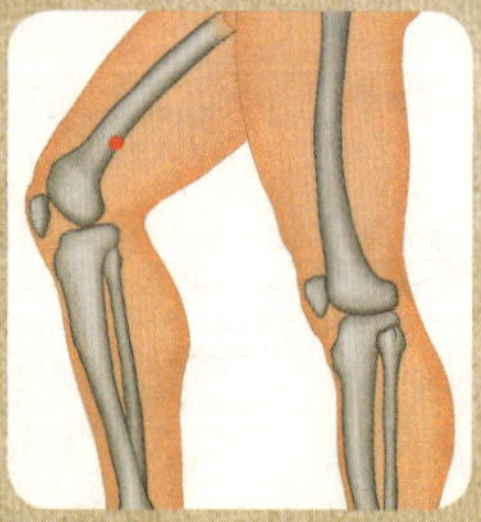

标准定位：在股前区，髌底内侧端上3寸。

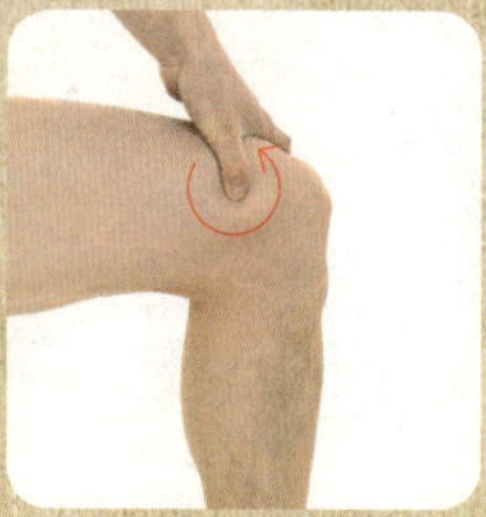

按摩方法：以手指指腹或指间关节向下按压，并做圈状按摩。

三仁饼

材料易得／制作时间短

材料／ 小麦粉200克，核桃仁15克（研碎），花生仁20克（去皮、研碎），茯苓粉100克，发酵粉、松子仁各适量。

制法／ 先将小麦粉、茯苓粉和匀，加水调糊状；再入发酵粉，拌匀后将核桃仁、松子仁、花生仁撒于面团内，制成饼。

用法／ 当主食或者点心食用。

功效／ 可养血润燥，滋阴除湿。适用于血燥型湿疹。

泽泻苦参车前子方

材料易得／制作时间短

材料／ 泽泻、苦参、车前子各15克，茯苓、白术、黄柏、枳壳各10克。

制法／ 将上述所有中药放入砂锅中加水浸泡30分钟，然后加热煎煮30分钟，倒出药汁，继续在锅中加水，煎煮20分钟后滤渣取汁，将2次煎得的药汁混合。

用法／ 早、晚各服1次，每日1剂。7～10日为1个疗程。

功效／ 清热补虚，祛湿健脾。适用于脾虚湿盛型湿疹。

三黄方

材料少／材料易得／制作时间短

材料／ 大黄10克，黄连、黄芩各5克。

制法／ 将以上中药用水煎煮，滤渣取汁。

用法／ 每日1剂，顿服数日。

功效／ 清热除湿，适用于湿热壅盛的急性湿疹。

苹果胡萝卜水

材料少／材料易得／制作时间短

材料／ 苹果、胡萝卜各适量。

制法／ 将苹果和胡萝卜分别洗净，均切薄片，入锅中加水煮6～10分钟，倒出果汁即可饮用。

用法／ 温服。每次约200毫升，每日2次。

功效／ 适用于小儿湿疹。

备注／ 可在果汁中酌情添加冰糖，如若放入冰箱冷藏后取出口感会更好。

野菊花洗剂

材料少／材料易得／制作时间短

材料／ 野菊花（全草）250克，陈石灰粉适量。

制法／ 野菊花全草切碎置铝锅中，加水2 000毫升，文火煎至800毫升，过滤渣，取药汁，备用。

用法／ 趁热熏洗患处15分钟后，立即用洁净的陈石灰粉扑之，每日2次。长期使用会有明显的疗效。

功效／ 对湿疹有较好的疗效。

核桃皮方

材料少／材料易得／制作时间短

材料／ 核桃7～8个（取皮），60度的白酒适量。

制法／ 核桃皮泡入白酒中以没过核桃皮为限，泡1周即可。

用法／ 涂抹于患处，每日2～3次。

功效／ 适用于湿疹。

备注／ 用药期间，忌吃刺激性和发性食物。

白癜风

【病症解析】

❶ 白癜风是一种常见的后天性局限性或泛发性皮肤色素脱失病，由皮肤的黑素细胞功能消失引起。全身各部位可发生，常见于指背、腕、前臂、颜面、颈项及生殖器周围等。.

❷ 白癜风的发病原因尚不明确，目前研究认为主要与遗传因素、自身免疫能力、精神与神经因素、微量元素缺乏、外伤和日晒等因素有关。

苍耳草膏

材料少／材料易得

材料／鲜苍耳草适量。

制法／将苍耳草洗净切断，加水煎煮，滤取汁液，然后低温蒸发，浓缩成膏状。

用法／每日2次，每次6～15克。

功效／消炎解毒，祛风除湿。对白癜风有较好的疗效。

马齿苋韭菜包子

材料易得

材料／马齿苋、韭菜、面粉、葱末、生姜末、植物油、酱油、盐、鸡蛋各适量。

制法／将马齿苋、韭菜分别洗净，阴干2小时，切成碎末，将鸡蛋煮熟去壳，捣碎；将马齿苋末、韭菜末、鸡蛋渣拌在一起，加入盐、酱油、植物油、葱末、生姜末做馅；和面与馅制成包子，放在蒸笼里蒸熟。

用法／每日1次，按自己的食量取用。

功效／清热祛湿，散血解毒。适用于各种白癜风。

参芪防风消白方

材料易得／制作时间短

材料／黄芪、茯苓、何首乌、丹参、蒺藜各20克，党参15克，白术、山药、红花、当归、防风、白扁豆各10克，砂仁6克。

制法／将上药以水煎煮，取汁200克。

用法／每日1剂，分2次服用。儿童用量依情况酌减。

功效／调和脾胃，通络和营，润肤祛斑。

二黄生姜方

材料少／材料易得／制作时间短

材料／雄黄、硫黄、白矾各1克，生姜适量。

制法／将雄黄、硫黄、白矾共研细末，生姜捣汁和细末调匀。

用法／取适量用纱布包起后，外擦患处，每日2次。30日为1个疗程。

功效／祛风燥湿，适用于白癜风。

备注／本方外用反复擦患处，至皮肤发红为度，用药期间忌食辛辣香燥食品，如辣椒等刺激性食物。

扶正固本汤

材料易得／制作时间短

材料／炙黄芪、制何首乌、熟地黄各30克，补骨脂20克，枸杞子、女贞子各15克，桑葚、生甘草各10克，当归12克。

制法／上药水煎，取汁200克。

用法／每日1剂，分早、晚2次服用，儿童用量酌减。1个月为1个疗程。

功效／祛风通络，除湿止痛。适用于各种白癜风。

白蒺藜子方

材料少／材料易得／制作时间短

材料／白蒺藜子180克。

制法／白蒺藜子捣为末。

用法／每次用开水调服6克，每日2次。

功效／适用于白癜风。

杏仁方

材料少／材料易得／制作时间短

材料／杏仁适量。

制法／杏仁捣烂，研成末。

用法／取适量涂抹于患处，揉搓至局部皮肤发红。每日早、晚各1次。

功效／适用于白癜风。

蛇床子硫黄方

材料易得／制作时间短

材料／蛇床子、硫黄、雄黄、枯矾、密陀僧各6克，冰片3克，凡士林适量。

制法／将以上前6味药研为细末，加入凡士林调成膏状，备用。

用法／涂敷患处，每日1次。连用10日为1个疗程。

功效／适用于白癜风。

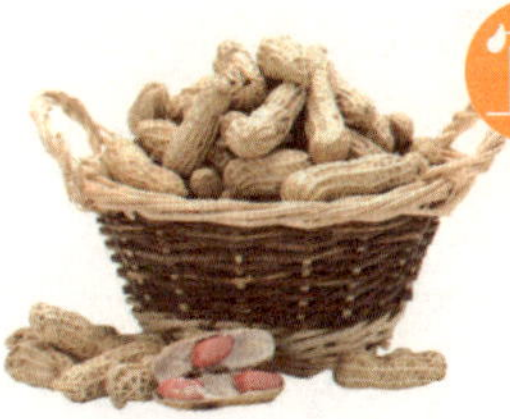

宜

动物肝肾、蛋、牛奶、豆制品、花生、芝麻、核桃、贝壳类。

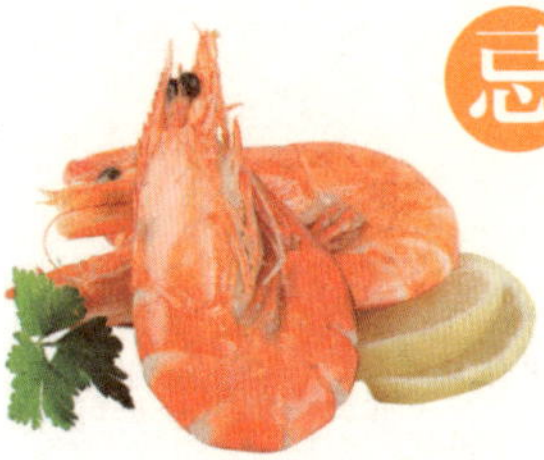

忌

辣椒、酒、菠菜、鱼、虾、羊肉、竹笋、咸菜。

【0成本按摩方】·曲池

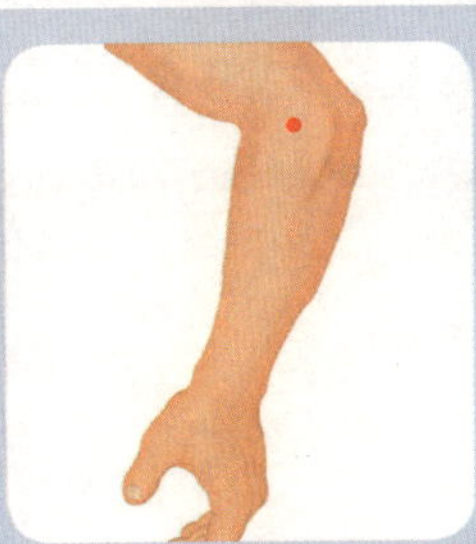

标准定位：在肘横纹外侧端，屈肘，即尺泽与肱骨外上髁连线的中点。

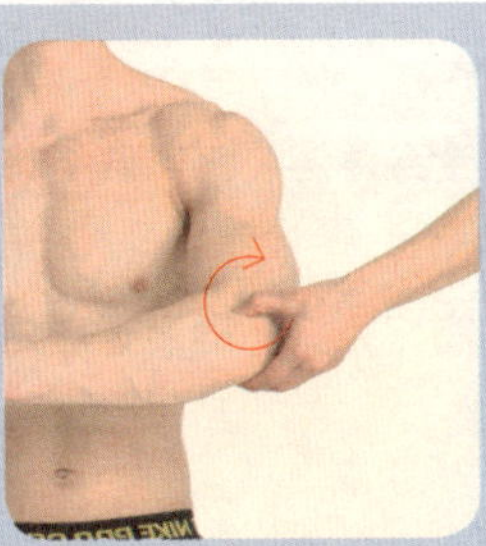

按摩方法：单手握住另一只手的手臂，以手指指腹或指尖关节向下按压，并做环状按摩。

脂溢性皮炎

【病症解析】

1. 脂溢性皮炎又称脂溢性湿疹，是发生在皮脂腺丰富部位的一种慢性丘疹鳞屑性炎症性皮肤病，多见于成人和新生儿。
2. 初期表现为毛囊周围炎症性丘疹，之后随病情发展可表现为界限比较清楚、略带黄色的暗红色斑片，其上覆盖油腻的鳞屑或痂皮。

清脾除湿饮

材料易得／制作时间短

材料／生地黄30克，生甘草6克，连翘15克，茵陈12克，赤茯苓、白术、苍术、黄芩、玄明粉、麦冬、栀子、泽泻、枳壳各9克，灯心草、竹叶各3克。

制法／将上药以水煎煮，取药汁。

用法／每日1剂，分2～3次服用。

功效／可清脾利湿，清热解毒。适用于脂溢性皮炎。

透骨草洗方

材料易得／制作时间短

材料／透骨草、侧柏叶各120克，皂角60克，明矾9克。

制法／取以上4味药加水2 000毫升，煮沸10分钟，待温后即成。

用法／温洗头部或全身沐浴，每次洗浴15分钟，每周洗浴2次。

功效／祛燥湿，除脂，止痒。适用于脂溢性脱发和脂溢性皮炎。

王不留行苍耳子方

材料易得／制作时间短

材料／王不留行、苍耳子各30克，苦参15克，明矾9克。

制法／以上中药加水1 500毫升，煎沸去渣，倒入盆中备用。

用法／温洗头皮，每次15分钟，隔3日再洗1次，每剂可洗2次。

功效／祛风止痒，除湿。适用于头部脂溢性皮炎。

猪胆方

材料少／材料易得／制作时间短

材料／猪胆1个。

制法／猪胆取汁，将猪胆汁倒入半盆温水中，搅拌均匀。

用法／用拌匀的汁液洗头或抹于患处，同时把油脂状鳞屑洗除干净，再用清水洗1次，每日1次。

功效／适用于脂溢性皮炎。

白鲜皮生地酒

材料少／材料易得／制作时间短

材料／鲜生地黄30克，白鲜皮15克，白酒150毫升。

制法／以上3味药共浸泡5日后，去渣，取汁，备用。

用法／涂擦头部。

功效／清热解毒，祛风除湿。适用于头部脂溢性皮炎。

山楂方

材料少／材料易得／制作时间短

材料／生山楂12克。

制法／山楂以水煎煮，滤渣，取汁。

用法／每日分服。

功效／适用于脂溢性脱发。

胡麻仁方

材料少／材料易得／制作时间短

材料／胡麻仁适量。

制法／胡麻仁以水煎煮，滤渣，取汁。

用法／随量饮用。

功效／适用于头、面脂溢性皮炎。

生地黄粥

材料少／材料易得／制作时间短

材料／生地黄汁50毫升，粳米60克，生姜3片。

制法／将粳米煮沸后，加入生地黄汁和生姜，待粳米熟后即成。

用法／每日1剂，分2次服食。

功效／解毒消暑，滋肺养胃。适用于脂溢性皮炎。

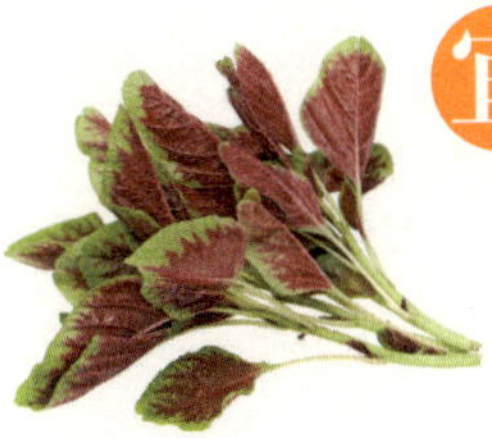

宜

黄瓜、苦瓜、薄荷、西红柿、白菜、萝卜、大豆、芹菜、菠菜、苋菜、海带。

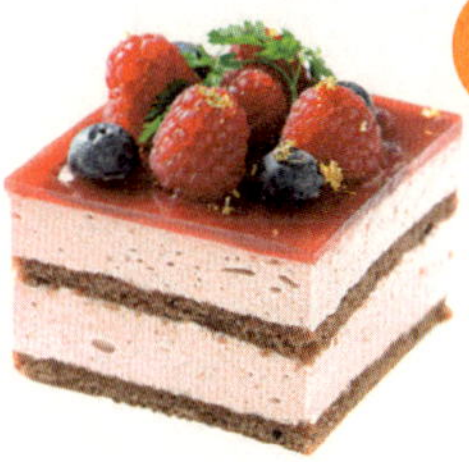

忌

肥肉、油炸性食品、甜食、辣椒、芥末、胡椒、花椒、咖啡、浓茶。

【0成本按摩方】·曲池

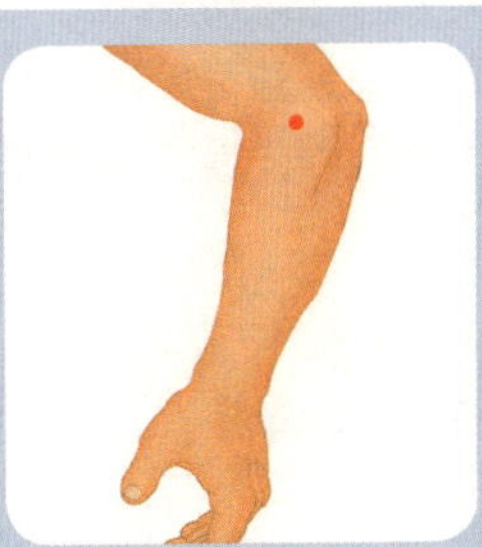

标准定位：在肘横纹外侧端，屈肘，即尺泽与肱骨外上髁连线的中点。

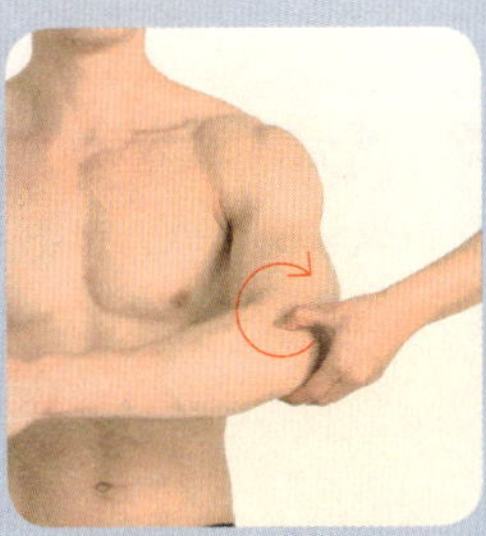

按摩方法：单手握住另一只手的手臂，以手指指腹或指尖关节向下按压，并做环状按摩。

痤疮

【病症解析】

①痤疮是毛囊皮脂腺单位的一种慢性炎症性皮肤病，主要好发于青少年，对青少年的心理和社交影响很大，但青春期后往往能自然减轻或痊愈。

②临床表现以好发于面部的粉刺、丘疹、脓疱、结节等多形性皮损为特点。

③本病多因饮食不节，过食辛辣油腻之品，湿热凝滞肌肤或肺经风热熏蒸，蕴阻肌肤而致。

山楂香蕉汤

材料少／材料易得／制作时间短

材料／ 山楂30克，香蕉2根，冰糖适量。

制法／ 山楂洗净切片，香蕉剥皮切块。将山楂放入锅中，加水适量，用中火煮10分钟后，加入香蕉块和冰糖，水开后稍煮片刻即可。

用法／ 每日2次，每次1剂，连服数日。

功效／ 清热解毒，适用于丘疹型、结节型、聚合型痤疮并伴有显著脂溢或大便不畅者。

玫瑰藕粉汤

材料易得／制作时间短

材料／ 藕粉60克，玫瑰花（鲜品）30克，白砂糖15克。

制法／ 玫瑰花洗净，撕成瓣状；藕粉用凉水调散。锅内加入300毫升清水，先用大火烧沸，再将藕粉徐徐倒入，然后加入白砂糖、玫瑰花即成。

用法／ 饮汤，随意饮用。

功效／ 适用于女性因血瘀而造成的肤色暗淡、粉刺等症状。

白果方

材料少／材料易得／制作时间短

材料／ 白果适量。

制法／ 白果去掉外壳，将果仁用刀切成平面。

用法／ 每晚睡觉前，用温水洗净患处（不要用肥皂），用白果频搽患处。一般7～14日为1个疗程。

功效／ 适用于痤疮。

绿豆百合粥

材料易得／制作时间短

材料／ 绿豆100克，百合50克，粳米、冰糖各适量。

制法／ 将绿豆洗净加水煮至开裂后，加入粳米煮成粥，再加入百合煮片刻，放入冰糖调匀即可。

用法／ 随时食用，每日1剂，每日2次。

功效／ 适用于湿热蕴结型痤疮。

绿豆粉

材料少／材料易得／制作时间短

材料／ 绿豆适量。

制法／ 绿豆研为细粉，晚上临睡前取10克绿豆粉用温水煮至糊状，待冷却。

用法／ 取适量敷于患处，连用数日。

功效／ 适用于痤疮。

芦荟叶方

材料少／材料易得／制作时间短

材料／ 鲜芦荟叶3～5片，凡士林适量。

制法／ 芦荟叶洗净，捣烂，绞汁，加凡士林配成7%软膏。

用法／ 每日早、晚各揉擦患部1次。

功效／ 适用于痤疮。

海带清热汤

材料少／材料易得／制作时间短

材料／ 海带、绿豆、红糖各50克。

制法／ 将海带洗净，切段；绿豆洗净。海带段、绿豆加水500毫升，煲至豆烂后调入红糖，搅匀。

用法／ 饮汤食豆、海带。

功效／ 可改善痤疮。

丹参方

材料少／材料易得／制作时间短

材料／ 丹参100克。

制法／ 将丹参研为细粉。

用法／ 每日3次，每次3克，内服。

功效／ 对痤疮有较好疗效。

备注／ 一般2周后即可好转，6～8周痤疮减少。可逐渐减为每日1次。

蛇胆汁雪花膏

材料少／制作时间短

材料／ 蝮蛇胆汁0.5毫克，雪花膏500克。

制法／ 将二者混合调匀。

用法／ 每日早、晚先用温水洗脸，待干后取适量轻轻涂擦皮损处。坚持使用方可见效。

功效／ 消炎抑菌，适用于痤疮。

土瓜根膏

材料少／材料易得／制作时间短

材料／ 土瓜根60克。

制法／ 将土瓜根捣细为散，以浆水和研成膏，瓷盆中盛贮。

用法／ 睡前洗脸后涂抹于患处。

功效／ 泻热消瘀，适用于痤疮。

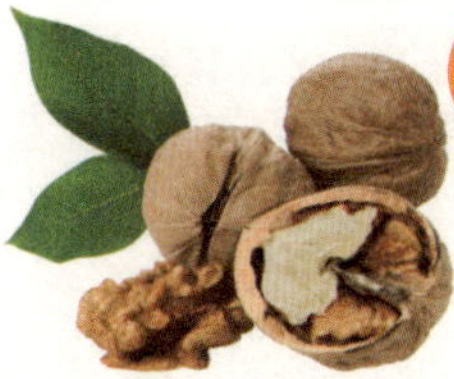

宜

胡萝卜、豆腐、鸡蛋、牛奶、核桃、鱼、花生、猪瘦肉、动物肝脏、苹果。

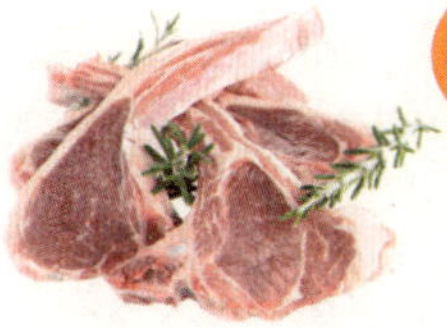

忌

肥肉、糖、羊肉、公鸡、咸肉、香肠、螃蟹、虾、浓茶、咖啡。

痱子

【病症解析】

①痱子是夏季或炎热环境下常见的表浅性、炎症性皮肤病。

②因在高温闷热环境下，大量的汗液不易蒸发，使角质层浸渍肿胀，汗腺导管变窄或阻塞，导致汗液潴留、汗液外渗周围组织，形成丘疹、水疱或脓疱，好发于皱襞部位。

③根据汗腺导管损伤和汗液溢出部位的不同，临床上将其分为晶形粟粒疹、红色粟粒疹、脓疱性粟粒疹和深部粟粒疹四种类型。

盐水热敷方

材料少／材料易得／制作时间短

材料／ 盐适量。

制法／ 将盐放入锅中炒至焦黄时取出，放凉备用。

用法／ 用时取适量焦盐置于盆内，加适量温水，盐与水的比例为1∶100，使之完全溶解，再取一干毛巾放入盆中蘸湿，然后略拧，敷于患处，每日数次，建议长期坚持使用。

功效／ 清热解毒，适用于缓解痱子症状。

绿豆桑叶方

材料易得／制作时间短

材料／ 绿豆粉、飞滑石各40克，制炉甘石10克，薄荷脑、枯矾各4克，霜桑叶200克。

制法／ 用以上前5味药共研细末，备用；霜桑叶装入布袋，加水1 000毫升煎汤，取药汁，备用。

用法／ 用霜桑叶水洗澡，用药末擦患处。

功效／ 清凉消暑，适用于痱子患者。

三黄白芷冰片方

材料易得／制作时间短

材料／ 生大黄30克，黄连15克，白芷、冰片各9克，黄芩10克，75度的酒精500毫升。

制法／ 将生大黄、黄连、白芷、黄芩共研细末，加入冰片研匀，浸入酒精中7日以上，备用。

用法／ 用棉签蘸药酒涂患处，每日3次。

功效／ 清热解毒，适用于痱子、热疖等。

消痱汤

材料易得／制作时间短

材料／ 芦根30克，金银花、大青叶各20克，蝉蜕、薄荷（后下）、甘草各6克，荆芥、桔梗、藿香、神曲各12克。

制法／ 上药加水，煎煮2次，将药液搅拌，兑匀。

用法／ 每日1剂，分2次服用。

功效／ 清热解毒，适用于暑痱。

桃叶方

材料少／材料易得／制作时间短

材料／桃叶50克。

制法／将桃叶洗净加入清水500毫升，将其煮到只剩一半水量时即可。

用法／用煮过桃叶的水直接涂擦痱子。

功效／止痒，适用于痱子。

枇杷叶洗方

材料少／材料易得／制作时间短

材料／枇杷叶60克。

制法／取枇杷叶加水煎汤，倒入浴盆中，备用。

用法／洗浴全身，每日1次。

功效／具有清热解毒止痒的功效，可预防和缓解痱子引起的不适。

清暑汤

材料易得／制作时间短

材料／金银花、益元散各30克，绿豆衣、薄荷各15克。

制法／将以上中药加清水1 000毫升，煎成汤饮用。

用法／日常饮用，不限量。

功效／消暑，利湿，生津。适用于因暑热而生痱子者。

冰黄酒

材料易得／制作时间短

材料／生大黄6克，黄连5克，冰片4克，白酒150毫升。

制法／将前3味药装入瓶中，加白酒浸泡，加盖徐徐摇动，使其充分溶解即可。

用法／以棉签蘸药酒涂擦患部，每日3～5次。

功效／清热解毒，收敛止痒。

乌梅汤

材料少／材料易得／制作时间短

材料／乌梅5～6枚，金银花6克，白砂糖适量。

制法／乌梅洗净，煎煮30分钟后投入金银花同煎20分钟，取汁去渣，加白砂糖，放凉后饮用。

用法／可代饮品随意饮用。

功效／适用于暑痱。

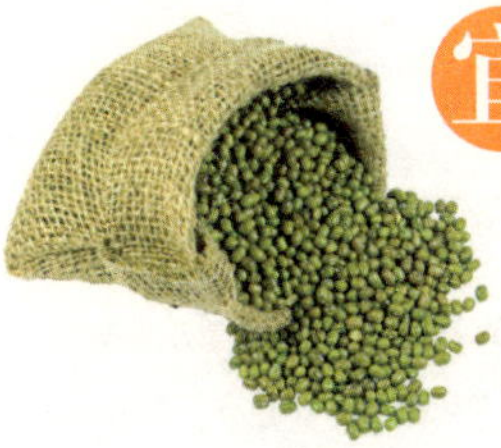

宜

苦瓜、西瓜、薄荷、绿豆、黄瓜、豆腐、核桃、栗子、动物肝脏。

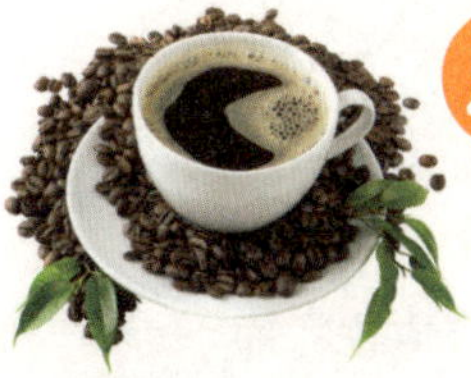

忌

肥肉、羊肉、公鸡肉、咸肉、螃蟹、浓茶、咖啡。

冻疮

【病症解析】

❶冻疮常见于冬季，指由于气候寒冷引起的局部皮肤反复红斑、肿胀性损害，严重者可出现水疱、溃疡，病程缓慢，气候转暖后可自愈，易复发。患者主要为儿童、女性及老年人。

❷症状表现为患处皮肤苍白、发红、水肿、发痒、热痛、有肿胀感。症状严重的可出现紫血疱，甚至会引起患处皮肤坏死、溃烂、流脓、疼痛等。

萝卜水

材料少／材料易得／制作时间短

材料／萝卜适量。

制法／将萝卜洗净后切成块，放在锅中加适量清水煮，待萝卜稍烂，将萝卜捞起正常食用，而煮过的萝卜水就可用来洗脚。

用法／洗脚时，所用萝卜水应尽量烫些，泡的时间久些，并用手或毛巾反复揉搓易生冻疮之处。一般而言，1个星期洗2～3次，坚持3～4个星期即可。

功效／在冬天正式来临之前，采用上法进行预防，可避免生冻疮。

肉桂生姜椒方

材料易得／制作时间短

材料／肉桂、干姜、辣椒各15克，植物油250克，黄蜡60克。

制法／将前3味药用植物油浸泡，油炸去渣，入黄蜡溶化。

用法／将药汁涂抹于患处，每日3次。

功效／温肌肉，通血脉。常用于预防耳部冻疮。

当归桂枝方

材料易得／制作时间短

材料／当归30克，桂枝、通草各15克，赤芍12克，细辛3克，红枣、甘草各10克。

制法／桂枝去皮，通草炙，红枣去核，然后所有药材一起加水煎煮，取药汁。

用法／每周2剂，连续服用1个月。

功效／具有温经散寒、养血通脉的作用，能预防耳部冻疮。

辣椒水泡方

材料少／材料易得／制作时间短

材料／晒干的红辣椒适量。

制法／用晒干的红辣椒泡在烧开的水中，稍微冷却，备用。

用法／把冻伤的手或脚放进水中，泡到水凉后拿出来，然后把泡在水中的红辣椒取出来，贴到冻伤的地方，用布包好（最好是在晚上临睡觉前做），第二天早上取下来，使用2次就可痊愈。如果是重患者，可再接着用几日。

功效／适用于冻疮。

茄子秸辣椒方

材料少／材料易得／制作时间短

材料／茄子秸300克，干辣椒2只。

制法／将茄子秸、干辣椒放在水中煮开。

用法／将双手或双脚入药汁中烫洗，每日2次。

功效／能有效改善冻疮状况。

羊油敷方

材料少／材料易得／制作时间短

材料／羊油适量。

制法／羊油用火烤融。

用法／取适量涂到冻疮处，会稍有痛感，坚持涂1个星期可痊愈。次年6月用生姜摩擦曾生冻疮处，以后就不会再生冻疮。

功效／对冻疮有较好的疗效。

茄子秧方

材料少／制作时间短

材料／茄子秧3棵。

制法／茄子秧水煎。

用法／熏洗患处半小时，每日2次。

功效／适用于冻疮初起未溃。

生白萝卜方

材料少／材料易得／制作时间短

材料／生白萝卜适量。

制法／将白萝卜切大块，放在火上烤热。

用法／轻擦易患冻疮部位，冷后再烤热再擦至萝卜水分完为止。

功效／可缓解冻疮。

白及凡士林膏

材料少／材料易得／制作时间短

材料／白及10克，凡士林100克。

制法／先将白及研成细末，再将凡士林加入白及粉中调成软膏。

用法／每日3次外涂患处，连用10日。

功效／对冻疮有一定的疗效。

生姜方

材料少／材料易得／制作时间短

材料／生姜1块。

制法／生姜切片。

用法／用片轻擦冻疮处，待有发热时止。

功效／可缓解冻疮。

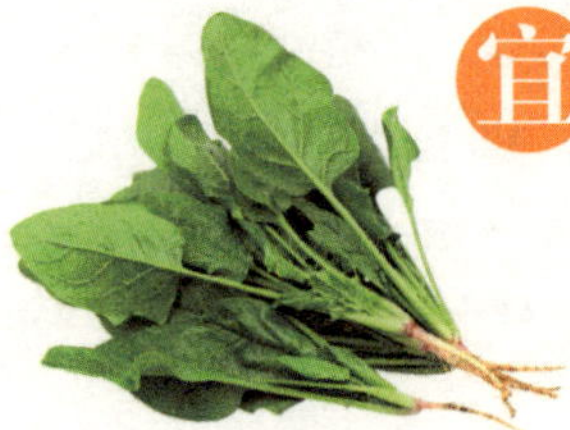

宜

牛肉、鸭肉、鲤鱼、青鱼、带鱼、菠菜、莲藕、柿子、莲子、杏仁、龙眼。

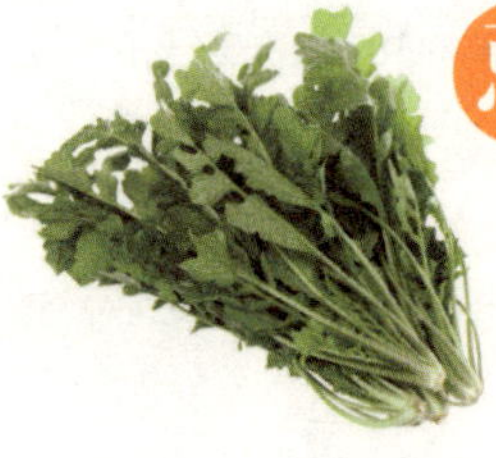

忌

韭菜、茼蒿、香菜、芥菜、洋葱、韭黄、茴香、薄荷、桂皮、白酒、腊肠、腊肉。

手足皲裂

【病症解析】

❶手足皲裂是因寒冷、机械接触、化学物等刺激，使皮肤弹性减弱而发生开裂的常见皮肤病。

❷好发于冬季，多见于劳动者和老年人，皮损好发于手指、手掌、足跟、足底外缘等皮肤角质层厚或经常摩擦的部位。

❸皮肤干燥、浅表细小裂纹、龟裂，严重者伴出血、疼痛等症状，治疗宜温经通络，养血润燥。

当归紫草膏

材料易得

材料／当归、紫草各60克，忍冬藤10克，芝麻油500毫升。

制法／将以上前3味药共研粗末，放入芝麻油中浸泡24小时，然后用文火煎熬至药枯焦，去渣备用。

用法／将药汁涂敷于患处，每日数次，至痊愈为度。

功效／可活血通络，消炎润肤。适用于手足皲裂。

生肌散

材料易得／制作时间短

材料／黄柏、甘草各50克，五倍子、白及、白蔹、儿茶、乳香、没药各30克，冰片3克，蜂蜜适量。

制法／将上述药物研成细末，混匀，过筛，密封，备用。

用法／用时取药粉适量与蜂蜜调成糊状后外涂患处。每日3～5次，3日为1个疗程。

功效／祛瘀止痛生肌，适用于手足皲裂。

白及明矾治裂方

材料少／材料易得

材料／白及15克，明矾10克，马勃6克。

制法／将上述中药水煎3次，每次用水600毫升，煎取300毫升，3次药液兑匀置于小盆内备用。

用法／用前将药液加温，洗净患手或足，再浸入药液，早、晚各浸20分钟。每剂药可浸泡3日，3剂为1个疗程。

功效／消炎收敛，适用于手足皲裂。

白及五味子膏

材料易得／制作时间短

材料／白及80克，五味子、冰片各12克，凡士林适量。

制法／将以上前3味药共研细末，然后用凡士林调成膏状，备用。

用法／将药膏涂敷于患处，每日数次，至痊愈为度。

功效／消炎润肤，适用于手足皲裂。

当归甘草姜黄方

材料易得 / 制作时间短

材料 / 姜黄、轻粉各90克，当归、生甘草各30克，紫草10克，冰片末6克，蜂蜡、芝麻油各适量。

制法 / 将姜黄、当归、生甘草、紫草放入锅内，用芝麻油浸泡半天，然后熬枯去渣，离火后加入轻粉、冰片末，最后加入蜂蜡溶化，拌匀，备用。

用法 / 先洗净患处，再将药膏涂敷于患处，每日2～3次。

功效 / 活血润肤，适用于手足皲裂。

猪胰方

材料少 / 材料易得 / 制作时间短

材料 / 猪胰1具，黄酒适量。

制法 / 将猪胰清洗干净，放入适量黄酒中，用手揉搓猪胰，将其揉烂，取汁备用。

用法 / 用时以棉签蘸药汁涂擦于皲裂处。每日数次，至痊愈为止。

功效 / 可以通行血脉，滋养皮肤。适用于手足皲裂。

三白当归生地膏

材料易得 / 制作时间短

材料 / 白芷12克，白及、全当归、生地黄各15克，紫草9克，白蜡250克，芝麻油120毫升。

制法 / 将以上前5味药放入锅内，用芝麻油浸泡半天，然后熬枯去渣，离火后加入白蜡溶化，拌匀，备用。

用法 / 睡前洗净患处，再将药膏用文火熔化，涂敷于患处，每晚1次。

功效 / 活血润肤，适用于手足皲裂。

双白大黄方

制作时间短

材料 / 白及、白薇各30克，大黄50克，冰片3克，蜂蜜适量。

制法 / 将以上前4味药共研极细末，用蜂蜜调成糊状，备用。

用法 / 先洗净患处，再将药糊涂敷于患处。每日3～5次，至痊愈为度。

功效 / 可通络，消炎，润肤。适用于手足皲裂。

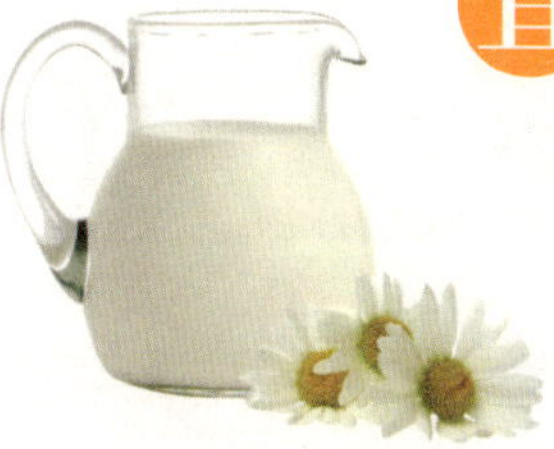

宜

牛奶、土豆、山药、荸荠、西红柿、猪瘦肉、胡萝卜、白菜、黄瓜、菠菜、苋菜。

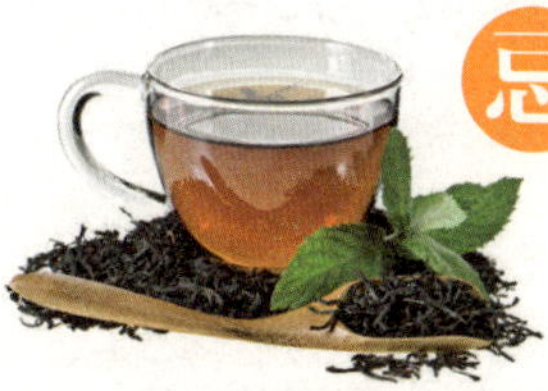

忌

韭菜、茼蒿、香菜、芥菜、洋葱、韭黄、茴香、薄荷、桂皮、浓茶、腊肠、腊肉。

头皮瘙痒、头皮屑过多

【病症解析】

❶头皮瘙痒、头皮屑多，是头皮真菌感染或者头皮过敏的症状。
❷头皮瘙痒主要由于头皮真菌感染、精神压力大、身体疲乏时头皮供血不足等引起。
❸初起为局限性白色鳞屑性斑片，其上头发变灰暗，如不治疗则逐渐扩大，其周围出现卫星样小鳞屑斑片。中医认为是肝火旺盛、中气不足的原因。

桑树枝灰洗头方

材料少／制作时间短

材料／桑树枝（晒干）适量。
制法／将桑树枝用火烧成灰，灰烬包好。
用法／先将约半碗桑树枝灰用纱布包起来，放在脸盆内，冲入热水，并将纱布搓一搓；让灰烬充分溶解在水中，再用这些溶液洗头；洗的时候先让汁液沾满头发头皮，十几分钟后用水冲洗干净即可。每2日1次。
功效／坚持使用，可见头皮屑明显减少，头痒症状缓解。

苦茶油渣洗头方

材料少／制作时间短

材料／苦茶油渣（即苦茶榨油之后剩下的茶渣）适量。
制法／1.将苦茶油渣用纱布包起来直接当成肥皂。搓洗头发。2.也可以先将苦茶油渣加水煮沸，再将渣过滤掉，留油渣汁液待用。
用法／每日1次，晚上使用。1.直接搓洗头发。2.用汁液洗头，然后用水冲洗擦干。
功效／坚持洗1个星期即可使烦人的头屑明显减少。

豆浆止头痒

材料少／材料易得／制作时间短

材料／黄豆适量。
制法／将黄豆洗净，泡一晚；次日早晨，将泡好的黄豆放入砸蒜罐，将黄豆捣成泥状，然后将其放入一个铝盆内，加水熬煮，半小时后，洗头用的豆浆制成。
用法／用豆浆代水洗头。每日1次，晚上使用。
功效／坚持1个月可缓解头痒症状。

米汤洗头方

材料少／材料易得／制作时间短

材料／米汤水半盆。
用法／将头发在温和的米汤中浸泡约15分钟，并不断揉搓头顶及发根，随后用洗发液将头发洗净。每日1次。
功效／对去屑有一定效果。

白发

【病症解析】

❶白发可分为先天性白发和后天性白发两种。

❷先天性白发多与白化病同时伴发，有时也发生在一些遗传性病患者身上，呈家族遗传特点。

❸后天性白发中除老年性白发外，多见过早白发，遗传、精神创伤、情绪激动、悲观抑郁、营养不良等为重要发病因素。有时为某些疾病的症状之一。

地黄杏仁丸

材料易得／制作时间短

材料／干熟地黄2 000克，杏仁（汤浸，去红衣，研成膏状）500克，诃子250克。

制法／将干熟地黄和诃子研为细末，加入杏仁搅匀，炼蜜和调，做成梧桐子大小的丸药。

用法／用温水送下，每次30粒，饭前服。

功效／坚持服用可起到乌发的作用。

备注／服药期间忌食生葱、白萝卜、大蒜等刺激性食物。

黑豆雪梨汤

材料少／材料易得／制作时间短

材料／黑豆30克，雪梨2个。

制法／雪梨切片，加适量水与黑豆一起放锅内，用武火煮开后改文火炖至烂熟。

用法／食梨饮汤。每日2次，连用30日。

功效／适用于肺阴亏损所致的毛发柔弱、色白，倦怠乏力易感冒者。

何首乌淡菜汁

材料少／材料易得／制作时间短

材料／淡菜100克，何首乌片15克。

制法／将淡菜洗净后，加何首乌片，放入锅中蒸，或者隔水炖，待熟即成。

用法／趁热饮汤汁，每日1剂，分2～3次服用。

功效／连服1～2个月能使头发转黑。

备注／何首乌虽属药品，但药味不浓，饮汁后，何首乌可抛去，淡菜加豉油再煮。

核桃仁方

材料少／材料易得

材料／核桃仁1 000克，白砂糖适量。

制法／核桃仁放冷水中浸泡3日，取出后去掉皮；锅中加适量清水，放白砂糖，待溶化后倒入核桃仁中搅匀即可。

用法／取适量食用，每日2次，每次10克。

功效／适用于少年白发。

脱发

【病症解析】

①脱发分为两种类型：生理性脱发和病理性脱发。病理性脱发的症状是头发油腻，如同擦油一样，亦有焦枯发蓬，缺乏光泽，有淡黄色鳞屑固着难脱，或灰白色鳞屑飞扬，自觉瘙痒。

②中医认为本病有两个原因：一是血热风燥，血热偏胜，耗伤阴血，血虚生风，更伤阴血，阴血不能上至颠顶濡养毛根，毛根干涸，致发虚、脱落。二是脾胃湿热，致使湿热上蒸颠顶，侵蚀发根所致。

侧柏叶酒精方

材料少／材料易得

材料／新鲜侧柏叶（包括青绿色种子）25～35克，50%～60%的酒精100毫升。

制法／侧柏叶切碎，在酒精中浸泡7日，过滤，静置，取中上层深绿色药液，备用。

用法／用棉棒蘸药液，涂擦毛发脱落部位，每日3～4次。

功效／适用于脂溢性脱发。

柏枝椒仁半夏方

材料少／材料易得／制作时间短

材料／柏枝（干药）、椒仁、半夏各90克，蜂蜜、生姜汁各少许。

制法／将以上前3味药加水500毫升，煎至250毫升，入蜂蜜少许，再煎1～2沸。

用法／用时入生姜汁少许，调匀，涂擦脱发处，每日2次。

功效／止脱生发，对脱发有一定的疗效。

半夏生姜方

材料少／材料易得

材料／生半夏、生姜各300克，芝麻油1 000克。

制法／将前2味药捣烂，加入芝麻油，浸渍半月。

用法／用时先以生姜片涂擦患处，后用药油涂之，每日1次。

功效／适用于脱发。

何首乌蜂蜜方

材料易得／制作时间短

材料／何首乌40克，核桃仁、黑芝麻各80克，蜂蜜适量。

制法／将除蜂蜜外的材料一同研成粉末状，加蜂蜜调匀。

用法／加适量温开水调匀，温服。每日1次，半个月为1个疗程。

功效／美发乌发，适用于脱发。

鲜骨碎补方

材料少／材料易得／制作时间短

材料／ 鲜骨碎补、盐各适量。

制法／ 将骨碎补切成薄片，备用。

用法／ 用骨碎补片蘸取盐水涂擦患处，每日3次。

功效／ 活血补肾，生发。适用于脱发。

骨碎补侧柏叶方

材料少／材料易得

材料／ 骨碎补、侧柏叶各10克，85%酒精100毫升。

制法／ 将所有材料混合后，置14日，滤渣取汁。

用法／ 取汁涂擦于患处，每日数次，每次1～5分钟，以皮肤感觉发热为宜，连用半年。

功效／ 止痒生发。

当归生熟地黄川芎汤

材料易得／制作时间短

材料／ 当归20克，生地黄、熟地黄、白芍、制首乌、侧柏叶、白鲜皮各15克，川芎、红花、桃仁、泽泻各10克，蝉蜕6克，黑芝麻一小撮。

制法／ 将上药以水煎煮，煎药时，放上黑芝麻做药引。

用法／ 每日1剂，分2次服用。

功效／ 乌发美发，生发。适用于脱发。

透骨草方

材料少／材料易得／制作时间短

材料／ 透骨草45克。

制法／ 透骨草煎汤。

用法／ 以汤熏洗头部，每次20分钟，每日熏洗1次，洗完后不要再用水冲洗头发。用药时间为4～12日。

功效／ 适用于脂溢性脱发。

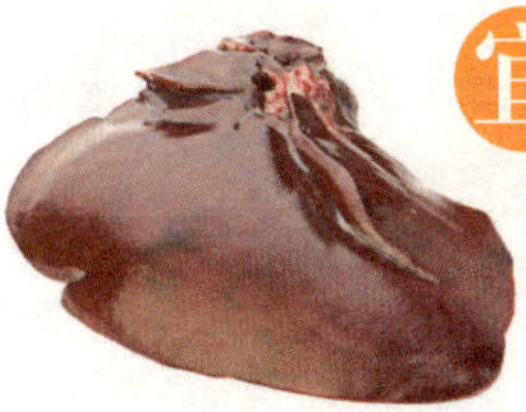

宜 动物肾脏、鸡蛋、鲫鱼、牛奶、黑豆、黄豆、玉米、柑橘、蚕豆、黑芝麻、南瓜。

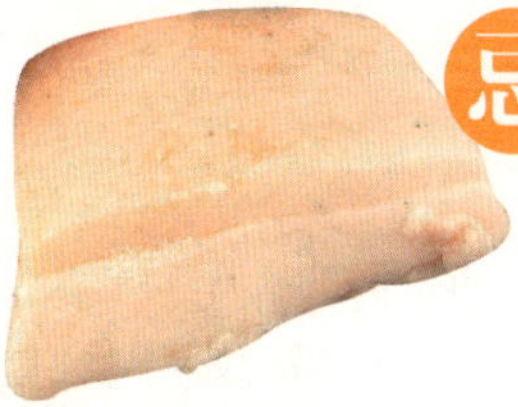

忌 肥肉、烧烤类食物、咖啡、浓茶。

【0成本按摩方】·百会

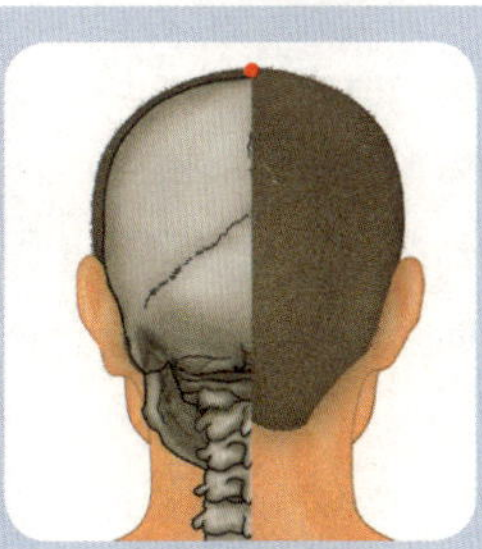

标准定位：在头部，前发际正中直上5寸。

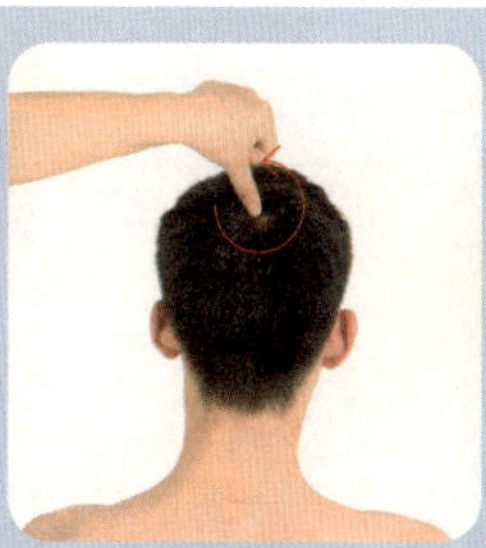

按摩方法：用大拇指做圈状按揉，有酸胀、刺痛的感觉。每次揉按1～3分钟。

手癣

【病症解析】

❶手癣又称为鹅掌风，是手部皮肤浅部真菌感染所引起的。多因搔抓患有癣病的足部传染而致或甲癣蔓延而致。

❷发病时，手掌局部有界限明显的红斑脱屑、皮肤干裂，甚至整个手掌皮肤肥厚、皲裂、脱屑；亦可出现水疱或糜烂，自觉瘙痒，或瘙痒不明显，多始于一侧手指尖或鱼际部。

杨树叶方

材料少 / 材料易得 / 制作时间短

材料 / 白杨树嫩叶适量。

制法 / 将杨树嫩叶搓出黄水。

用法 / 取黄水涂擦在患处，每日1次，直至皮肤发红。

功效 / 适用于手癣。

皂角方

材料少 / 材料易得 / 制作时间短

材料 / 大皂角4个，陈醋250毫升。

制法 / 大皂角连子压碎，然后放入陈醋里煎滚。

用法 / 如患掌痛重，应该只熏别洗；如患掌痒重，可先熏后洗。

功效 / 适用于手癣。

仙人掌方

材料少 / 材料易得 / 制作时间短

材料 / 仙人掌适量。

制法 / 仙人掌去皮、刺，洗净，捣烂，用生白布拧汁。

用法 / 取汁涂患处，每日2～3次。

功效 / 适用于手癣。

松针方

材料少 / 材料易得 / 制作时间短

材料 / 鲜松针500克。

制法 / 将松针加水煎汤。

用法 / 用汤浸泡患掌，每日2次，每次15～20分钟，连续浸泡2～3日。

功效 / 适用于手癣。

榆树方

材料少 / 材料易得 / 制作时间短

材料 / 鲜嫩榆树枝适量。

制法 / 将榆树枝皮剥下来，捣烂取汁。

用法 / 敷在患处，然后用纱布包严，并用胶布粘牢，4～5小时后揭下。每3日为1个疗程。

功效 / 适用于手癣。

足癣

【病症解析】

1 足癣又叫脚气、脚湿气，是指发生在趾掌面的真菌性皮肤病。

2 足癣的症状为脚趾间起水疱、脱皮或皮肤发白湿软、糜烂，或皮肤增厚、粗糙、开裂，可蔓延至脚底及脚背边缘，剧痒。

3 中医认为，本病多因脾胃湿热循经下注于足而发足癣，或由湿热生虫，或疫行相染所致。因此，秘方选择应以清热、解毒、利湿为主。

苦参干姜方

材料少 / 材料易得 / 制作时间短

材料 / 苦参20克，干姜4～6片。

制法 / 将苦参、干姜一起加水煎煮30分钟即可。

用法 / 药汁去渣，倒入干净盆内，加入适量开水，待水温适宜后，把患足置于盆内浸没，每日1次，于临睡前浸泡15分钟，一般4～7日可缓解。

功效 / 适用于足癣。

大蒜方

材料少 / 材料易得

材料 / 大蒜、白醋各500克。

制法 / 将大蒜剥皮，洗净。将剥好的大蒜放入白醋中腌制半天，将蒜醋液倒入干净盆中。

用法 / 每日把患足泡入蒜醋液中，次数不限，每次20～30分钟。

功效 / 适用于足癣。

鳝鱼骨方

材料少 / 材料易得 / 制作时间短

材料 / 生鳝鱼骨100克，冰片3克，芝麻油适量。

制法 / 将鳝鱼骨烘干，研为细末，冰片研为细末，将两者与芝麻油一起调匀。

用法 / 取适量涂敷患处，每日1次，一般3～4次即缓解。

功效 / 适用于足癣。

大蒜花椒方

材料少 / 材料易得 / 制作时间短

材料 / 大蒜5～6瓣，花椒10粒。

制法 / 花椒炒焦后，碾压成面（粉），然后和大蒜一起捣成糊状。

用法 / 先将患处用温水洗净，再把大蒜花椒糊敷在患处。隔日1次，每次敷20～30分钟，大蒜、花椒糊上可出现黄水。

功效 / 适用于水疱型、趾间糜烂型、鳞屑型足癣。

鸡眼

【病症解析】

❶鸡眼是足部皮肤局部长期受压和摩擦引起的局限性、圆锥状角质增生，俗称“肉刺”。

❷长久站立和行走的人较易发生，摩擦和压迫是主要诱因。

❸皮损为圆形或椭圆形的局限性角质增生，针头至蚕豆大小，呈淡黄或深黄色，表面光滑与皮面平或稍隆起，界限清楚，中心有倒圆锥状角质栓嵌入真皮，行走时有疼痛感。

半夏茎方

材料少／材料易得／制作时间短

材料／半夏茎适量。

制法／半夏茎晒干，粉碎，备用。

用法／将鸡眼在温水中泡软，削去角化层，放上生半夏粉，并用胶布固定住，连用6日，未脱落者可继续敷药。

功效／适用于鸡眼。

芋头方

材料少／材料易得／制作时间短

材料／生芋头1个。

制法／芋头连皮切片。

用法／擦患处，每次10分钟，每日3次。

功效／软坚散结，适用于鸡眼、赘疣。

备注／不要涂健康皮肤。

乌梅膏方

材料少／材料易得／制作时间短

材料／肥大乌梅适量。

制法／将乌梅加水煮至极烂，去核，过滤后再煮，以小火浓缩成稠厚的乌梅膏。

用法／用前先将患处用热水泡软，擦拭干净，取乌梅膏敷于患处，每日1次。

功效／收敛，适用于鸡眼。

补骨乌梅方

材料少／材料易得

材料／补骨脂40克，乌梅肉10克，70%的酒精80毫升。

制法／将补骨脂、乌梅肉制成粗末，泡入酒精内，密封，每日摇荡1次，5~7日后去渣即可。

用法／外用涂于患处，每日3次。

功效／软化角质，适用于鸡眼。

葱白方

材料少／材料易得／制作时间短

材料／葱白适量。

制法／将葱白洗净捣烂。

用法／敷患处，用胶布固定，每日1次，连用多次，鸡眼自然脱落。

功效/ 祛风活络，解毒消肿，用于鸡眼。

凤仙花方

材料少/材料易得/制作时间短

材料/ 鲜凤仙花适量。

制法/ 将凤仙花捣烂，备用。

用法/ 先将鸡眼剪破，用药敷患处，用胶布固定，每日1次。

功效/ 消肿止痛，祛风活血。用于鸡眼。

鸦胆子泥方

材料少/材料易得/制作时间短

材料/ 鸦胆子适量。

制法/ 将鸦胆子去壳，取肉，捣烂如泥，备用。

用法/ 用药前先将患部用热水浸软，削去鸡眼软化组织，使其呈凹陷状，填入鸦胆子泥，外用胶布固定。连用1~2次即可痊愈。

功效/ 清热燥湿，解毒杀虫。用于鸡眼。

明矾盐碱方

材料少/材料易得/制作时间短

材料/ 明矾、食盐、食碱各10克，米酒适量。

制法/ 将以上前3种材料研磨成细末，倒入米酒调成糊状。

用法/ 用前将鸡眼去掉，然后涂上药，干后再涂，连用3～4次即痊愈。

功效/ 敛疮止痛，清热解毒。用于鸡眼。

茄子方

材料少/材料易得/制作时间短

材料/ 茄子适量。

制法/ 将茄子洗净切碎，捣烂取汁。

用法/ 取汁涂擦患处，每日2～3次。

功效/ 活血化瘀，祛风消肿，清热解毒。适用于鸡眼。

蜂胶方

材料少/材料易得/制作时间短

材料/ 蜂胶适量。

制法/ 将患部用热水泡软，用刀片削去表层病变组织，然后将蜂胶捏成饼状。

用法/ 敷患处，用胶布固定6～7日后鸡眼自然脱落，还须再贴蜂胶6～7日，至患处皮肤见好为止。

功效/ 消炎，润燥。适用于鸡眼。

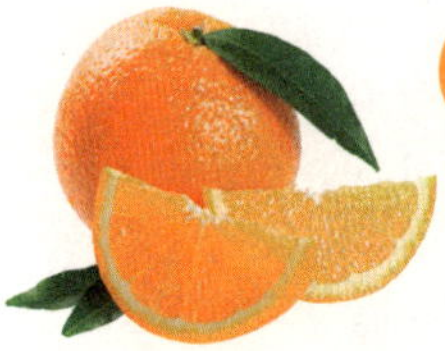

宜

黄瓜、白菜、菠菜、苋菜、冬瓜、西红柿、橙子、苹果、梨。

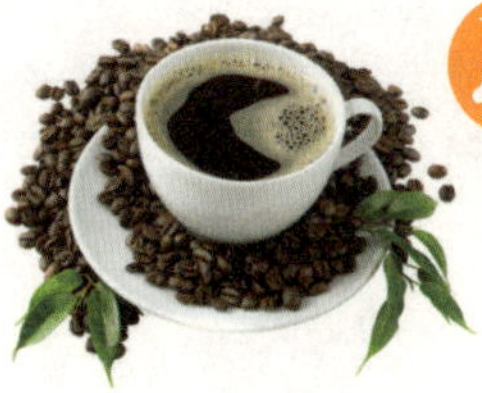

忌

辣椒、肥肉、白酒、浓茶、咖啡。

腋臭

【病症解析】

1 腋臭是指腋部分泌的汗液有特殊的臭味或汗液经分解后产生臭味。

2 由于细菌与汗腺的分泌物发生作用，产生不饱和脂肪酸，导致了特殊臭味的形成。与遗传因素有关，患者大多有家族史。

3 症状为腋下汗味刺鼻，臭味特殊，夏季更明显。患者往往伴有色汗，以黄色居多。

香体丸

材料易得／制作时间短

材料／豆蔻、藿香、零陵香、桂心各30克，香附60克，甘松香、当归各15克，青木香3克，槟榔2枚，蜂蜜适量。

制法／将以上中药一同研成粉末状， 蜜和为丸，如大豆大。

用法／经常含1粒药丸在口中，待口中出现药液后咽汁。

功效／芳香辟秽，香口香体。适用于秽浊内蕴型腋臭。

香体散

材料易得／制作时间短

材料／陈皮、川椒、枯矾、白芷各6克，冰片0.5克。

制法／将以上除冰片外的中药共研细末，再加入冰片，研成极细末，装入小瓶中，备用。

用法／将腋臭部位用温水洗净，擦干，用细纱布撒上药末，在腋窝处揉擦按摩。每日2～3次，10日为1个疗程。

功效／可有效缓解腋臭。

田螺麝香方

材料少／材料易得

材料／大田螺1个，麝香1.5克。

制法／待田螺张口，放入麝香，埋地中49日，取出。

用法／用前，以墨涂擦患处，待干后，清水冲洗，留有墨处即是患窍，以螺汁点患处即可。

功效／清热，辟秽，活血，散结，利水。适用于腋下狐臭难闻。

田螺巴豆方

材料少／材料易得

材料／大田螺、巴豆各1个。

制法／待田螺张开，将巴豆纳入，放于杯中，夏1夜，冬则7夜，自然成水。

用法／取此水擦之，日久见效。

功效／清热，利水，杀虫。用于治腋下狐臭难闻。

备注／巴豆有大毒，切忌入口。

泥鳅消炎方

材料少／材料易得／制作时间短

材料／ 泥鳅。

制法／ 将泥鳅（不洗，带黏液）捣烂。

用法／ 取适量涂敷腋下，连涂数次，直至治愈。

功效／ 消炎散肿，解毒除臭。

嫩姜汁方

材料少／材料易得／制作时间短

材料／ 嫩姜。

制法／ 将嫩姜洗净，捣碎，用纱布绞压取汁液。

用法／ 涂汁于腋下，每日数次。

功效／ 消狐臭。

冰片酒精药液方

材料少／材料易得／制作时间短

材料／ 冰片3克，50度的酒精20毫升。

制法／ 将冰片放入酒精中，密封后待其自行溶解。

用法／ 用肥皂水清洗腋窝，擦干后涂上药液。每日2次，10日为1个疗程。

功效／ 可有效抑制腋臭。

龙眼胡椒方

材料少／材料易得／制作时间短

材料／ 龙眼核6个，胡椒5粒。

制法／ 共研细。

用法／ 外擦腋汗处。

功效／ 敛湿祛臭，用治狐臭。

生地麦冬饮

制作时间短

材料／ 乌梅、浮小麦、生地黄、麦冬各20克，五味子、石斛各12克，煅牡蛎20克（先煎），牡丹皮10克，茯苓15克，竹叶10克，甘草5克。

制法／ 将上药以水煎煮，取药汁。

用法／ 每日1剂，分2次服用。

功效／ 可有效缓解腋臭症状。

二石冰片方

制作时间短

材料／ 滑石70克，炉甘石15克，密陀僧10克，冰片5克。

制法／ 把以上4味药共研细末，备用。

用法／ 温水洗净患处，擦干，再用药擦患处。每日2~3次，直至痊愈。

功效／ 适用于腋臭。

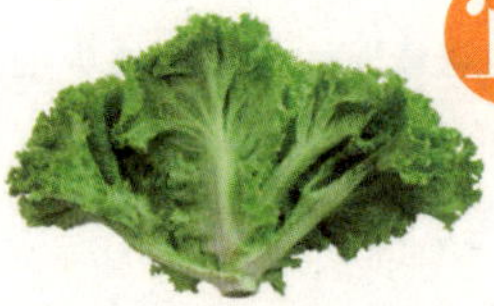

宜

生菜、白菜、菠菜、苋菜、冬瓜、黄瓜、西红柿、橙子、苹果。

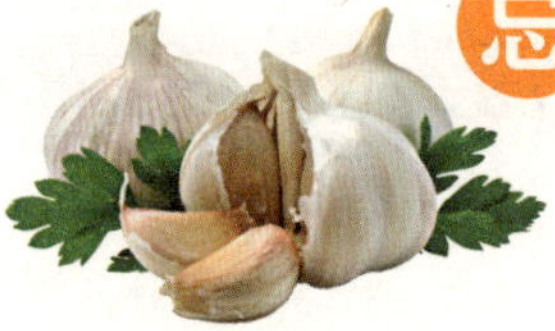

忌

辣椒、胡椒、花椒、韭菜、大蒜、大葱、肥肉、酒、浓茶、咖啡。

酒糟鼻

【病症解析】

1. 酒糟鼻是一种面部的弥漫性潮红，伴发丘疹、脓疱及毛细血管扩张的慢性炎症。
2. 酒糟鼻初发于鼻头、鼻翼两侧，日久可延及两颊、前额两眉间及下颏。局部皮肤起初为弥漫性红斑，以后慢慢变得鼻头红赤，并有血丝显露，在红斑上出现散在的小丘疹、脓疮；病情到晚期时形成鼻赘。

冬瓜瓤方

材料少／材料易得／制作时间短

材料／鲜冬瓜瓤适量。

制法／鲜冬瓜瓤捣烂取汁。

用法／用汁擦患处，每日洗浴后擦数次。

功效／具有利小便、止烦渴、消热毒的作用，适用于皮肤皱纹、面部黄褐斑点及酒糟鼻。

焦栀子丸

材料少／材料易得／制作时间短

材料／焦栀子60克。

制法／焦栀子研细末，蜂蜡溶化制成丸（如梧桐子大）。

用法／每次服1丸。

功效／适用于鼻尖发红者。

枇杷叶竹叶方

材料易得／制作时间短

材料／枇杷叶12克，竹叶20克，生地黄、栀子各10克。

制法／将上述药材加水煎煮，滤渣取汁。

用法／每日1剂，睡前服用。

功效／适用于酒糟鼻。

马齿苋方

材料少／材料易得／制作时间短

材料／马齿苋适量。

制法／马齿苋煎汤。

用法／每日洗1次。

功效／适用于酒糟鼻。

桃仁红枣川芎方

材料易得／制作时间短

材料／桃仁、红枣、川芎各15克，赤芍11克，老葱3根，生姜适量，白砂糖30克。

制法／将上述除白砂糖外的材料加水，以文火煎煮25分钟，滤渣取汁，在药汁中加白砂糖拌匀。

用法／每日2次，每次150毫升。10～15日为1个疗程。

功效／活血化瘀，适用于血瘀型酒糟鼻。

第六章 妇产科病

妇产科疾病是妇女常见病、多发病，给女性的生活、工作带来很多不便。本章老偏方能让女性学会调养身体，有效解除疾病带来的烦恼，增强生活信心，提高工作的效率。

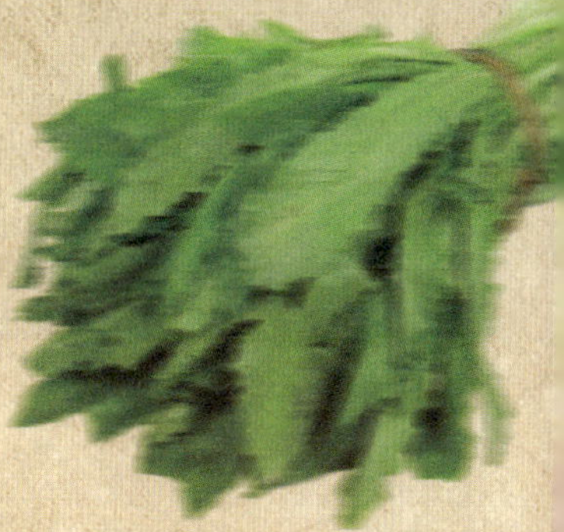

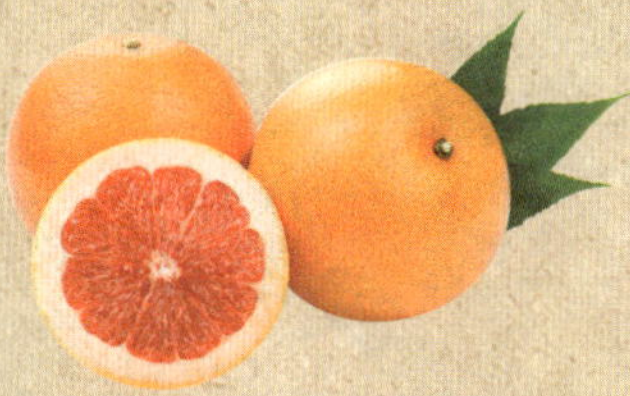

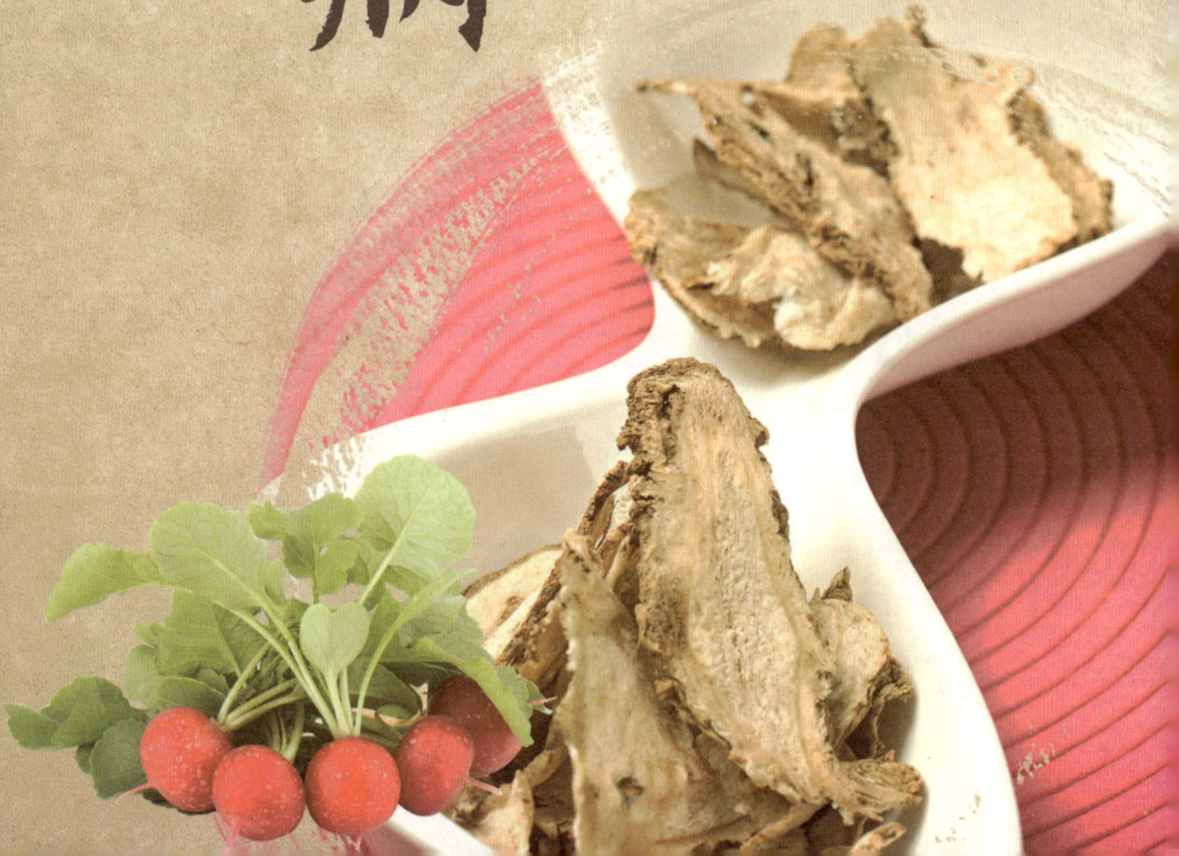

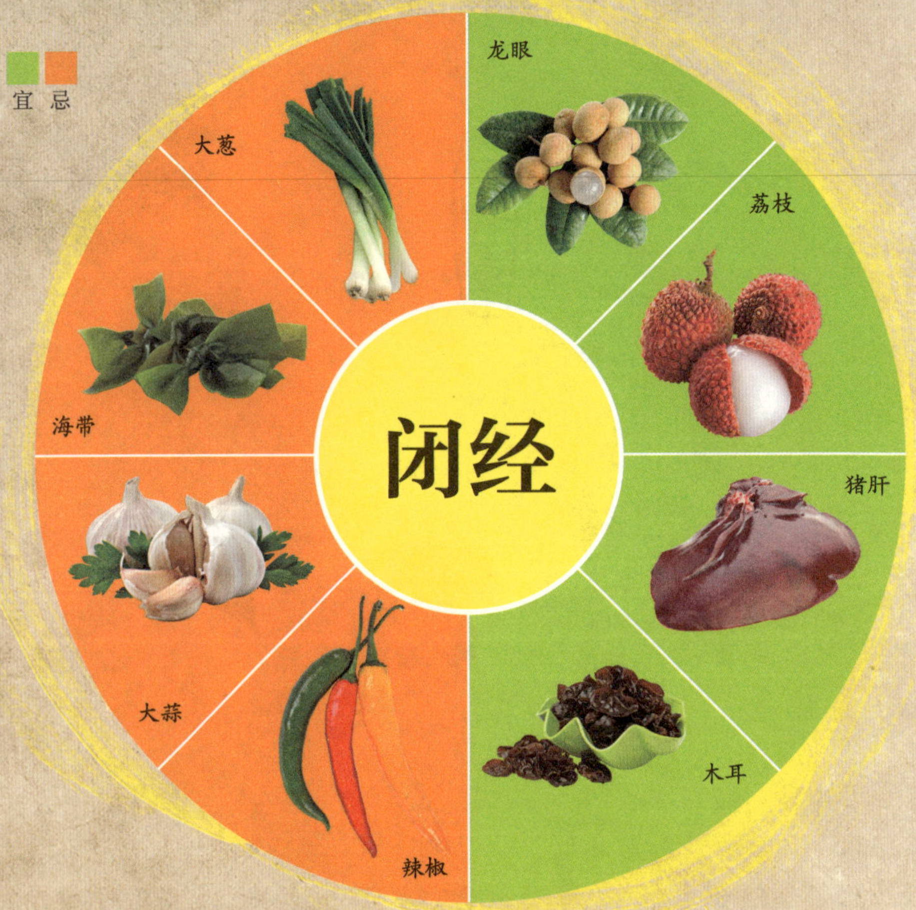

【病症解析】

1 闭经是指女子年逾18岁、月经尚未有初潮或月经周期已建立后又中断达3个月以上的现象。

2 中医认为，闭经多由先天不足、体弱多病，或多产过劳、肾气不足、精亏血少，大病、久病、产后失血，或脾虚生化不足、冲任血少，或情志失调、精神过度紧张，或受刺激、气血郁滞不行，或肥胖之人多痰多湿、痰湿阻滞、冲任失调等引起。

【0成本按摩方】·水泉

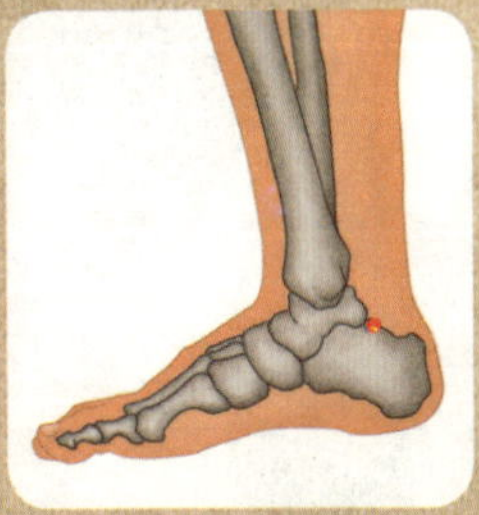

标准定位：内踝后下方，太溪直下1寸，跟骨结节内侧凹陷中。

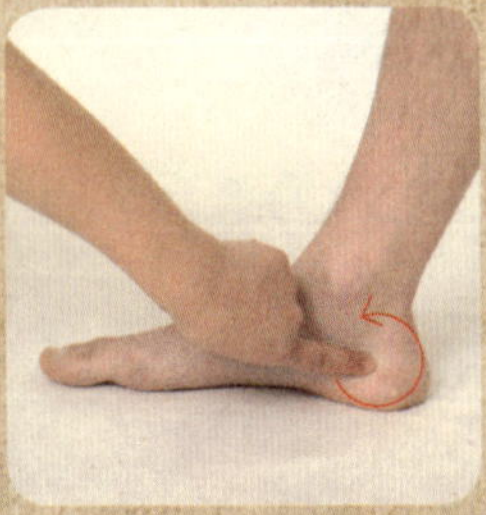

按摩方法：以手指指腹或指间关节向下按压，并做圈状按摩。

尖花汤

制作时间短

材料／酒川芎、酒丹参各15克，两头尖10克，凌霄花、茜草根、茺蔚子、延胡索、酒当归各6克，艾叶5克，炙甘草3克。

制法／将上药以水煎煮，取药汁。

用法／每日1剂，分2次服用。

功效／活血通络，用于瘀血阻滞型闭经。

薏苡仁根方

材料少／材料易得／制作时间短

材料／薏苡仁根30克。

制法／薏苡仁根用水煎煮，滤渣，取汁。

用法／每日1剂，分2次服，连服3日。

功效／适用于闭经。

月季花方

材料少／材料易得／制作时间短

材料／开败的月季花3～5朵，冰糖30克。

制法／将开败的月季花洗净，加水2杯，文火煎至1杯即可。

用法／加冰糖晾温后顿服。

功效／适用于血瘀性闭经、经痛。

丝瓜瓤方

材料少／材料易得／制作时间短

材料／丝瓜瓤30克，黄酒适量。

制法／丝瓜瓤加黄酒、开水各半，煎煮。

用法／每日服2次。忌食生冷，忌冷水洗浴。

功效／适用于闭经。

山楂鸡内金方

材料少／材料易得／制作时间短

材料／山楂、鸡内金各30克。

制法／将鸡内金、山楂一起碾成细末。

用法／每次2～3克，每日2次，用温开水送服。

功效／适用于闭经。

百合花方

材料少／材料易得／制作时间短

材料／百合花5克。

制法／百合花用水煎制。

用法／每日1剂，分2次服。

功效／活血调经。

黄瓜秧方

材料少／制作时间短

材料／黄瓜秧适量（约1米长，七八条），分心木（核桃仁的隔木）6克。

制法／将黄瓜秧、分心木一起水煎。

用法／每日1剂，分早、晚2次服用，连服5～7日。

功效／适用于闭经。

丹参琥珀方

材料少／制作时间短

材料／丹参20～30克，琥珀3克。

制法／将琥珀研成粉末，丹参水煎取汁。

用法／丹参汤送服药粉。每日1剂，连服3～5日。

功效／适用于闭经。

月经不调

【病症解析】

❶月经不调也称月经失调，是妇科常见疾病，表现为月经周期或出血量的异常，可伴月经前、经期时的腹痛及全身症状。

❷中医认为，月经周期的变异多与脏腑功能紊乱有关，经量的多少与气血的虚实有关。现代医学则认为本病多由内分泌失调引起，可能是器质性病变或是功能失常。

桃红四物汤

材料易得／制作时间短

材料／当归20克，熟地黄12克，桃仁、白芍各9克，红花、川芎各6克。

制法／将上述6味药材水煎2次，取汁200毫升。

用法／每日1剂，每次100毫升，每日服用2次。

功效／活血化瘀，适用于血瘀所致的月经不调、经量多、痛经等。

安经汤

材料易得／制作时间短

材料／当归身4.5克，生地黄、黄芩、香附各3克，白芍、生姜汁炒黄连各2.4克，川芎、艾叶、阿胶珠、甘草、黄柏、知母各1.5克。

制法／将上药以水煎煮，取药汁。

用法／每日1剂，分2次服用，每次100毫升。空腹时服用。

功效／养阴清热，和血调经。适用于阴虚血热型月经先期。

乌鸡莲子汤

材料易得／制作时间短

材料／莲子30克，乌鸡1 500克，料酒12毫升，葱12克，生姜5克，盐1小匙，鸡精半小匙。

制法／将莲子洗净，去心；乌鸡宰杀后，洗净去爪；生姜拍松；葱切段。将莲子、鸡、料酒、生姜、葱放入锅中，加水适量，置武火上烧沸，用文火炖45分钟，放入盐、鸡精即成。

用法／佐餐食用。

功效／养心安神，补脾止泻，益精固肾。适用于脾虚腹泻、月经不调、痛经、白带异常等。

川芎鸡蛋汤

材料少／材料易得／制作时间短

材料／鸡蛋2枚，川芎15克。

制法／川芎洗净，和鸡蛋一起放入锅中，加适量水，煮至鸡蛋熟透时关火。

用法／食蛋饮汤。

功效／活血调经。

当归益母茶

材料少 / 材料易得 / 制作时间短

材料 / 当归15克，益母草30克。

制法 / 将以上2味药物共制粗末，放入杯中，用沸水冲泡，加盖闷泡30分钟左右。

用法 / 代茶饮用，每日1剂。

功效 / 具有补血活血、调经止痛的功效，适用于气滞血瘀、偏于血瘀型的闭经、痛经等症。

棉花籽方

材料少 / 材料易得 / 制作时间短

材料 / 棉花籽250克，黄酒、红糖水各适量。

制法 / 棉花籽焙黄研碎，分为14包。

用法 / 以黄酒为引，红糖水送服。每日1包，服完为1个疗程。

功效 / 适用于月经失调。

荠菜汤

材料少 / 材料易得 / 制作时间短

材料 / 新鲜带根荠菜500克。

制法 / 新鲜荠菜洗净，切碎，放入砂锅中，加适量水，用中火煮沸即可。

用法 / 饮服，每日1次，约500毫升。

功效 / 适用于月经过多、产后流血、流产出血等症。

枸杞头茶

材料少 / 材料易得 / 制作时间短

材料 / 新鲜枸杞头适量。

制法 / 将新鲜枸杞头晒干，每次取用5克，用沸水冲泡。

用法 / 代茶饮。每日可泡服2次。

功效 / 清热，凉血，调经。可改善血热型月经不调。

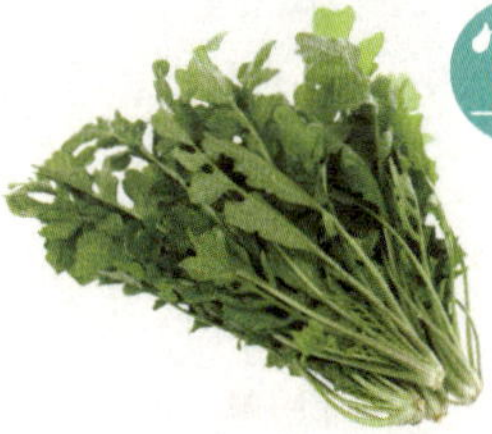

宜

鸡血、鸽肉、阿胶、海参、蚌肉、山楂、韭菜、荠菜、红糖、荷叶、羊肉、杧果。

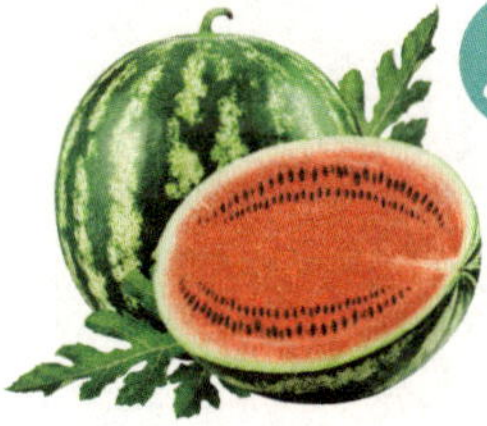

忌

螃蟹、雪梨、柿子、柑橘、枇杷、柚子、西瓜、苦瓜、豆腐、生藕、竹笋。

【0成本按摩方】· 中注

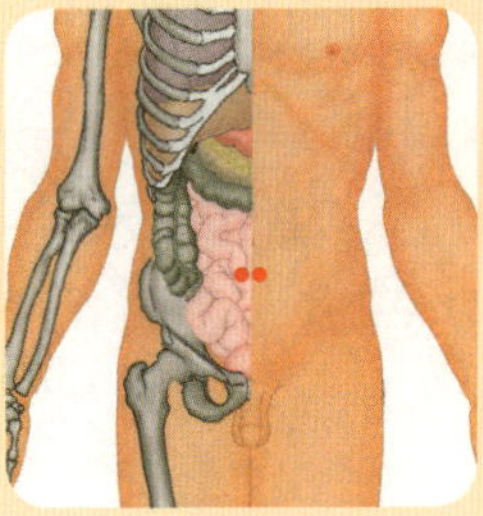

标准定位：在下腹部，脐中下1寸，前正中线旁开0.5寸。

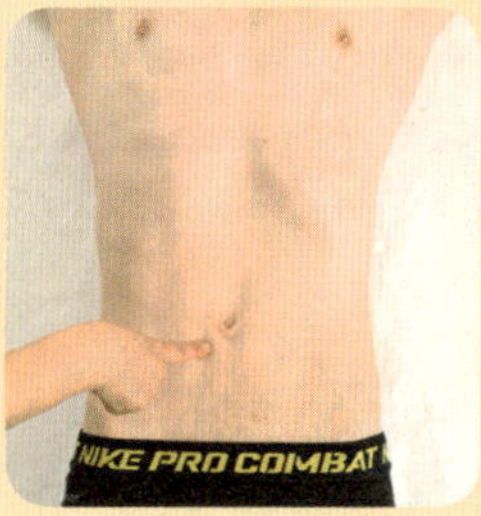

按摩方法：以手指指腹或指间关节向下按压，并做圈状按摩。

痛经

【病症解析】

❶痛经是指女性在行经期间或行经前后，小腹及腰部疼痛，甚至剧痛难忍，且随月经周期性发作的一种疾病，分为原发性及继发性两种。

❷疼痛多自月经来潮后开始，以行经第1日疼痛最剧烈，持续2～3日后缓解。疼痛常呈痉挛性，可伴有恶心、呕吐、腹泻、头晕、乏力等症状，严重时面色发白，出冷汗。

阿胶杜仲方

材料少／材料易得／制作时间短

材料／阿胶、杜仲各15克，陈艾10克，净仔鸡1只（约500克），生姜6克。

制法／将杜仲、陈艾与净仔鸡一同放入砂锅中炖。将熟时加入生姜，然后再炖20分钟即可。

用法／每次用热汤烊化阿胶5克，每日3次，饮汤食肉。每日1剂，分2次服用。

功效／适用于寒湿凝滞之痛经。

益母酒

材料少／材料易得／制作时间短

材料／益母草100克，延胡索、小茴香各50克，丹参30克，黄芪30～50克，白酒700毫升。

制法／将前5味研为粗末，置容器中，放入白酒，密封。浸泡7～14日后，过滤去渣即成。

用法／适量饮用。

功效／活血化瘀，行气止痛。适用于痛经。

八物汤

材料少／材料易得／制作时间短

材料／人参、白术、当归、茯苓、川芎、白芍、生地黄、醋炒香附、生姜各3克，炙甘草、木香各1.5克，青皮2.1克，红枣2枚。

制法／将上药以水煎煮，取药汁。

用法／每日1剂，分2次服用。

功效／健脾养血，行气解郁。适用于气血虚弱、虚中有滞型痛经。

肉桂粥

材料少／材料易得／制作时间短

材料／肉桂2～3克，粳米50～100克，红糖适量。

制法／肉桂煎取浓汁去渣；粳米入锅，加水适量，煮沸后，调入肉桂汁及红糖，同煮为粥。

用法／食粥。每日2次，3～5日为1个疗程。

功效／温中补阳，散寒止痛。适用于虚寒型痛经。

当归延胡索酒

材料少／材料易得

材料／当归、延胡索、制没药、红花各15克，白酒1 000毫升。

制法／将前4味中药捣碎，入布袋，置容器中，放入白酒，密封。浸泡7日后，过滤去渣即成。

用法／适量饮用。

功效／调经止痛，适用于经前型痛经。

金荞麦根方

材料少／材料易得／制作时间短

材料／金荞麦根干品50克（鲜品70克）。

制法／金荞麦根洗净，水煎。每剂煎取药液500毫升。

用法／月经来潮前3～5日服2剂，每日1剂，分2次服。连服2个月经周期为1个疗程。

功效／适用于痛经。

乌鸡白凤汤

材料易得

材料／黄芪20克，鹿角胶、当归、人参、熟地黄、山药、芡实各10克，鳖甲、煅牡蛎、白芍、丹参、鹿角霜各6克，桑螵蛸、川芎、银柴胡各3克，墨鱼、乌鸡各500克，生姜、盐、葱、料酒各适量。

制法／人参润软，切片，烘干碾成细末备用；其余药用纱布装袋；墨鱼洗净，与乌鸡（带鸡爪、鸡翅）和中药袋一同下锅，注入水1 000毫升，烧沸后，用文火炖煮1小时。将鸡肉取出，冲洗干净，切成小块，摆在蒸笼内，放入葱、生姜、盐、料酒的一半，药汁液500毫升，上笼蒸1小时。等鸡出笼后，择去生姜和葱，放入余下的料酒、盐，收汁，浇在鸡身上即成。

用法／佐餐食用，吃鸡肉喝汤。

功效／补脾益肾，调经活血。用于肝脾不和所致不孕及月经紊乱、痛经等。

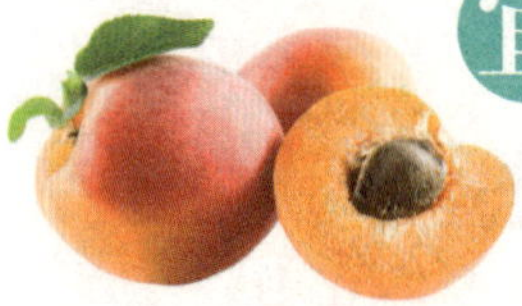

宜

鲤鱼、紫菜、绿豆芽、荷兰豆、冬瓜、梨、杏、柿子、木瓜、花生、腰果。

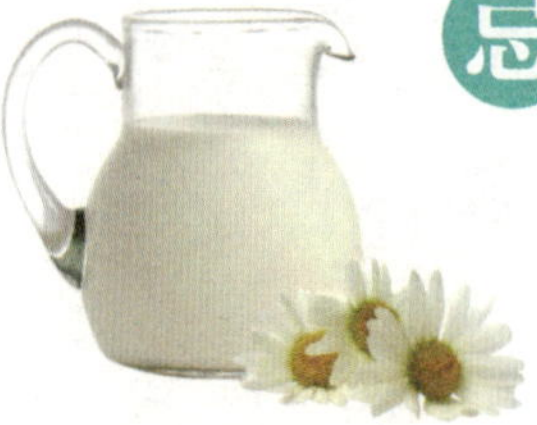

忌

牛奶、油条、肥肉、咸肉、咸菜、腊肠、辣椒、浓茶、汽水。

【0成本按摩方】·腰俞

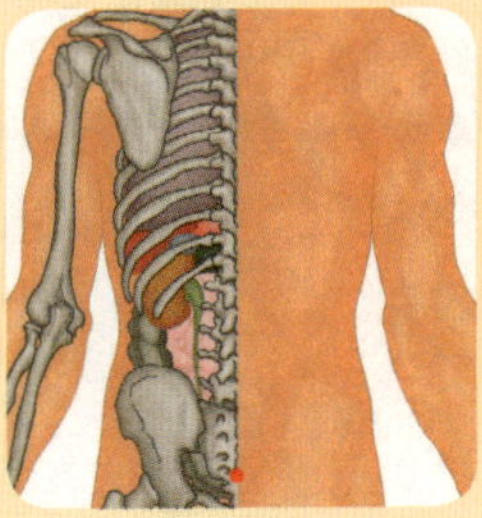

标准定位：在骶部，后正中线上，正对骶管裂孔。

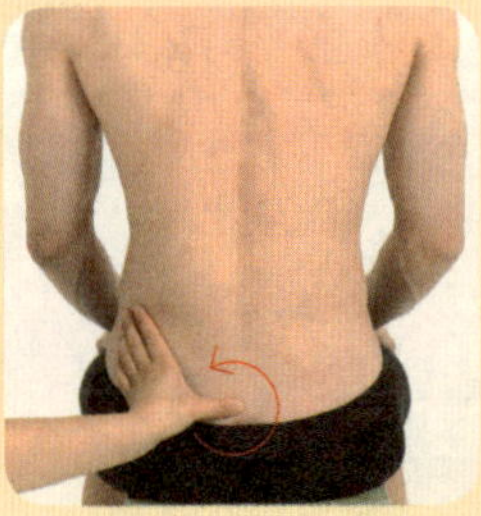

按摩方法：以手指指腹或指间关节向下按压，并做圈状按摩。

带下病

【病症解析】

❶带下是妇科疾病的一种，指白带的量、色质、气味发生异常的病症。
❷带下多由饮食不节、劳倦过度、房事不节、年老久病、情志不畅、肝脾肾虚、湿热下注，或感受寒湿等引起。常见类型有脾虚湿盛型、肾虚寒湿型、湿热湿毒型。
❸临床以带下量多、黄带、赤白带为多见，常伴有全身或局部症状。

鸡冠花鲜藕汁

材料少 / 材料易得

材料 / 鲜鸡冠花、鲜藕汁各500克。
制法 / 将鸡冠花洗净，加水适量煎煮，每20分钟取煎液1次，加水再煎，共煎3次。合并煎液，继续以文火煎煮浓缩，到将要干锅时加入鲜藕汁500毫升，再加热至鸡冠花稠烂时停火，待混匀、晒干、压碎，装瓶备用。
用法 / 每次10克以沸水冲化，顿服，每日3次。
功效 / 适用于脾虚带下。

柴活煎

制作时间短

材料 / 羌活、黄芪、苍术各6克，升麻、防风、独活各4.5克，当归9克，藁本、甘草、柴胡各3克。
制法 / 将上药以水煎煮，取药汁。
用法 / 每日1剂，分2次服用。
功效 / 痰湿下注，疏风祛湿。

清带汤

材料易得 / 制作时间短

材料 / 白术、山药、椿白皮各15克，苍术10克，陈皮3克，车前子、白芍各12克，荆芥炭、甘草各5克，柴胡6克，金银花藤30克，蒲公英20克。
制法 / 将上药以水煎煮，取药汁。
用法 / 每日1剂，分2次服用。
功效 / 适用于湿热型白带兼赤带。

赤小豆粥

材料少 / 材料易得 / 制作时间短

材料 / 赤小豆、粳米各100克，白砂糖2小匙。
制法 / 将赤小豆煮烂，然后加入粳米共煮成粥，加白砂糖调味。
用法 / 代早餐食用。连用1周。
功效 / 清热利湿，适用于湿热所致的带下量多，或黄或白，带下稠浊，有臭味，伴腰酸坠痛、外阴瘙痒等症。

丹参炖猪肉

材料少 / 材料易得 / 制作时间短

材料 / 丹参15克，猪瘦肉120克。

制法 / 丹参与猪瘦肉共煮熟即可。

用法 / 食肉饮汤。

功效 / 适用于女性红崩白带。

白扁豆方

材料少 / 材料易得 / 制作时间短

材料 / 白扁豆、米汤各适量。

制法 / 白扁豆炒后研为细末。

用法 / 用米汤调服，每次30克。

功效 / 适用于女性赤白带下。

马齿苋冲鸡蛋

材料少 / 材料易得 / 制作时间短

材料 / 马齿苋250克，鸡蛋2枚。

制法 / 马齿苋捣烂绞汁，鸡蛋取蛋清，与马齿苋搅匀，冲入沸水。

用法 / 每日2次，饮服。

功效 / 适用于赤白带下。

沙参方

材料少 / 材料易得 / 制作时间短

材料 / 沙参、米汤各适量。

制法 / 沙参研为末。

用法 / 每次6克，米汤送服。

功效 / 可改善带下病。

枸杞叶炒鸡蛋

材料少 / 材料易得 / 制作时间短

材料 / 嫩枸杞叶适量，鸡蛋1枚。

制法 / 嫩枸杞叶与鸡蛋液同炒熟。

用法 / 佐餐用。

功效 / 适用于白带量多。

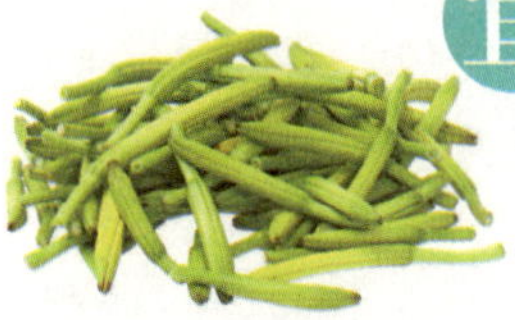

宜

麻雀、猪肚、猪瘦肉、白扁豆、赤小豆、黄花菜、豇豆、山药。

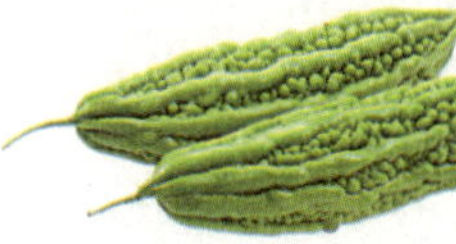

忌

荸荠、山楂、苦瓜、柿子、浓茶、洋葱、茴香、花椒、胡椒。

【0成本按摩方】·带脉

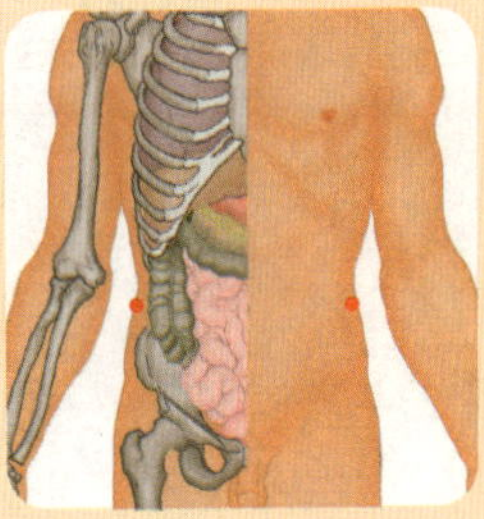

标准定位：在侧腹部，章门下1.8寸，第11肋游离端下方垂线与脐水平线的交点上。

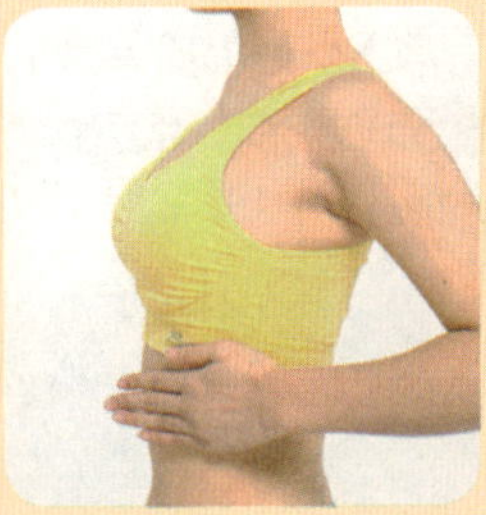

按摩方法：将两手的食指、无名指、中指并拢，同时按揉左右两侧穴位，注意力度适中。

阴道炎

【病症解析】

❶阴道炎是指因感染而引起的阴道炎症，阴道炎是女性常见的一种疾病。

❷临床上常见有细菌性阴道炎、念珠菌性阴道炎、滴虫性阴道炎、老年性阴道炎、幼女性阴道炎。

❸阴道炎常有外阴及阴道瘙痒、灼痛、白带增多且有异味，可伴有性交痛及尿痛、尿频等症状。严重时，常使人坐立不安，痛苦异常，影响工作和睡眠。

百部马齿苋汤

材料少／材料易得／制作时间短

材料／百部9克，马齿苋15克（鲜品30克）。

制法／将上药以水煎煮，取药汁。

用法／每日1剂，分2次服用。

功效／可清热利湿杀虫，适用于肝经湿热型滴虫性阴道炎，症见带下量多、色黄或黄绿、质稠如脓、臭秽，外阴瘙痒、灼痛，心烦口苦，胸胁胀痛，尿黄便结，舌质红，苔黄腻，脉弦滑。

石榴皮粥

材料少／材料易得／制作时间短

材料／石榴皮30克，粳米100克，白砂糖适量。

制法／石榴皮洗净，放入砂锅，加适量水煎煮，取汁去渣，再加入粳米煮粥，待粥将熟时，加入白砂糖稍煮即可。

用法／每日1剂。

功效／适用于阴道炎引起的带下绵绵、腰酸腹痛等症。

萆薢百部汤

制作时间短

材料／萆薢、百部、苦参、野菊花、土茯苓各15克，黄柏、赤芍、牡丹皮、贯众各12克，滑石（包）10克，生甘草6克。

制法／将上药以水煎煮，取药汁。

用法／每日1剂，分2次服用。

功效／清热解毒，利湿杀虫。适用于湿毒型滴虫性阴道炎，症见带下量多、色黄如脓、混杂血丝，或混浊如泔、臭秽，阴中灼热瘙痒，口干心烦，尿频涩痛，舌质红，苔黄腻，脉滑数。

柴胡石膏汤

制作时间短

材料／柴胡、黄芩、前胡、茯苓、桑白皮各6克，石膏15克，荆芥4.5克，升麻、甘草各3克。

制法／将上药以水煎煮，取药汁。

用法／每日1剂，分2次服用。

功效／清热燥湿，祛风止痒。适用于湿热下注型阴道炎。

茯苓粥

材料少／材料易得／制作时间短

材料／ 茯苓30克，粳米50克。

制法／ 茯苓研末，粳米如常法煮粥，半熟时，加入茯苓末，然后煮至粥熟。

用法／ 空腹食用。

功效／ 健脾补虚，适用于脾虚湿重引起的细菌性阴道炎。

参苓白术散

材料易得／制作时间短

材料／ 人参、茯苓、白术、山药、炙甘草各100克，炒白扁豆75克，莲子肉、薏苡仁、桔梗、砂仁各50克。

制法／ 将上药共研为细末。

用法／ 每次6～9克，温开水送服。

功效／ 健脾益胃，适用于脾虚生湿、湿浊下注之阴道炎。

五倍子方

材料少／材料易得／制作时间短

材料／ 五倍子15克。

制法／ 五倍子水煮取汁。

用法／ 趁热熏洗外阴，然后冲洗阴道。每日1次，3日为1个疗程。

功效／ 适用于阴道炎。

车前草猪小肚汤

材料少／材料易得／制作时间短

材料／ 车前草40克，猪小肚200克，盐1小匙。

制法／ 车前草洗净，切碎；猪小肚洗净，切块。一起入锅加水煲汤，用盐调味。

用法／ 饮汤食猪小肚。

功效／ 适用于湿毒性阴道炎引起的白带过多。

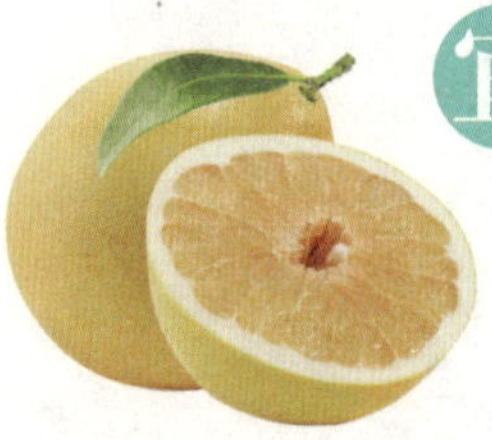

宜

冬瓜、西瓜、酸奶、菠菜、苹果、葡萄、梨、李子、柚子、西蓝花、金针菇。

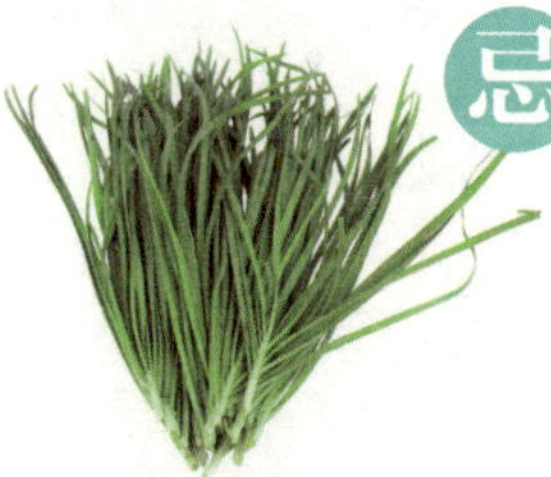

忌

腊肠、腊肉、韭菜、田螺、鸭血、虾皮、螃蟹、猪油、奶油。

【0成本按摩方】·会阴

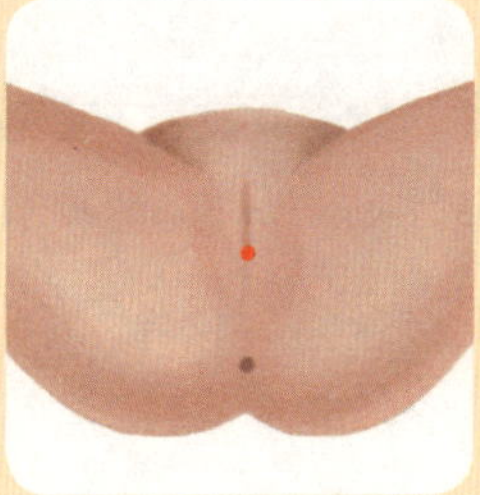

标准定位：在会阴部，男性在阴囊根部与肛门连线的中点，女性在大阴唇后联合与肛门连线的中点。

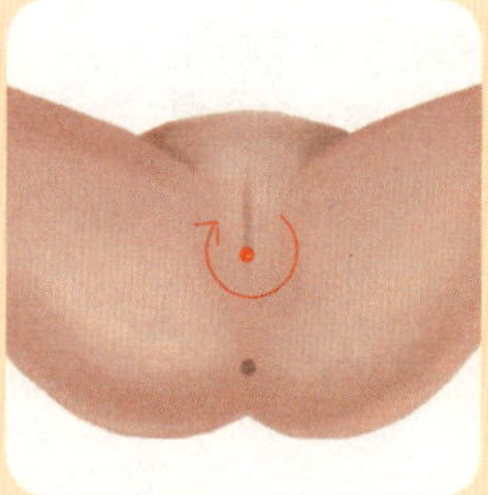

按摩方法：以手指指腹或指间关节向下按压，并做圈状按摩。

外阴瘙痒

【病症解析】

❶外阴瘙痒是妇科疾病中很常见的一种症状，妇科多种病变及外来刺激均可引起瘙痒。

❷外阴瘙痒多发生于阴蒂、小阴唇，也可波及大阴唇、会阴和肛周。多为阵发性发作，一般夜间重。瘙痒重者，可见皮肤抓痕。

❸中医认为，本病的发生多因脾虚生湿、湿盛下注，或肝经湿热下注，或肝肾不足、精亏血虚、生风化燥所导致。选择的方剂应以清热、解毒、利湿为主。

蛇白汤

材料易得／制作时间短

材料／蛇床子、白鲜皮、黄柏各50克，荆芥、防风、苦参、龙胆草各15克，薄荷1克（后下）。

制法／将上药以水煎煮。

用法／外用熏洗，每日2次。10～15日为1个疗程。

功效／适用于外阴瘙痒，如阴道内瘙痒可熏洗阴道；带下多而黄者黄柏加倍；有滴虫或真菌感染者，苦参加倍。

当归饮

材料易得／制作时间短

材料／白芍25克，当归、生地黄、白蒺藜各20克，川芎、防风、制首乌、荆芥各15克，黄芪30克，甘草10克。

制法／水煎2次，取汁200毫升。

用法／每日1剂，分2次服用，每次服100毫升。

功效／适用于血虚生风型外阴瘙痒。

知柏地黄汤

材料易得／制作时间短

材料／山药、山茱萸各12克，黄柏、知母各60克，茯苓、牡丹皮、泽泻各9克，熟地黄24克。

制法／水煎2次，取汁200毫升。

用法／每日1剂，分2次服用，每次服100毫升。

功效／适用于由肝肾阴虚引起的外阴瘙痒症。

桃叶方

材料易得／制作时间短

材料／鲜桃叶120克。

制法／鲜桃叶洗净，水煎。

用法／淋洗阴部。每日2次，7～10日为1个疗程。

功效／适用于肝肾阴虚型外阴瘙痒，症见阴部干涩、灼热瘙痒，头昏目眩，五心烦热，腰膝酸软，带下色黄。

甘草方

材料少／材料易得／制作时间短

材料／甘草30克。

制法／甘草煮水。

用法／频洗患处，每日3～5次。

功效／适用于外阴瘙痒。

蛇床子方

材料少／材料易得／制作时间短

材料／蛇床子适量。

制法／蛇床子研为细末。

用法／棉裹入阴中。

功效／适用于外阴瘙痒。

马齿苋粥

材料少／材料易得／制作时间短

材料／粳米80克，马齿苋50克。

制法／粳米加水煮粥，将熟时加入切碎的马齿苋，煮至熟烂即可。

用法／每日分2次服用。

功效／适用于外阴瘙痒。

徐长卿方

材料少／材料易得／制作时间短

材料／徐长卿500克。

制法／徐长卿煎汤。

用法／日煎2次，早、晚各1次，每次煎至500毫升，待水温适宜时熏洗之。

功效／适用于外阴瘙痒。

冬瓜子散

材料少／材料易得／制作时间短

材料／冬瓜子60克，冰糖40克。

制法／将冬瓜子与冰糖一起捣成碎末，混合均匀。

用法／每日服2次。

功效／适用于湿热下注型外阴瘙痒。

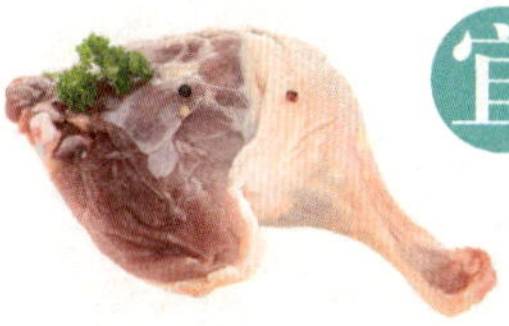

宜

菠菜、鸭肉、鲫鱼、银鱼、干贝、蚕豆、黑豆、玉米。

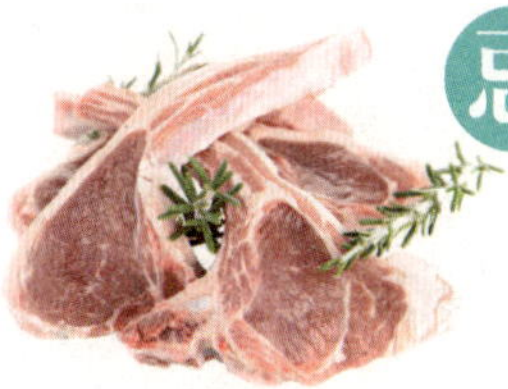

忌

羊肉、韭菜、韭黄、茼蒿、香菜、洋葱、辣椒、茴香。

【0成本按摩方】·阴廉

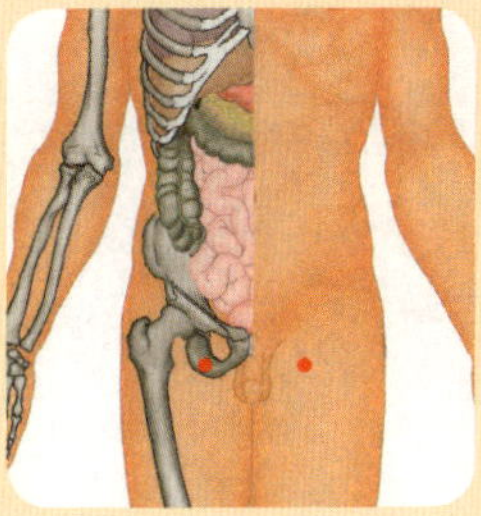

标准定位：在股前区，于气冲直下2寸，大腿根部，耻骨结节下方，长收肌的外侧缘。

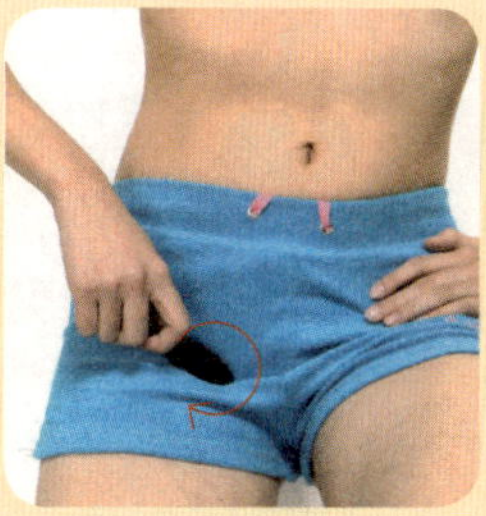

按摩方法：以手指指腹或按摩工具向下按压，并做圈状按摩。

宫颈炎

【病症解析】

❶宫颈炎是女性最为常见的妇科疾病之一，有急性和慢性两种，慢性宫颈炎较为多见。

❷宫颈炎的主要症状就是白带增多。急性宫颈炎白带为脓性，伴下腹及腰骶部坠痛，或有尿频、尿急、尿痛等膀胱刺激征。慢性宫颈炎白带为乳白色，呈黏液状或白带中夹有血丝，或性交出血，伴有外阴瘙痒、腰骶部疼痛症状，经期加重。

豉汁文蛤肉

材料易得／制作时间短

材料／文蛤肉200克，豆豉15克，大蒜10克，白砂糖、盐、植物油各适量。

制法／将文蛤肉用清水洗去泥沙，大蒜去皮，豆豉洗净。上述材料一起捣烂如泥，放入碟内，加入白砂糖、盐、植物油调匀，隔水文火蒸熟即可。

用法／佐餐食用。

功效／清热解毒，利湿止带。适用于急性宫颈炎。

半夏方

材料少／材料易得／制作时间短

材料／生半夏适量。

制法／生半夏洗净，晒干或烘干后，碾为细粉。

用法／用时，先将宫颈糜烂面分泌物擦干净，用带线的棉球蘸适量半夏粉，放入宫颈糜烂面，紧贴于疮面，线头露于阴道外，24小时后取出。每周上药1～2次，8次为1个疗程。

功效／适用于宫颈炎。

温补肾阳方

制作时间短

材料／熟地黄、鹿角胶、菟丝子、制附子、补骨脂、黄芪、杜仲各10克，肉桂6克。

制法／将上药以水煎煮，取药汁。

用法／每日1剂，分2次服用。

功效／温补肾阳，固涩止带。适用于肾虚型宫颈炎。

鸡蛋方

材料少／材料易得／制作时间短

材料／鸡蛋1枚，高锰酸钾溶液适量。

制法／鸡蛋取蛋清。

用法／先用高锰酸钾液冲洗阴道，然后将带线纱布棉球蘸上蛋清，填入子宫颈口，5小时后取出，每日1～2次。

功效／适用于慢性宫颈炎。

银花蒲公英汤

材料少／材料易得／制作时间短

材料／ 金银花、蒲公英各15克。

制法／ 将上药以水煎煮，取药汁。

用法／ 每日1剂，分2次服用。

功效／ 清热解毒，消肿散结。可辅助治疗慢性宫颈炎。

白胡椒蒸鸡蛋

材料少／材料易得／制作时间短

材料／ 鸡蛋1枚，白胡椒10粒。

制法／ 白胡椒洗净，焙干，研细末；在鸡蛋上开一小孔，将胡椒末放入蛋内，再用纸封住小孔，文火隔水蒸熟即可。

用法／ 去壳食蛋。

功效／ 适用于慢性宫颈炎。

椿白皮方

材料少／制作时间短

材料／ 椿白皮12克，扁豆花9克。

制法／ 将扁豆花、椿白皮用纱布包好，然后加水200毫升，煎煮至150毫升。

用法／ 分次饮用，连服1周。

功效／ 适用于湿热下注型宫颈炎。

蚕沙方

材料少／制作时间短

材料／ 新蚕沙、薏苡仁各30克。

制法／ 将新蚕沙、薏苡仁一起放入瓦锅内，加适量水煎服。

用法／ 每日1次，连服5～7日。

功效／ 适用于湿热下注型宫颈炎。

仙人掌炖肉

材料少／材料易得／制作时间短

材料／ 仙人掌、瘦肉各90克，盐适量。

制法／ 将仙人掌、瘦肉、盐一起入锅，隔水炖熟。

用法／ 喝汤吃肉，10日为1个疗程。

功效／ 适用于宫颈炎。

备注／ 经期停用。

香椿皮方

材料少／材料易得／制作时间短

材料／ 香椿皮30克，白砂糖50克。

制法／ 香椿皮水煎浓汤，然后去渣，再加入白砂糖调味。

用法／ 轻者每日1剂，重者每日2剂，连服7日。

功效／ 适用于盆腔炎湿热带下者。

【0成本按摩方】·气海

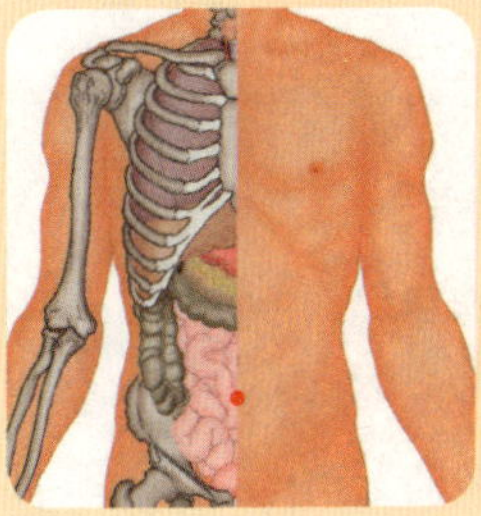

标准定位：在下腹部，前正中线上，在脐中下1.5寸。

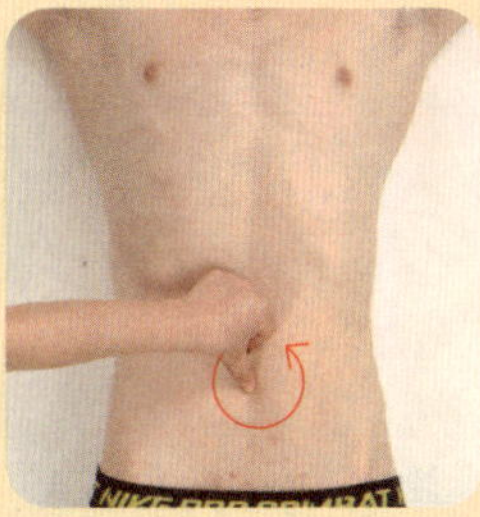

按摩方法：以手指指腹或指间关节向下按压，并做圈状按摩。

盆腔炎

【病症解析】

❶盆腔炎指女性内生殖器（如子宫、输卵管、卵巢等）及其周围的结缔组织、盆腔腹膜发生炎症。

❷盆腔炎分急性和慢性。急性盆腔炎常表现为高热、寒战、头痛、食欲不振和下腹疼痛。有腹膜炎时，可伴有消化系统症状，如恶心、呕吐、腹胀、腹泻等。慢性盆腔炎主要临床表现为月经紊乱、白带增多、腰腹疼痛及不孕等，如已形成慢性附件炎，则可触及肿块。

蜂蜜荔枝方

材料少／材料易得／制作时间短

材料／荔枝核30克，蜂蜜20克。

制法／将荔枝核敲碎，放入砂锅，加适量水，浸泡片刻后，煎煮半小时，去渣取汁，趁温热调入蜂蜜拌匀。

用法／早、晚2次分服。

功效／适用于各类慢性盆腔炎。

芹菜籽方

材料少／材料易得／制作时间短

材料／芹菜籽30克，黄酒适量。

制法／芹菜籽水煎。

用法／黄酒为引，送服。每日1剂，分2次服完。

功效／适用于盆腔炎。

干姜白芍方

材料少／材料易得／制作时间短

材料／干姜9克，白芍10克。

制法／将干姜与白芍一起加水煎煮，滤渣取汁。

用法／每日服2次。

功效／适用于盆腔炎。

皂角刺粥

材料少／材料易得／制作时间短

材料／皂角刺30克，红枣10克，粳米1小碗。

制法／将皂角刺、红枣加水煎半个小时以上，去渣取药液300毫升，加入粳米，用文火煎熬成粥即可。

用法／每日1剂，早、晚各服用1次。

功效／适用于盆腔炎。

炒大青盐

材料少／制作时间短

材料／炒大青盐500克。

制法／炒大青盐用布包好。

用法／将布包放于下腹部热敷。

功效／适用于盆腔炎。

山楂佛手方

材料少／材料易得／制作时间短

材料／山楂30克，佛手15克。

制法／将上述中药加水煎煮，滤渣取汁。

用法／每次7毫升，每日2次，连用1周。

功效／化瘀解毒，清热。适用于湿热所致的盆腔炎。

煨猪腰

材料少／材料易得／制作时间短

材料／猪腰1对。

制法／将猪腰洗干净，然后用湿纸包裹，煨至熟透。

用法／每日1次。

功效／适用于赤白带下、腰酸痛之慢性盆腔炎。

备注／带下色黄奇臭、口苦咽干、口渴喜饮的人不宜食用。

油菜籽方

材料少／材料易得／制作时间短

材料／油菜籽60克，肉桂、醋、黄酒各适量。

制法／将油菜籽炒香，与肉桂一起研为细末，醋糊为丸，如龙眼核大。

用法／用温黄酒送服。每次1～2丸，每日1～2次。

功效／适用于盆腔炎气滞血瘀者。

全当归方

材料少／材料易得／制作时间短

材料／全当归、白酒各适量。

制法／全当归用清水洗净，放入酒中浸泡。每次取15克，加水1 000毫升，武火煮至水开后，文火熬至500毫升。

用法／早、晚各服1次。

功效／适用于结核性盆腔炎。

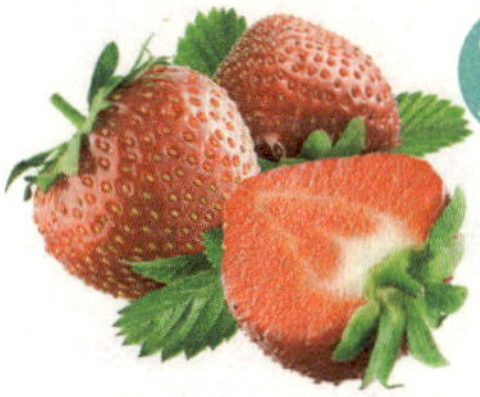

宜

猪肉、鸡肉、草鱼、青鱼、生菜、菠菜、豆芽、莲藕、苹果、草莓、山楂、花生。

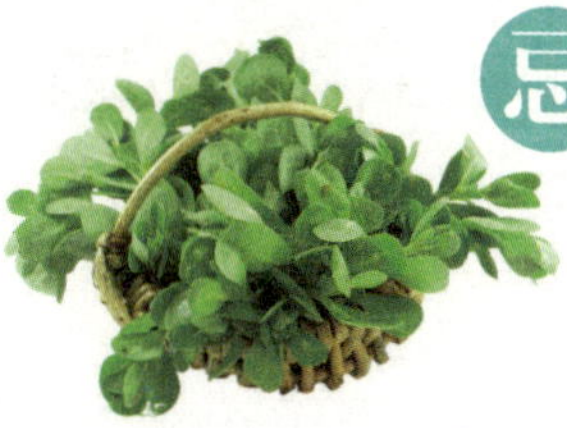

忌

茴香、辣椒、丁香、鸭血、田螺、兔肉、马齿苋、腊肉、腊肠。

【0成本按摩方】·关元

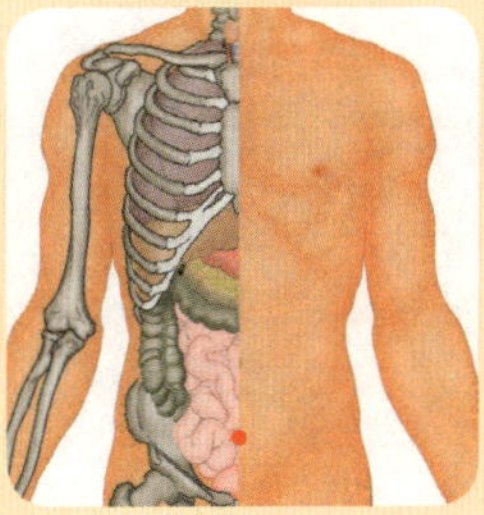

标准定位：肚脐下方3寸（4横指宽）。

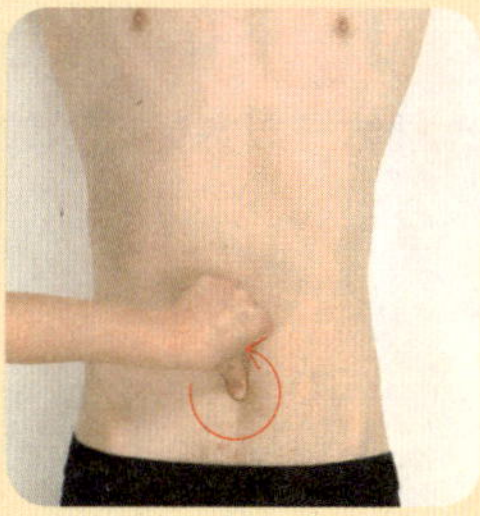

按摩方法：以手指指腹或指间关节向下按压，并做圈状按摩。

乳腺炎

【病症解析】

❶乳腺炎是乳腺受细菌感染所致的炎性病变，是产褥期的常见病，是引起产后发热的原因之一，最常见于哺乳期妇女，尤其是初产妇。

❷在众多的乳腺疾病中，乳腺炎的发病率相对较高。它主要表现为乳房结节硬块、红肿疼痛、排乳不畅，腋下淋巴结肿大，伴发热、日久局部化脓跳痛。

豆腐大飞扬草汤

材料少／制作时间短

材料／豆腐200克，大飞扬草15克（鲜品30克），盐适量。

制法／将豆腐切块，加药材及水适量，煮汤，加盐调味即可。

用法／喝汤吃豆腐，每日1剂，分2～3次服食。

功效／清热解毒，通乳止痛。适用于产妇排乳不畅、乳房胀痛、急性化脓性乳腺炎早期等。

备注／如化脓者应到医院及时处理。

蒲公英粥

材料少／材料易得／制作时间短

材料／蒲公英50克，粳米100克。

制法／蒲公英洗净，切碎，水煎，取药汁，去渣，然后加入粳米一起煮粥，以较稀薄为好。

用法／每日2～3次，稍温服。3日为1个疗程。

功效／适用于缓解急性乳腺炎。

花椒叶方

材料少／材料易得／制作时间短

材料／花椒叶2片。

制法／花椒叶晒干研末，调为浓茶。

用法／敷患处。

功效／适用于乳腺炎脓肿未溃者。

水仙花根方

材料少／材料易得／制作时间短

材料／水仙花根适量。

制法／水仙花根捣烂。

用法／敷患处，干则即换。

功效／适用于急性乳腺炎。

芙蓉花方

材料少／材料易得／制作时间短

材料／鲜芙蓉花120克，红糖适量。

制法／鲜芙蓉花和红糖捣烂。

用法／敷于患处。

功效／适用于乳腺炎初起。

马兰方

材料少／材料易得／制作时间短

材料／马兰（鲜品）120克，白砂糖适量。

制法／将马兰捣烂取汁，加适量白砂糖，搅拌调匀。

用法／每日分3次口服。药渣局部外敷。

功效／适用于急性乳腺炎。

仙人掌方

材料少／材料易得／制作时间短

材料／仙人掌1块。

制法／仙人掌捣糊。

用法／外涂患处。每日1次，3日为1个疗程。

功效／适用于乳腺炎初起。

大田基黄方

材料少／制作时间短

材料／大田基黄35克。

制法／大田基黄水煎。

用法／口服，每日2次，连服2日。

功效／可改善乳腺炎的症状。

备注／如果病情严重，可适当延长服药时间。

鲜葱方

材料少／材料易得／制作时间短

材料／鲜葱150克。

制法／鲜葱煎汤。

用法／先熏后洗患侧乳房。每日3～5次，2日为1个疗程。

功效／适用于乳腺炎。

桃树皮煮鸡蛋

材料少／材料易得／制作时间短

材料／桃树皮30克，鸡蛋1枚，白砂糖25克。

制法／将桃树皮洗净放入锅内，加水适量，煎煮25分钟，去渣，打入鸡蛋，煮熟，放入白砂糖即成。

用法／每日饭前吃鸡蛋，连服3日。

功效／清热解毒，消痈散结。适用于乳腺炎患者食用。

黄花菜根炖猪蹄

材料少／材料易得／制作时间短

材料／猪蹄1只，黄花菜根适量。

制法／将猪蹄清洗干净，与黄花菜根一起加水同煮，至猪蹄酥烂。

用法／食肉、菜，饮汤。

功效／适用于乳腺炎。

马兰根方

材料少／材料易得／制作时间短

材料／马兰根90克，马兰鲜叶、米酒各适量。

制法／马兰根水煎，马兰鲜叶加米酒捣烂。

用法／饮服马兰根药汤，捣烂的马兰叶敷于患处（不可敷乳头）。

功效／适用于急性乳腺炎。

消化汤

制作时间短

材料／金银花60克，当归30克，紫背天葵

15克，天花粉、生甘草各9克，通草3克。

制法／将上药以水煎煮，取药汁。

用法／每日1剂，分2次服用。

功效／清热解毒，活血消痈。适用于热毒内盛（化脓期）乳腺炎。

牛膝归尾粥

制作时间短

材料／牛膝、归尾各10克，粳米100克，白砂糖20克。

制法／将牛膝切3厘米长的段，归尾洗净，粳米淘净。将粳米、牛膝、归尾同放锅内，加水适量，置武火上烧沸，改用文火煮35分钟，放入白砂糖即可。

用法／佐餐食用。

功效／消炎，止痛。适用于乳腺炎。

猪胆汁方

材料易得／制作时间短

材料／猪胆汁、红糖各适量。

制法／猪胆汁和红糖水调匀，熬成膏状。

用法／涂纱布上敷患处。

功效／适用于急性乳腺炎。

当归清营汤

材料易得／制作时间短

材料／当归、生地黄、栀子、赤茯苓、白芍各9克，柴胡、川芎、甘草各3克，贝母4.5克，牡丹皮、天花粉、连翘各6克。

制法／将上药以水煎煮，取药汁。

用法／每日1剂，分2次服用。

功效／疏肝养血，滋阴润燥。适用于肝胆风热血燥（郁乳期）所致乳腺炎。

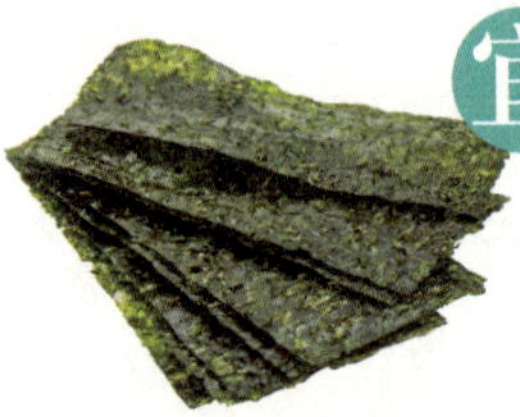

宜

紫菜、芋头、银耳、荔枝、松子、核桃、小麦、黄豆芽、绿豆、枸杞子、茯苓。

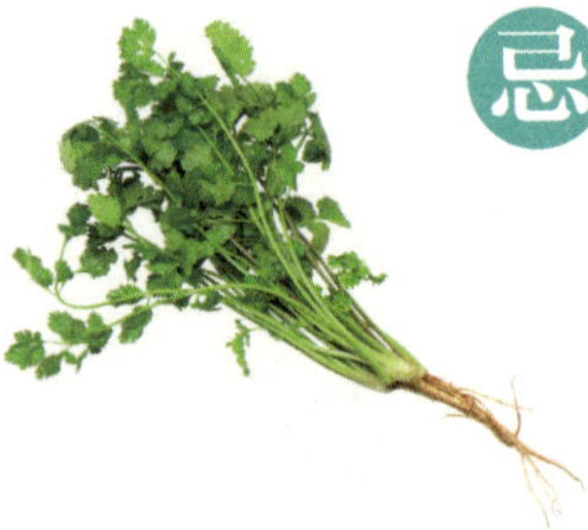

忌

奶油、猪肥肉、腊肉、腊肠、香菜、芥菜、洋葱、杏仁、辣椒、花椒、桂皮。

【0成本按摩方】·乳根

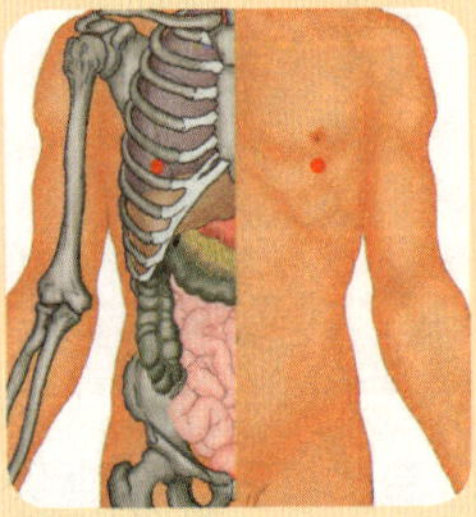

标准定位：在胸部，乳头直下，第5肋间隙，距前正中线4寸。

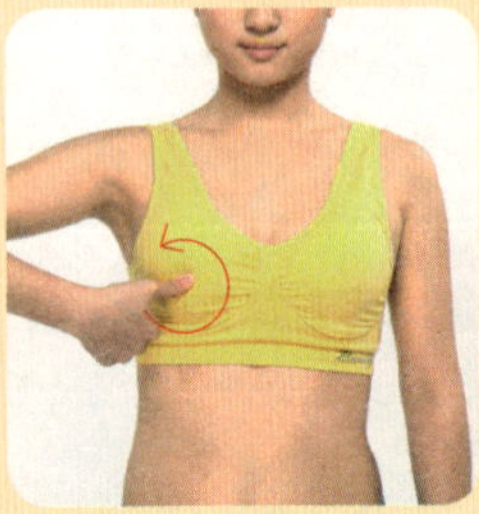

按摩方法：以手指指腹或指间关节向下按压，并做圈状按摩。

乳腺增生

【病症解析】

❶乳腺增生是指乳腺上皮和纤维组织增生，乳腺组织导管和乳小叶在结构上的退行性病变及进行性结缔组织的生长，是女性最常见的乳房疾病。

❷乳腺增生主要以乳房周期性疼痛为特征。起初为游漫性胀痛，触痛以乳房外上侧及中上部最为明显，每月月经前疼痛加剧，行经后疼痛减退或消失。严重者经前经后均呈持续性疼痛。有时疼痛向腋部、肩背部、上肢等处放射。

橘饼饮

材料少／材料易得／制作时间短

材料／金橘饼50克。

制法／将金橘饼洗净，切碎，放入砂锅，加水适量，用中火煎煮15分钟即成。

用法／每日1次。

功效／适用于乳腺增生。

青皮山楂粥

材料少／材料易得

材料／粳米100克，青皮10克，生山楂30克。

制法／将青皮、生山楂分别洗净，切碎后一起放入砂锅，加适量水，浓煎40分钟。再用洁净纱布过滤，取汁待用。将粳米淘洗干净，放入砂锅，加适量水，用文火煨煮成稠粥。粥将成时，加入青皮、生山楂浓煎汁，拌匀，继续煨煮至沸即成。

用法／每日1剂，分早、晚2次服食。

功效／疏肝理气，解郁散结。适于乳腺小叶增生，证属肝郁气滞者。

玫瑰豆花茶

材料少／材料易得／制作时间短

材料／玫瑰花6克，蚕豆花10克。

制法／将玫瑰花、蚕豆花分别洗净，沥干，一同放入茶杯中，加开水冲泡，盖上茶杯盖。

用法／代茶饮，随意饮用。

功效／疏肝理气，解郁散结。适用于乳腺小叶增生，证属肝郁气滞者。

肉苁蓉归芍蜜饮

材料易得

材料／肉苁蓉、当归、赤芍、金橘叶、半夏各10克，柴胡5克，蜂蜜30毫升。

制法／将上药分别拣去杂质，洗净，晾干后切碎。一同放入砂锅，加适量水，浸泡片刻，煎煮30分钟。用洁净纱布过滤，取汁放入容器，待其温热时，加入蜂蜜，拌均匀即成。

用法／每日1剂，分上午、下午2次服用。

功效／适用于乳腺增生。

木香当归敷方

制作时间短

材料／ 蒲公英、木香、当归、白芷、栀子、薄荷各30克，紫花地丁、瓜蒌、黄芪、郁金各18克，麝香0.4克。

制法／ 将上药研细末。

用法／ 用酒精清洗肚脐后擦干，填塞药粉0.5克，用棉花轻柔按压，胶布固定。3日换药1次，8次为1个疗程。

功效／ 适用于乳腺增生症。

备注／ 月经过多及功能性出血者忌用。

核桃茴香方

材料少／材料易得／制作时间短

材料／ 核桃1个，八角茴香1颗。

用法／ 取核桃仁、八角茴香，于饭前嚼烂后吞下。每日3次，连用1个月。

功效／ 适用于乳腺增生较轻者。

柑橘籽方

材料少／材料易得／制作时间短

材料／ 柑橘籽500克。

制法／ 柑橘籽烘干，研为细粉。

用法／ 每次服用10克，每日2次，温开水送服。

功效／ 适用于乳腺增生。

蜂房汤

制作时间短

材料／ 露蜂房、山慈菇、郁金、青皮、柴胡、橘叶各10克，贝母、香附各12克，夏枯草25克。

制法／ 将上药以水煎煮，取药汁。

用法／ 每日1剂，分2次服用。

功效／ 疏肝化痰，软坚散结。适用于乳腺增生。

乳核饮

材料易得／制作时间短

材料／ 柴胡、白芍、香附、郁金各12克，青皮、丹参、三棱各9克，夏枯草、生牡蛎各30克（先煎），白花蛇舌草、黄芪各15克。

制法／ 将上药以水煎煮，取药汁。

用法／ 每日1剂，分2次服用。

功效／ 疏肝理气，活血化瘀，消痰散结。适用于气滞血瘀、气阻痰凝型乳腺增生。

【0成本按摩方】·膻中

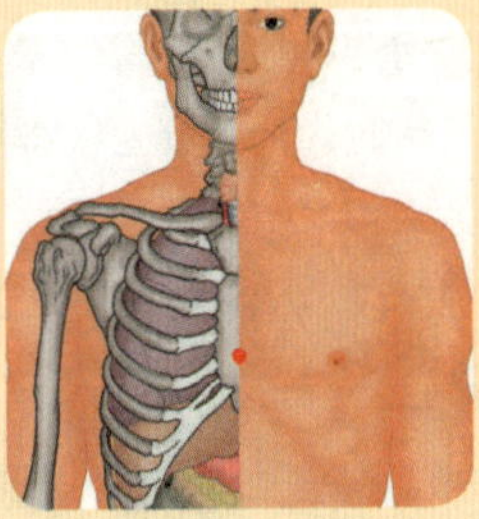

标准定位：在胸部，前正中线上，平第4肋间，两乳头连线的中点。

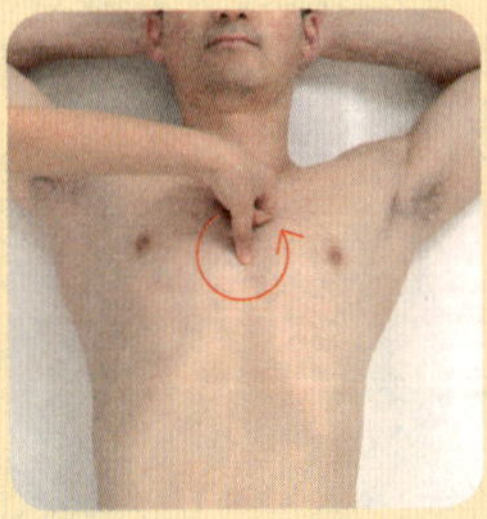

按摩方法：以中指或拇指的指腹抵住穴位并向下按压，并做圈状按摩。

不孕症

【病症解析】

❶不孕的医学定义为一年未采取任何避孕措施，性生活正常而没有成功妊娠。

❷不孕症主要分为原发不孕和继发不孕。原发不孕为从未受孕，继发不孕为曾经怀孕以后又不孕。不同病因导致的不孕症可能伴有相应病因的临床症状。

❸气血不足、肾阳不足、肝郁气滞等是造成不孕的原因。

并提汤

材料易得／制作时间短

材料／熟地黄、巴戟天（盐水浸）、土炒白术各30克，人参、黄芪各15克，山茱萸9克，枸杞子6克，柴胡1.5克。

制法／将上药以水煎煮，取药汁。

用法／每日1剂，分2次服用。

功效／能补肾气，兼补脾胃。适用于因肾气（阳）不足所致不孕症。

苍附导痰汤加减方

材料易得／制作时间短

材料／苍术、制南星、石楠叶各9克，香附、杜仲、淫羊藿各10克，陈皮6克，茯苓15克，制半夏12克。

制法／将上药以水煎煮，取药汁。

用法／每日1剂，分2次服用。

功效／燥湿化痰，理气调冲。适用于痰湿内阻型不孕症。

备注／大便溏薄者，加炮姜炭9克，焦米仁10克；经闭者，加红花、莪术各9克，赤芍12克。

灵脂白芷方

制作时间短

材料／五灵脂、白芷各6克，麝香0.3克，盐适量。

制法／将上药共研细末。

用法／将药末填敷脐孔，再用大豆大小的艾炷21壮连续灸至腹部温暖为度，5天后再灸1次。

功效／活血化瘀，散寒调经。适用于瘀阻胞络、虚寒凝滞之不孕症，症见月经后期量少色黑多块、小腹刺痛等。

紫河车丸

材料少／制作时间短

材料／紫河车2具，白酒、米酒各适量。

制法／将紫河车洗净至清汁流出为止，以白酒煮烂，捣烂成泥，炼蜜成丸，梧桐子大小。

用法／用米酒送服，每日10克，每日2次。

功效／适用于女性不孕症、子宫发育不全或肾虚者等。

红花丹参鸡

材料易得 / 制作时间短

材料 / 丹参25克，当归20克，红花15克，赤芍、桃仁、香附、青皮、川芎各10克，土鳖虫、穿山甲各8克，鸡1只，葱、生姜、料酒、盐各适量。

制法 / 将以上药物洗净，切碎，装入纱布袋内，扎紧口；鸡宰杀后，去毛、内脏及爪；生姜切片；葱切段。将鸡、药包、生姜片、葱段、盐同放炖锅内，加水2 500毫升置武火上烧沸，再用文火炖煮1小时即可。

用法 / 佐餐适量食用。

功效 / 用于妇女不孕症（双侧附件炎）。症见结婚多年未孕，经常两侧小腹胀痛，月经前期乳房胀痛、腰痛、经血量少、血色紫、有瘀血块等。

开郁种玉汤

材料易得 / 制作时间短

材料 / 酒洗当归、土炒白术各150克，酒炒白芍30克，酒炒香附、酒洗牡丹皮、茯苓（去皮）各9克，花粉6克。

制法 / 将上药以水煎煮，取药汁。

用法 / 每日1剂，分2次服用。

功效 / 能解肝脾心肾四经之郁，开胞胎之门，对不孕症有一定的疗效。

养精种玉汤

材料少 / 材料易得 / 制作时间短

材料 / 熟地黄30克，当归、白芍、山茱萸各15克。

制法 / 将上药以水煎煮，取药汁。

用法 / 每日1剂，分2次服用。

功效 / 补肾养血。适用于阴少精亏、肾亏血虚所致的不孕症。

川芎当归鸡

材料易得 / 制作时间短

材料 / 川芎、炮生姜、生蒲黄各5克，当归20克，炒小茴香、没药、肉桂、赤芍、山茱萸、乌药各10克，延胡索、五灵脂各15克，母鸡1只，葱、盐、料酒、生姜、胡椒粉各适量。

制法 / 将鸡宰杀后，去毛及内脏；药物装入纱布袋内；生姜拍松；葱切段；将鸡、药包、葱段、生姜、料酒、盐同放入炖锅内，加水2 500毫升，置武火上烧沸，再用文火炖煮1小时，食用时放入胡椒粉拌匀。

用法 / 每日1次，佐餐食用。

功效 / 补气血，暖子宫。用于原发性不孕。症见婚后多年不孕、月经不调、错后时多、日数不一、经行腹痛、量少色淡，四肢不温、喜热畏寒等。

【0成本按摩方】· 归来

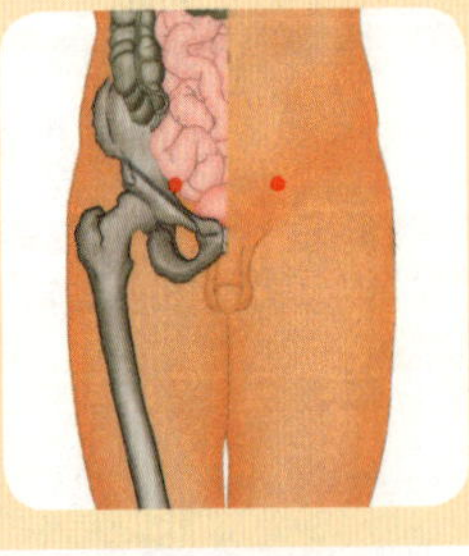

标准定位：在下腹部，脐中下4寸，前正中线旁开2寸。

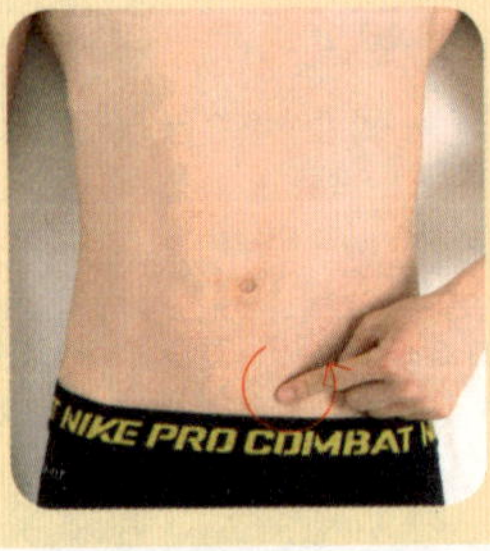

按摩方法：以手指指腹或指间关节向下按压，并做圈状按摩。

更年期综合征

【病症解析】

❶更年期综合征又称围绝经期综合征，指妇女绝经前后出现性激素波动或减少所致的一系列以自主神经系统功能紊乱为主，伴有神经心理症状的一组症候群。

❷临床表现为心悸胸闷、出汗潮热、情绪不稳、忧郁失眠、四肢乏力、性交不适、月经紊乱、面现皱纹、肌肉疼痛、体重增加及肥胖、血压升高等症状。

六味地黄汤

材料易得／制作时间短

材料／ 生地黄15克，生白芍、茯苓、潼蒺藜各12克，女贞子、泽泻、杜仲各10克，山茱萸、牡丹皮、当归、麦冬各9克。

制法／ 将上药以水煎煮，取药汁。

用法／ 每日1剂，分2次服用。

功效／ 补肾养阴。适用于肾阴不足型更年期综合征。

备注／ 阴虚火旺者，加知母、黄柏各9克，龟甲胶10克（烊冲）。

健脾温肾丸

材料易得／制作时间短

材料／ 党参、炒白术、山药各12克，菟丝子、熟地黄、枸杞子各10克，巴戟天9克，吴茱萸、陈皮各6克，砂仁（后下）3克。

制法／ 将上药以水煎煮，取药汁。

用法／ 每日1剂，分2次服用。

功效／ 健脾温肾。适用于脾肾阳虚型更年期综合征。

益肾平肝方

材料易得／制作时间短

材料／ 生地黄、麦冬、煅龙齿（先煎）各12克，山药、菟丝子、枸杞子、潼蒺藜、钩藤、生栀子各10克，山茱萸、牡丹皮、当归、龟甲胶（烊冲）各9克。

制法／ 将上药以水煎煮，取药汁。

用法／ 每日1剂，分2次服用。

功效／ 益肾平肝。适用于肾虚肝旺型更年期综合征。

附片鲤鱼汤

材料易得／制作时间短

材料／ 制附片15克，鲤鱼1条（约500克），生姜末、葱花、盐、味精各适量。

制法／ 制附片水煎取汁，将鲤鱼处理干净，再将药汁倒入锅内同煮，食时加生姜末、葱花、盐、味精调味。

用法／ 食鱼饮汤。

功效／ 适用于更年期头目眩晕、气血不足和五脏虚损者。

莲子百合粥

材料少／材料易得／制作时间短

材料／莲子、百合、粳米各30克。

制法／莲子、百合与粳米一同煮粥。

用法／每日早、晚各服1次。

功效／适用于绝经前后伴有心悸不寐、怔忡健忘、肢体乏力、皮肤粗糙者。

核桃方

材料少／材料易得／制作时间短

材料／核桃仁20克，白砂糖50克，黄酒100毫升。

制法／将核桃仁捣碎，与白砂糖一起放入锅中，加入黄酒，再用文火烧开，煮沸10分钟即可。

用法／睡前服用。

功效／适用于更年期综合征失眠者。

益肾疏肝方

制作时间短

材料／煅牡蛎（先煎）30克，沙参15克，生地黄、麦冬、炒白芍各12克，当归、川楝子、柴胡、八月札、山茱萸、佛手片、黄芩各9克，枸杞子、广郁金各10克。

制法／将上药以水煎煮，取药汁。

用法／每日1剂，分2次服用。

功效／益肾疏肝。适用于肾虚肝郁型更年期综合征。

备注／多虑猜疑、抑郁不欢者，可用下方：柴胡、郁金、合欢皮、佛手片、神曲、苏梗各9克，浮小麦30克，炙甘草5克，红枣9枚，生地黄15克，百合、炒白芍各15克。

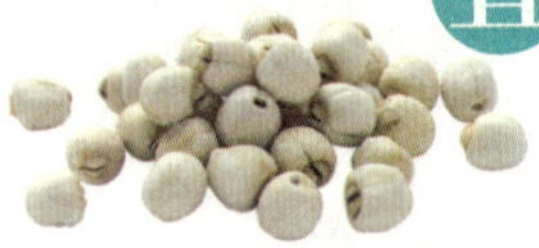

宜 鸡蛋、大豆、核桃、鲤鱼、芝麻、莲子、百合、苹果、鸡肉、牛奶。

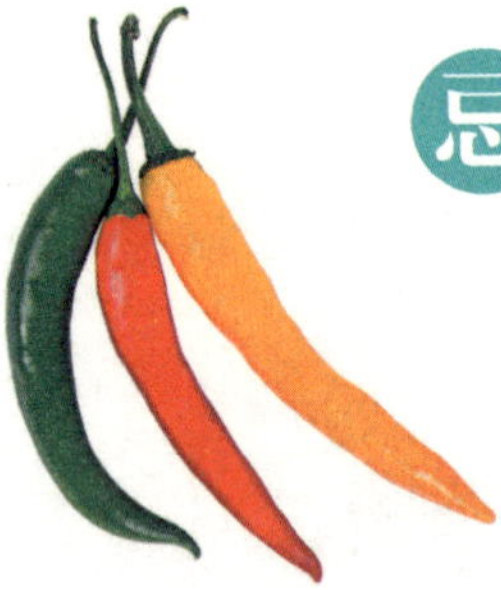

忌 咸肉、咸菜、腊肠、豆酱、肥肉、蟹黄、酒、咖啡、胡椒、辣椒。

【0成本按摩方】·神庭

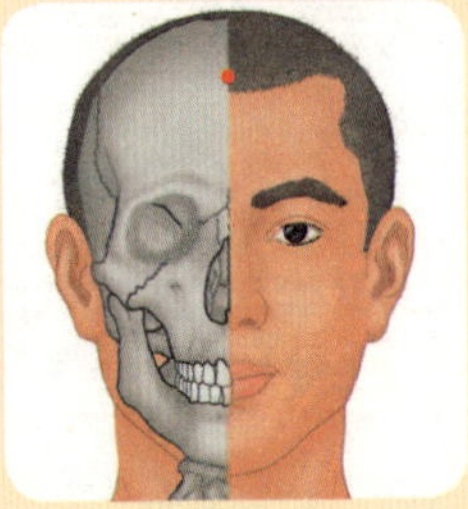

标准定位：在头前部，前发际正中直上0.5寸。

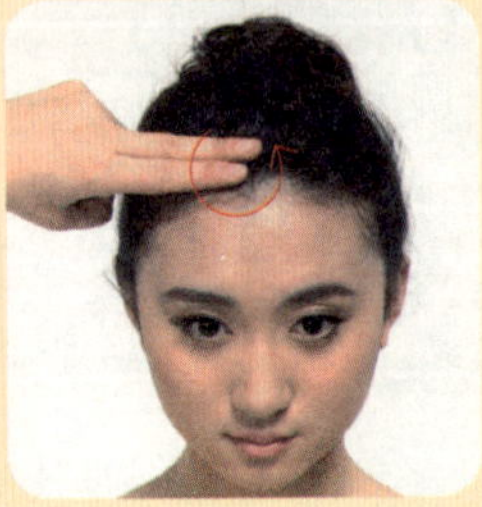

按摩方法：以手指指腹或指间关节向下按压，并做圈状按摩。

女性性冷淡

【病症解析】

1. 女性性冷淡是指女性性欲缺乏，通俗地讲，即对性生活无兴趣或是性欲减退。
2. 女性性冷淡的原因可分为功能性和器质性两大类。女性性欲低下的功能性原因，大多数和性中枢受到抑制、脊髓功能紊乱有密切关系。
3. 女性性冷淡临床表现在心理和生理两方面。

左归丸

材料易得／制作时间短

材料／菟丝子、龟板胶（烊化）、怀牛膝、麦冬、女贞子、墨旱莲各30克，熟地黄、山药各20克，山茱萸、枸杞子各10克。

制法／水煎2次，取汁200毫升。

用法／每日1剂，每次服100毫升，分2次服用。

功效／滋补肾阴，提高性欲。适用于肾阴亏虚型性冷淡。

苁蓉羊肉粥

材料易得／制作时间短

材料／肉苁蓉50克，羊肉碎200克，粳米100克，生姜3片，芝麻油、盐各适量。

制法／取肉苁蓉切片，先放入锅内煮1小时，去药渣，放入羊肉碎、粳米一同煮粥，加入芝麻油、盐调味。

用法／早、晚餐食用。

功效／补肾壮阳，提高性欲。适用于性冷淡，以肾虚者为佳。

复方苁蓉螵蛸汤

材料易得／制作时间短

材料／菟丝子、肉苁蓉、女贞子各20克，枸杞子、覆盆子、山茱萸、金樱子、鹿角霜各15克，车前子、韭菜籽、桑螵蛸、蛇床子各10克，五味子6克。

制法／将上药以水煎煮，取药汁。

用法／每日1剂，分2次服用。

功效／提高性功能。适用于女性性冷淡。

枸杞子炖鸽子

材料易得／制作时间短

材料／鸽子2只，枸杞子30克，五香豆腐干3块，香菇10个，鲜汤500毫升，猪油50克，黄酒、盐各适量。

制法／将鸽子宰杀去毛、去内脏洗净，整只鸽子用盐抹擦均匀，再将五香豆腐干、香菇切片，铺入砂锅底，放入鸽子、枸杞子、猪油、黄酒、鲜汤，用文火慢炖至烂即可。

用法／佐餐食用。

功效／补肾益肝。用于肝肾不足之性冷淡。

参芪附片锁阳汤

材料少／材料易得／制作时间短

材料／ 菟丝子、煅牡蛎、阳起石各20克，黄芪、山药、巴戟天、党参、枸杞子、肉苁蓉各15克，熟附片、锁阳、山茱萸各10克。

制法／ 将上药以水煎煮，取药汁。

用法／ 每日1剂，分2次服用。

功效／ 可提高性欲，适用于女性性冷淡。

海马当归牛尾汤

材料少／材料易得／制作时间短

材料／ 海马30克，当归头15克，红枣10枚，生姜4片，牛尾1根（100克），盐适量。

制法／ 将牛尾去皮，斩成块，放入沸水中煮10分钟，捞起，洗净。海马和当归头洗净，当归头切片。红枣洗净，去核。生姜洗净，去皮，切成4片。瓦煲内加清水，用武火煲至水沸，放入除盐外所有材料，待水再沸，改用中火煲4小时，加盐调味即可。

用法／ 佐餐食用。

功效／ 补肾壮阳，补血养肝，祛风散寒。适用于肾阳不足、命门火衰之性冷淡。

归脾汤

材料易得／制作时间短

材料／ 党参、黄芪、炒白术、茯神、龙眼肉、红枣、酸枣仁各30克，当归、木香、炙甘草、鹿角霜各10克。

制法／ 将上药水煎2次，取药汁200毫升。

用法／ 每日1剂，分2次服用，每次服100毫升。

功效／ 补益心脾，助思欲念。适用于心脾两虚型性冷淡。

红参蛤蚧苁蓉酒

材料少／材料易得／制作时间短

材料／ 红参20克，蛤蚧1对，肉苁蓉50克，米酒1 000毫升。

制法／ 将上药浸入1 000毫升米酒内，密封1周。

用法／ 取酒，适量饮用。

功效／ 滋阴补肾，可有效提高性欲，适用于女子性冷淡。

备注／ 暑热天不宜饮用。

【0成本按摩方】·会阴

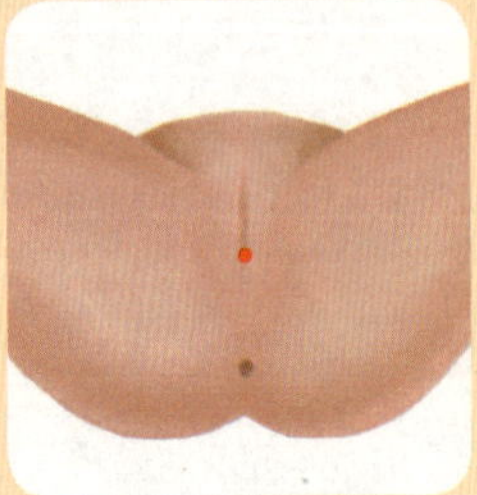

标准定位：在会阴部，女性在大阴唇后联合与肛门连线的中点。

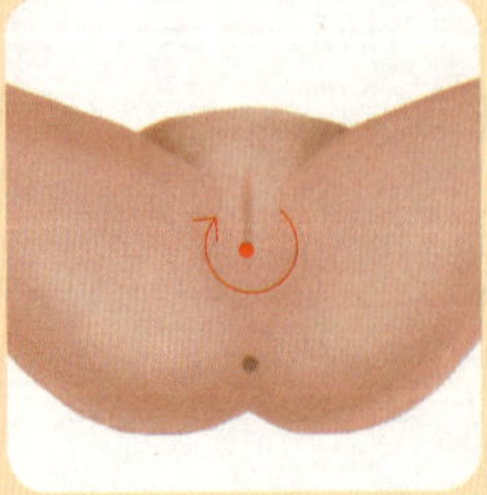

按摩方法：以手指指腹或指间关节向下按压，并做圈状按摩。

产后缺乳

【病症解析】

1. 产妇在哺乳时乳汁甚少或全无，不足够甚至不能喂养婴儿者，称为产后缺乳。
2. 乳汁的分泌与乳母的精神、情绪、营养状况、休息和活动量都有关系。
3. 缺乳程度和情况各不相同：有的开始哺乳时乳汁缺乏，以后稍多但仍不充足；有的全无乳汁；有的正常哺乳，突然高热或七情过极后，乳汁骤少，不足够喂养婴儿。

通草猪骨汤

材料少／材料易得／制作时间短

材料／通草6～9克，猪骨500克。

制法／通草和猪骨共煮成汤。

用法／饮汤。

功效／适用于产后缺乳。

参芪鸡

材料易得／制作时间短

材料／党参、炒白术、当归身、穿山甲、王不留行各10克，黄芪12克，川芎、通草、陈皮各6克，鸡1只（1 000克），葱20克，生姜、盐各适量，料酒20毫升。

制法／将鸡宰杀后去毛及内脏，生姜拍松，葱切段，药物装入纱布袋内扎紧口。把整鸡放在炖锅内，放进药包，加水3 000毫升，放入生姜、葱段、料酒、盐。把炖锅置武火上烧沸，再用文火炖煮50分钟即可。

用法／佐餐饮用。

功效／补气补血，通滞通乳。用于产后气血两虚、气机郁滞的产妇。

八宝鸡汤

材料易得／制作时间短

材料／党参、茯苓、白芍、炒白术各10克，炙甘草6克，熟地黄、当归各15克，川芎7克，母鸡1只，猪肉、猪骨各500克，葱、生姜各适量。

制法／将以上药物装入纱布袋内，扎紧口；将鸡、猪肉去毛洗净，猪骨打碎；生姜拍松；葱切段。将猪肉、鸡肉、药袋、猪骨放入锅中，加水3 000毫升。把锅置武火上烧沸，再用文火炖煮1.5小时即可。

用法／佐餐食用。

功效／补气补血。适用于气血两虚、面色萎黄、食欲缺乏、四肢乏力等症。

鲤鱼木瓜汤

材料少／材料易得／制作时间短

材料／鲤鱼200克，木瓜250克。

制法／将鲤鱼清洗干净，然后与木瓜一起加水适量煎汤。

用法／食鲤鱼、木瓜，饮汤。

功效／适用于产后乳汁不足。

红枣蒸甲鱼

制作时间短

材料 / 红枣20枚，甲鱼1只（500克），上汤200毫升，料酒20毫升，葱2克，生姜10克，红糖30克。

制法 / 将全部材料入锅，同煮至熟即可。

用法 / 佐餐食用，吃肉喝汤。

功效 / 滋阴补血。用于阴虚的产妇。

棉花籽煎鸡蛋

材料少 / 材料易得

材料 / 棉花籽10克，鸡蛋2枚，白砂糖适量。

制法 / 棉花籽和鸡蛋加清水2碗同煎，蛋熟后去壳再煎片刻，加白砂糖调味。

用法 / 饮汤食蛋。

功效 / 适用于产后缺乳。

赤包根方

材料少 / 制作时间短

材料 / 赤包根60克。

制法 / 将赤包根碾成细末。

用法 / 每次取2～3克，每日2次，用开水调服。

功效 / 适用于产后乳汁不下。

鲫鱼通草猪蹄汤

材料少 / 材料易得 / 制作时间短

材料 / 鲫鱼500克，通草10克，猪前蹄1只。

制法 / 将鲫鱼宰杀后洗净，与通草、猪前蹄共煮汤。

用法 / 熟后去通草，食肉饮汤。

功效 / 适用于产后缺乳。

老丝瓜方

材料少 / 材料易得 / 制作时间短

材料 / 老丝瓜、黄酒各适量。

制法 / 老丝瓜阴干，烧灰研成细末。

用法 / 每日1汤匙，用黄酒送服。

功效 / 适用于产后缺乳。

桔梗茯苓方

制作时间短

材料 / 桔梗45克，茯苓10克，芍药、当归、枳壳各6克，人参（单煎）、川芎、甘草各3克。

制法 / 将上药以水煎煮，取汁。

用法 / 每日1剂，分2次服用。

功效 / 补气活血、通络下乳，适用于产后缺乳。

天花粉方

材料少 / 材料易得 / 制作时间短

材料 / 天花粉20～30克，赤小豆适量。

制法 / 天花粉炒黄，研末；赤小豆煎汤。

用法 / 每次取药粉5～6克，与赤小豆汤调匀服下，每日2次。

功效 / 适用于产后乳汁不足。

吴茱萸酒

材料易得 / 制作时间短

材料 / 吴茱萸根（粗者）1尺，火麻仁50克，陈皮70克，酒1 000毫升。

制法 / 将吴茱萸根切碎，捣陈皮、火麻仁为泥，然后拌入碎吴茱萸根，用酒浸12小时后，文火微煎，去渣，贮瓶。

用法 / 分作5份，每日早晨空腹温服。

功效 / 对产后缺乳有一定疗效。

虾米粥

材料少 / 材料易得 / 制作时间短

材料 / 虾米20克，粳米100克，盐适量。

制法 / 虾米发开，洗净；粳米淘洗干净，放入锅中，加适量清水浸泡5～10分钟，文火煮粥，待沸后，加入虾米，调入盐，煮至粥熟即可。

用法 / 每日1剂。

功效 / 适用于产后气血不足、乳汁缺乏。

赤小豆方

材料少 / 材料易得 / 制作时间短

材料 / 赤小豆100克。

制法 / 赤小豆洗净，加水700毫升，入锅中，武火煮至豆熟汤成。

用法 / 去豆饮汤。

功效 / 适用于产后乳房充胀、乳脉气血壅滞所致的乳汁不足。

涌泉酒

材料易得 / 制作时间短

材料 / 王不留行、甘草各10克，天花粉9克，当归7克，穿山甲（炙黄）5克，料酒适量。

制法 / 将上药共研细末，入料酒煎煮。

用法 / 每日取适量佐餐饮用。

功效 / 和血通经。适用于产后乳汁不通。

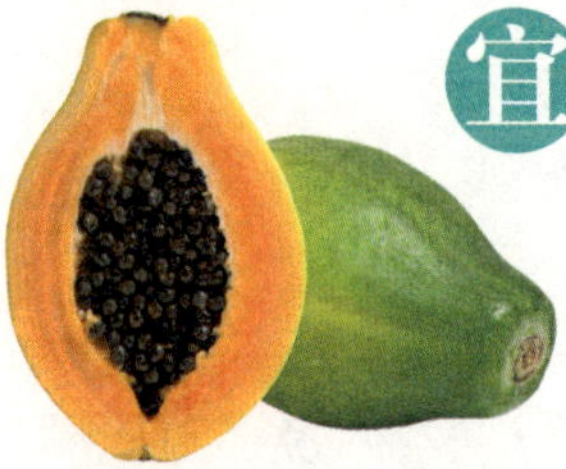

宜

芝麻、鸡肉、猪蹄、鲫鱼、鲤鱼、木瓜、牛奶、虾米、花生、黄豆。

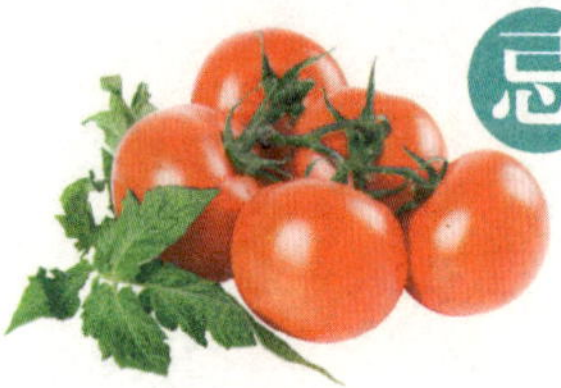

忌

油炸类、肥肉、黄油、奶酪、辣椒、生西红柿、生黄瓜、冷饮、冰冻类食品。

【0成本按摩方】·膻中

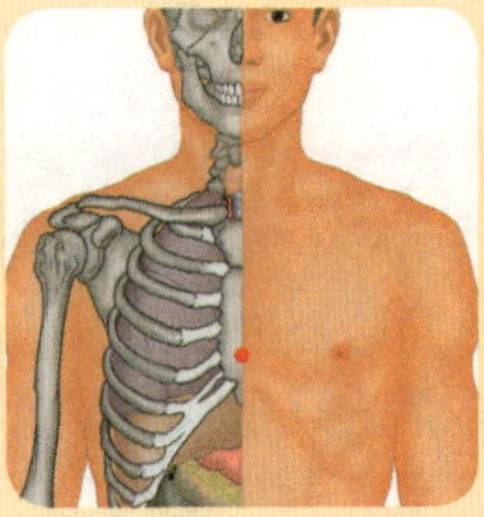

标准定位：在胸部，前正中线上，平第4肋间。

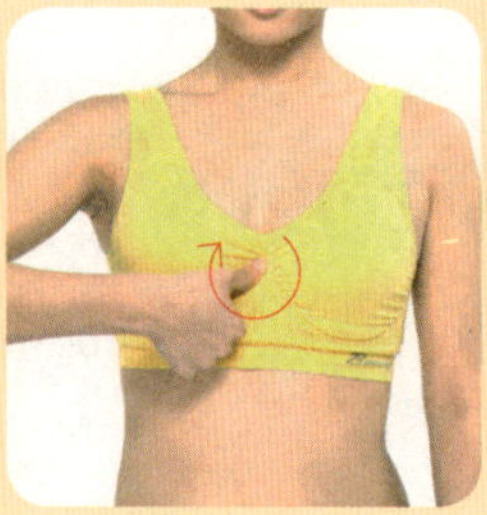

按摩方法：以中指或拇指的指腹抵住穴位并向下按压，并做圈状按摩。

产后恶露

【病症解析】

❶产后恶露是指随子宫蜕膜脱落，含有血液、坏死蜕膜等组织经阴道排出，称为恶露，恶露有血腥味，但无臭味，其颜色及内容物随时间而变化，一般持续4～6周，总量为250～500毫升。如超出上述时间仍有较多恶露排出，称为产后恶露不尽。

❷中医认为，该病发生的机理主要是冲任为病，气血运行失常所致，其病因主要是气虚、血瘀、血热。

党参益母汤

材料少 / 材料易得 / 制作时间短

材料 / 益母草60克，党参15克，红糖适量。

制法 / 将上药以水煎煮，取药汁。

用法 / 每日1剂，分2次服用。

功效 / 补中益气，活血化瘀。可缓解气滞血瘀型产后恶露不尽。

桃仁莲藕汤

材料少 / 材料易得 / 制作时间短

材料 / 桃仁10克，莲藕250克，盐少许。

制法 / 将莲藕洗净切片，与桃仁共入锅内，加水煎煮，用盐调味即可。

用法 / 吃藕喝汤，每日1剂，分2次服食。

功效 / 活血破瘀，用于产后恶露。

地黄酒

材料少 / 材料易得 / 制作时间短

材料 / 生地黄汁1 000毫升，生姜汁100毫升，清酒200毫升。

制法 / 上药先煎地黄汁3～5次，次入生姜汁，以清酒再煎1～2次。

用法 / 每次温服1小杯，每日3次。

功效 / 养阴清热止血，对产后血热引起的恶露不尽有一定的疗效。

归芍生姜桂酒

材料少 / 材料易得 / 制作时间短

材料 / 生姜、桂心各90克，当归、芍药各60克，酒3 500毫升。

制法 / 将前4味细切，加水适量，和酒煮取2升。

用法 / 每次服30毫升，每日2次。

功效 / 活血化瘀，适用于产后恶露不尽。

鸭蛋苏木藕汤

材料少 / 材料易得 / 制作时间短

材料 / 鸭蛋1枚，苏木6克，藕节30克。

制法 / 将后2味煎汤去渣，加入去壳的熟鸭蛋再煮片刻。

用法 / 吃蛋喝汤，每日1剂，连服3～5剂。

功效 / 补气益血，用于产后恶露。

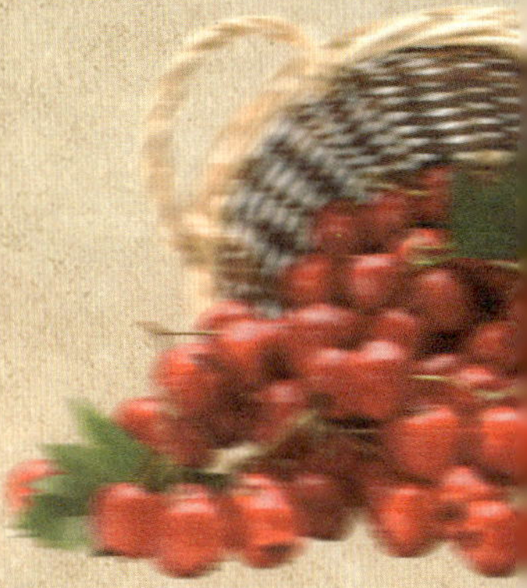

第七章 男科病

随着生活节奏的加快、生活压力的增大，很多男性被男科疾病困扰着，如果不及时调理，不仅影响男性身体健康，更影响生活质量和工作效率。针对这些男性朋友关心的问题，本章选取了能有效防治常见男科疾病的老偏方。

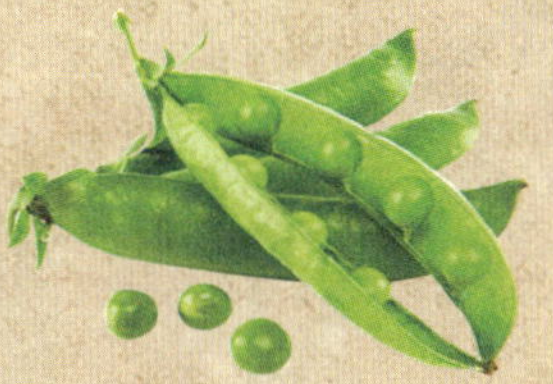

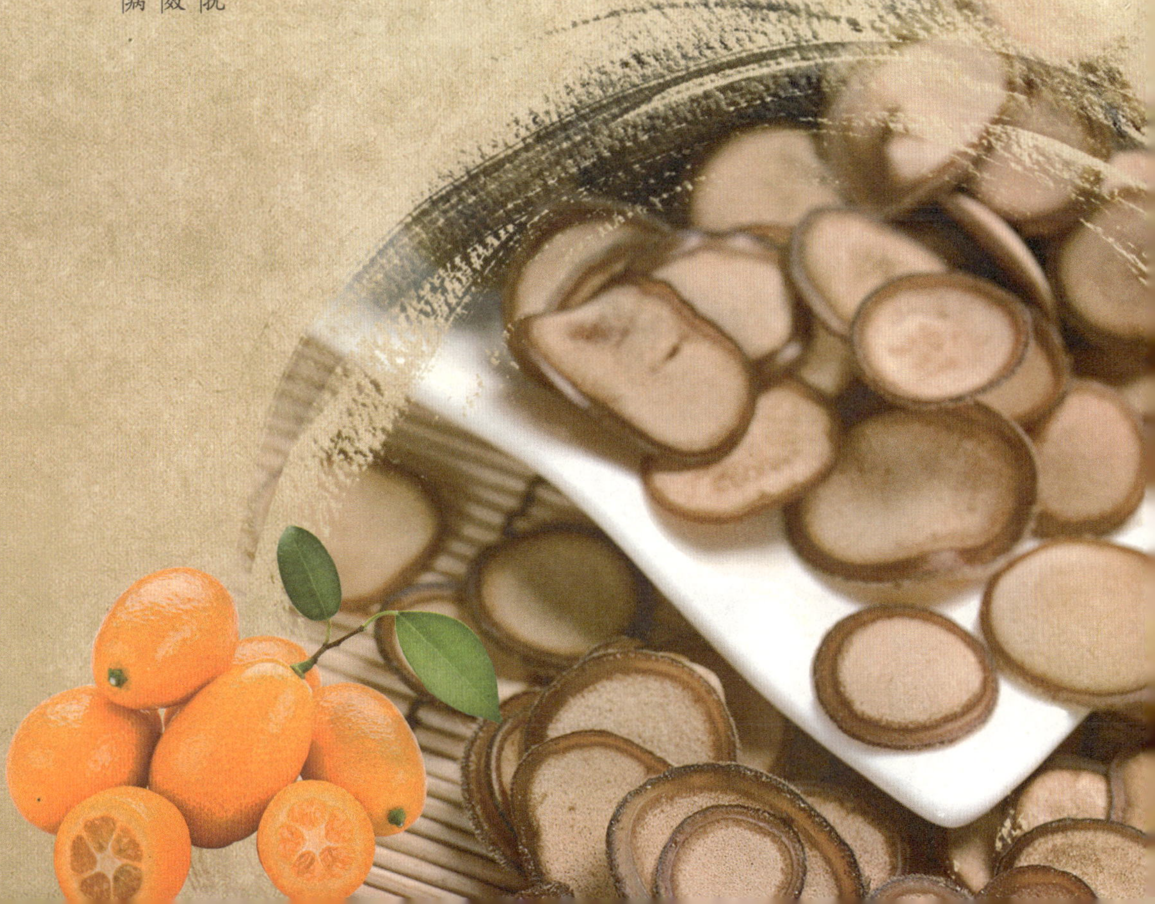

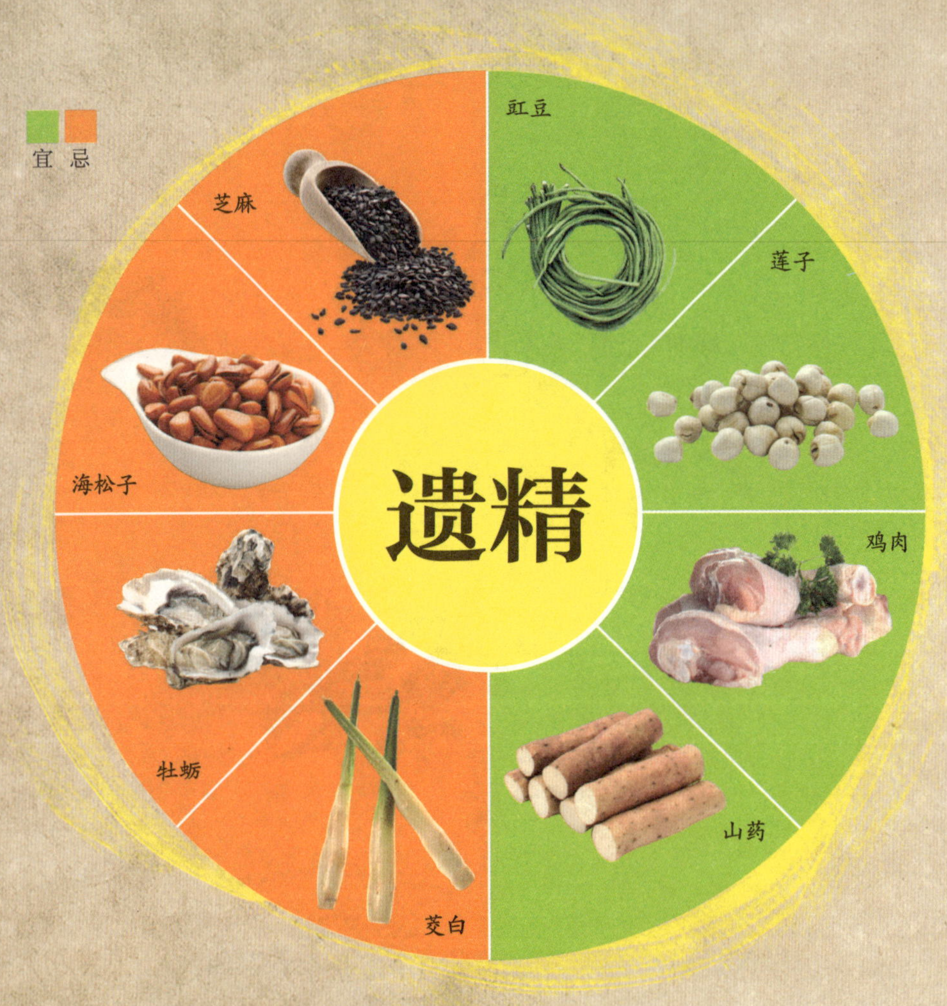

【病症解析】

① 多因劳欲过度、饮食不节、恣情纵欲等引起，基本病机为肾失封藏、精关不固。

② 成年未婚男子或婚后夫妻分居等长期无性生活者，一月发生遗精1～2次属生理现象。如遗精次数过多，每周2次以上或清醒时流精，并伴有头昏、精神萎靡、腰腿酸软、失眠等症，则属病态。

【0成本按摩方】·肾俞

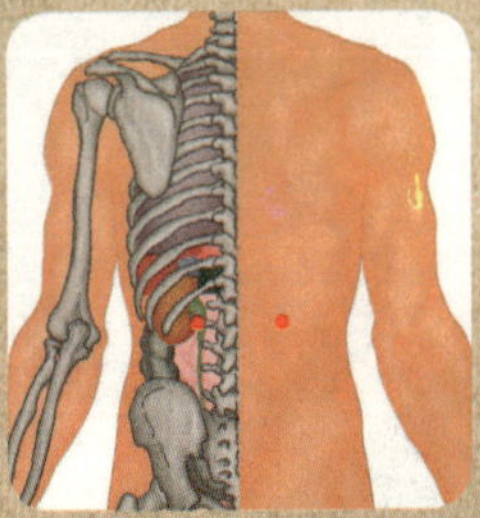

标准定位：在腰部，第2腰椎棘突下，后正中线旁开1.5寸。

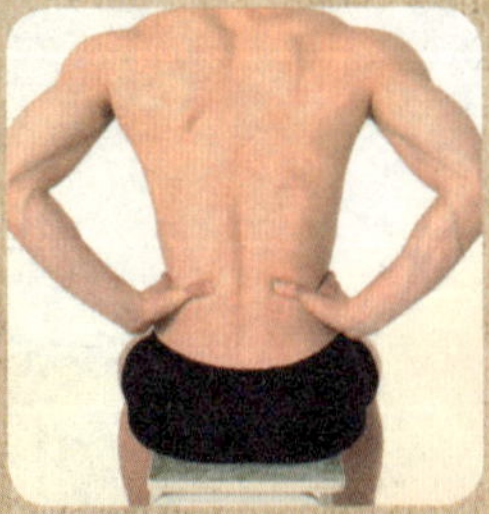

按摩方法：双手叉腰，以拇指指尖用力向下按压。

山茱萸粥

材料少／材料易得／制作时间短

材料／ 山茱萸20克，粳米100克，白砂糖适量。

制法／ 山茱萸、粳米和白砂糖一同煮粥。

用法／ 食粥。

功效／ 适用于遗精。

淫羊藿方

材料少／材料易得／制作时间短

材料／ 淫羊藿10克。

制法／ 淫羊藿水煎。

用法／ 每日2～3次。

功效／ 适用于遗精。

迎春花根方

材料少／材料易得／制作时间短

材料／ 迎春花根60克。

制法／ 迎春花根水煎。

用法／ 每日2～3次。

功效／ 适用于遗精。

对虾酒

材料少／材料易得／制作时间短

材料／ 新鲜大对虾1对，60度的白酒50毫升。

制法／ 将大对虾洗净，置于瓷罐中，加白酒浸泡并密封，约10日即可。

用法／ 每日随量饮用，待酒尽后，将大对虾烹炒食用。

功效／ 适用于遗精等症。

豆叶藕汁

材料少／材料易得／制作时间短

材料／ 扁豆叶15克，莲藕90克。

制法／ 扁豆叶和莲藕水煎。

用法／ 每日1剂，分2次服。

功效／ 适用于遗精。

桐子花方

材料少／材料易得／制作时间短

材料／ 桐子花15克。

制法／ 桐子花烧炭存性，研末。

用法／ 每日1剂，温水送服，每日3次。

功效／ 适用于遗精。

丝瓜花莲子饮

材料少／材料易得／制作时间短

材料／ 丝瓜花10克，莲子30克。

制法／ 丝瓜花和莲子水煎。

用法／ 每日2～3次。

功效／ 适用于遗精。

生地天冬方

材料易得／制作时间短

材料／ 夜交藤、牡蛎各30克，生地黄20克，天冬、麦冬、山茱萸各10克，党参、茯神、远志各8克，甘草6克，黄连、肉桂各3克。

制法／ 将上药以水煎煮，取药汁。

用法／ 每日1剂，晚上服用。

功效／ 滋阴降火，交通心肾。适用于心肾不交所致遗精。

早泄

【病症解析】

❶性交过程中射精过早称为早泄。早泄是男子性功能障碍中常见的症状。

❷临床所见早泄绝大多数为心因性，受大脑病理性兴奋或脊髓中枢兴奋增强影响；少数为器质性疾病引起。

❸中医认为，早泄多为肾气亏虚、精关不固、心肝火旺所致，因此，治疗时应注意补肾益气、固摄涩精、清肝泻火、清利湿热。

花生叶乌梅饮

材料少／材料易得／制作时间短

材料／花生叶30克，乌梅9克。

制法／花生叶和乌梅水煎。

用法／每日1剂，分3次服。

功效／适用于早泄。

淫羊藿酒

材料易得

材料／淫羊藿30克，白酒500毫升。

制法／先将淫羊藿洗净，然后放入白酒中浸泡3～7日。

用法／随时取少量饮用。

功效／适用于早泄、阳痿等。

生地知母汤

材料易得／制作时间短

材料／龙骨、牡蛎（先煎）各30克，山药、金樱子各15克，生地黄、知母、山茱萸、黄檗、泽泻、牡丹皮各10克。

制法／将上药以水煎煮，取药汁。

用法／每日1剂，分2次服用。

功效／滋阴降火。适用于阴虚阳亢型早泄。症见早泄滑精，腰膝酸软，头晕耳鸣，五心燥热，潮热盗汗，虚烦不眠，小便色黄，舌红少津，脉细数。

锁阳方

材料少／材料易得／制作时间短

材料／锁阳30～50克。

制法／锁阳水煎。

用法／每日1剂，分3次服。

功效／适用于早泄。

益气补肾方

材料少／材料易得

材料／人参30克，核桃30个（取仁）。

制法／将人参切片，与核桃仁同入锅中，加水适量，用文火煎煮1小时即可。

用法／代茶饮，每日服2次。

功效／益气补肾，适用于肾气虚之早泄。

珍珠母补益方

材料易得／制作时间短

材料／珍珠母60克，龙骨30克，女贞子、熟地黄各15克，白芍12克，酸枣仁9克，五味子6克。

制法／将上药以水煎煮，取药汁。

用法／每日1剂，分2次服用。

功效／育阴潜阳，养血安神，益肾固精。适用于肝肾不足、心神不宁之早泄。

安神汤

材料易得／制作时间短

材料／石莲肉12克，麦冬、远志、芡实各6克，人参（单煎）、甘草、莲须各3克。

制法／将上药以水煎煮，取药汁。

用法／每日1剂，分2次服用。

功效／养心安神。适用于早泄。

鹿衔草淫羊藿方

材料易得／制作时间短

材料／鹿衔草、淫羊藿各30克，三枝九叶草20克，白酒2 500毫升。

制法／将上药以水煎煮，取药汁。

用法／每日1剂，分3次服用。或将5剂浸泡于白酒中，早、晚各1次，每次100毫升。

功效／适用于早泄、阳痿。

固精方

制作时间短

材料／豆蔻、五倍子各6克，焦白术、罂粟壳各12克，金樱子、海金沙、龙骨（先煎）、牡蛎（先煎）各9克，竹叶3克。

制法／将上药以水煎煮，取药汁。

用法／每日1剂，分2次服用。

功效／固肾涩精、健脾助胃，适用于早泄。

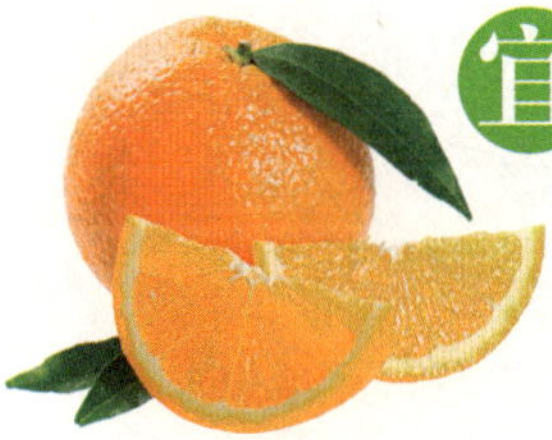

宜

核桃、韭菜、蜂蜜、橙子、猪肾、羊肾、鸡肉、甲鱼、栗子、黑豆。

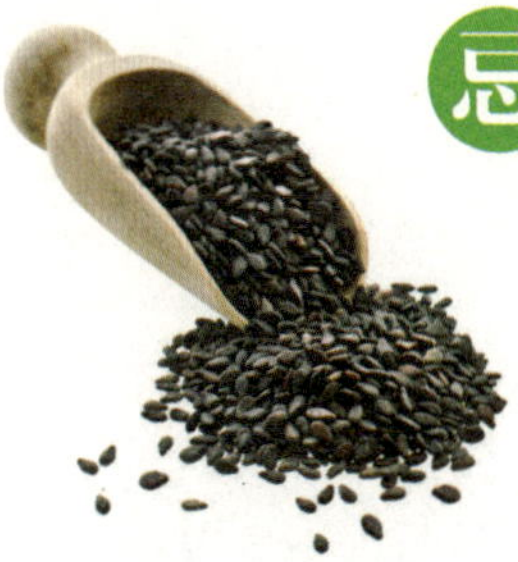

忌

芝麻、海松子、茭白。

【0成本按摩方】·气海

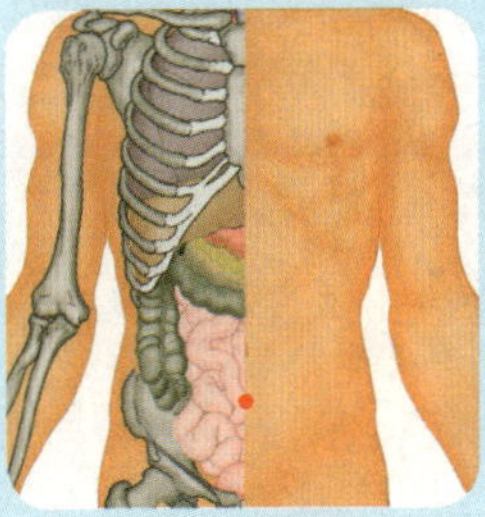

标准定位：在下腹部，前正中线上，在脐中下1.5寸。

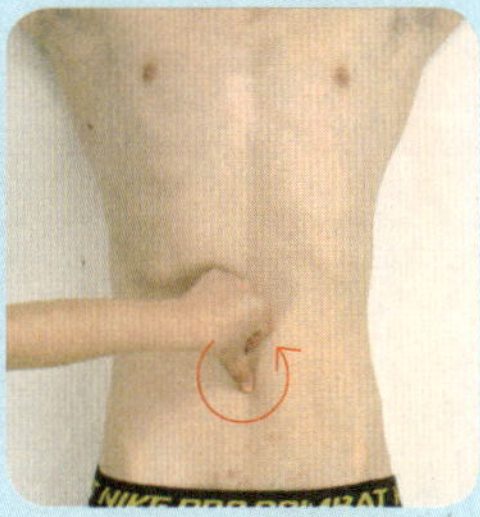

按摩方法：以手指指腹或指间关节向下按压，并做圈状按摩。

阳痿

【病症解析】

❶阳痿又称勃起功能障碍，是指在有性欲要求时，阴茎不能勃起或勃起不坚，或者虽然有勃起且有一定的硬度，但不能保持性交的足够时间，因而妨碍性交或不能完成性交。

❷阳痿分先天性和病理性两种。先天性阳痿不多见，不易治愈；病理性阳痿多见，治愈率高。

海马酒

材料少／材料易得

材料／ 海马100克，白酒500毫升。

制法／ 海马浸泡在白酒中1个月，每日早晨振摇瓶体。

用法／ 每晚临睡前服30毫升。

功效／ 适用于阳痿。

核桃仁粥

材料易得／制作时间短

材料／ 炸核桃仁80克，生核桃仁45克，粳米60克，牛奶200毫升，白砂糖12克。

制法／ 将粳米洗净后，水浸泡1小时捞起，滤干水分，和生核桃仁、炸核桃仁、牛奶、水拌匀磨细，再用纱布袋滤出细茸待用。将锅内水烧沸，加入白砂糖，全溶化后，过滤去渣，再烧沸，将桃核茸慢慢倒入锅内，不断推动成粥，待熟后，装入碗内即可。

用法／ 每日1剂，分3次饮用。

功效／ 补脾健肾。适用于虚弱劳损、肾虚喘咳、阳痿、遗精等症。

泥鳅方

材料少／材料易得／制作时间短

材料／ 泥鳅500克。

制法／ 将泥鳅煮熟。

用法／ 分次食用，食肉喝汤。

功效／ 适用于阳痿。

阳起石方

材料少／材料易得／制作时间短

材料／ 阳起石12克。

制法／ 阳起石煅烧成灰，研成细末。

用法／ 用淡盐水或酒送服。

功效／ 适用于阳痿。

韭菜籽方

材料少／材料易得／制作时间短

材料／ 韭菜籽10克。

制法／ 韭菜籽水煎。

用法／ 口服，每日1次。

功效／ 适用于阳痿。

人参肉苁蓉丸

材料易得 / 制作时间短

材料 / 人参、淫羊藿、肉苁蓉、枸杞子各30克。

制法 / 将上药研为细末，炼蜜为丸，每粒2克。

用法 / 每日2～3次，每次服1粒。

功效 / 补肾壮阳，强阴益精。适用于阳痿阴冷，性欲减退，未老先衰，神疲乏力。

人参茶

材料少 / 材料易得 / 制作时间短

材料 / 人参15克，茶叶5克。

制法 / 人参和茶叶水煎，取汁。

用法 / 每日1剂，分2次服。

功效 / 适用于因肾阳不足所导致的精泄过早、阳痿等症。

螳螂方

材料少 / 材料易得 / 制作时间短

材料 / 螳螂若干。

制法 / 螳螂焙干直至焦黄，研末。

用法 / 开水送服，每次1～2克，每日3次。

功效 / 适用于阳痿。

枸杞叶羊肾汤

材料少 / 材料易得 / 制作时间短

材料 / 枸杞鲜叶250克，羊肾1对，生姜3片，醋、葱白各适量。

制法 / 羊肾剖开去筋膜洗净切片，再与其他4味一起煮汤。

用法 / 每日1剂，佐餐食用。

功效 / 补肾、益精。对腰酸阳痿有一定的疗效。

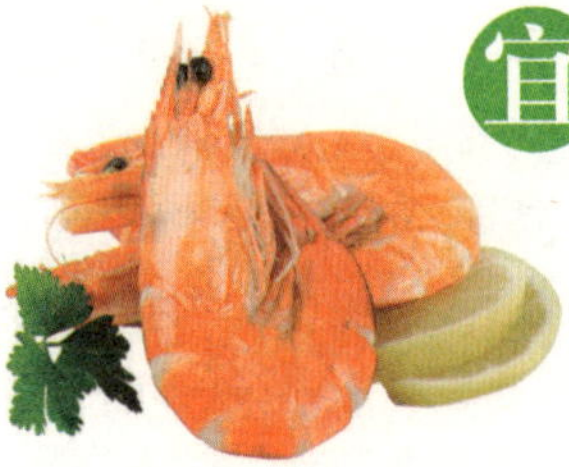

宜

核桃、羊肉、麻雀、韭菜、枸杞子、虾、海藻、动物内脏、牡蛎、山药、鳝鱼。

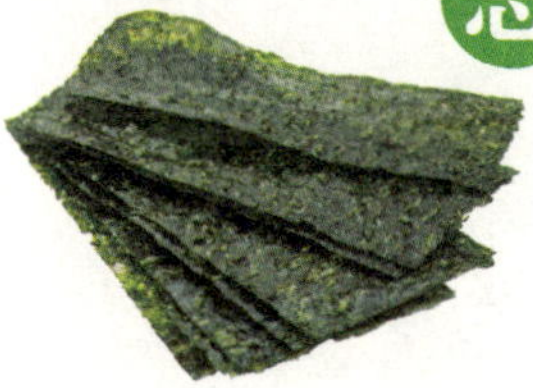

忌

茭白、甲鱼、肥肉、冷饮、田螺、河蚌、紫菜、柿子、香瓜。

【0成本按摩方】·大赫

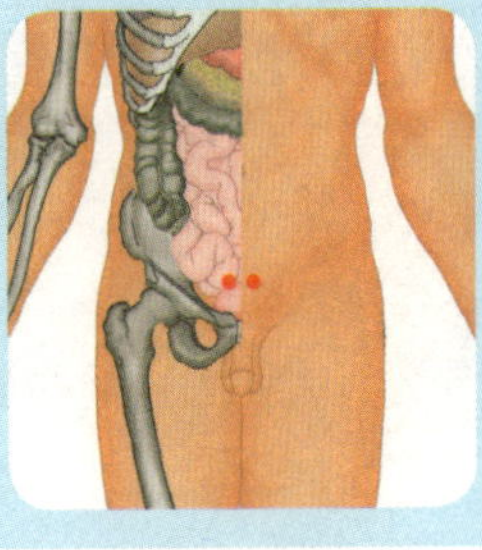

标准定位：在下腹部，脐中下4寸，前正中线旁开0.5寸。

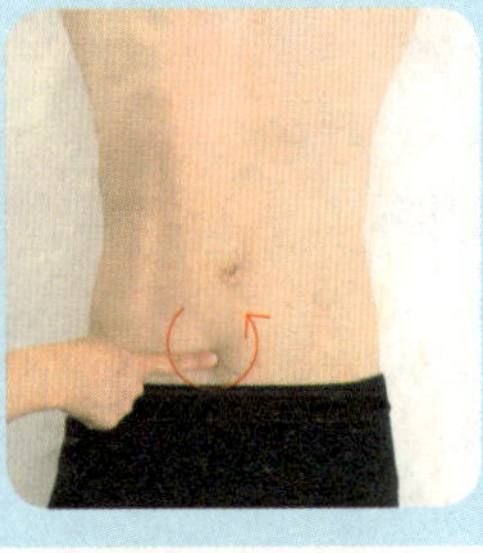

按摩方法：手指指腹或指节以较为缓慢的速度按压，并做圈状按摩。进行中需配合呼吸。

前列腺炎

【病症解析】

❶前列腺炎是指前列腺特异性和非特异感染所致的急慢性炎症，可出现全身或局部症状。
❷按照病程可分为急性前列腺炎和慢性前列腺炎。其中急性前列腺炎是由细菌感染而引起的前列腺炎症。
❸急性前列腺炎发病突然，表现为寒战、发热、疲乏无力等全身症状，伴有会阴部和耻骨上疼痛，甚至急性尿潴留。慢性前列腺炎多有疼痛和排尿异常等症状。

固肾益气汤

材料易得／制作时间短

材料／土茯苓24克，桑螵蛸、熟地黄、墨旱莲、党参、黄芪、枸杞子各15克，女贞子、菟丝子各12克，当归6克，王不留行、锁阳、益智仁各10克。

制法／将上药以水煎煮，取药汁。

用法／每日1剂，分2次服用。

功效／固肾益气，健脾通利。适用于各型慢性前列腺炎。

复方地虎汤

材料易得／制作时间短

材料／黄芪30克，地龙、虎杖、莱菔子、穿山甲各20克，木通、车前子各15克，甘草10克。

制法／将上药以水煎煮，取药汁。

用法／每日1剂，分2次服用。

功效／清热利湿，化浊通淋。适用于慢性前列腺炎湿热内蕴，浊瘀阻滞，小便余沥，终末滴白，少腹、会阴、腰骶部不适。

黄芪复方甘草汤

材料易得／制作时间短

材料／生黄芪30～90克，生甘草10～30克，蒲公英30克，丹参20克，泽兰15克，苦参10克。

制法／将上药以水煎煮，取药汁。

用法／每日1剂，分2次服用。

功效／补中益气，清热祛湿，活血化瘀。适用于慢性前列腺炎中气不足，湿热瘀血蓄结，会阴及肛门部坠胀，尿道流浊，尿频或排尿不畅，劳累后加重，舌下络脉青紫增粗，苔薄白或腻，脉细涩或弦细。

萝卜浸蜜

材料少／材料易得／制作时间短

材料／白萝卜500克，蜂蜜适量。

制法／将白萝卜洗净，去皮切片，用蜂蜜浸泡10分钟，放在瓦上焙干，再浸再焙，连焙3次，不要焙焦。

用法／每日4～5次，每次嚼服数片。

功效／适用于腰酸乏力、尿血或血精等前列腺炎症状。

三七方

材料少／材料易得／制作时间短

材料／三七3克。

制法／将三七研成末。

用法／三七末用白开水送服，隔日1次。

功效／适用于慢性前列腺炎。

灯心花苦瓜汤

材料少／材料易得／制作时间短

材料／灯心花6扎，鲜苦瓜200克。

制法／苦瓜洗净，去除瓤和籽，切小段，与灯心花一同放进砂锅内，加入适量清水煎汤。

用法／饮汤。

功效／适用于急性前列腺炎。

劳淋汤

材料易得／制作时间短

材料／生芡实90克，生山药30克，知母、阿胶（烊化）、生白芍各9克。

制法／将上药以水煎煮，取药汁。

用法／每日1剂，分2次服用。

功效／滋肾清热，用于阴虚火旺型前列腺炎。

甘草茶

材料少／材料易得／制作时间短

材料／甘草20～40克。

制法／甘草研粗末，用开水冲泡。

用法／代茶饮，10日为1个疗程。

功效／适用于急性前列腺炎。

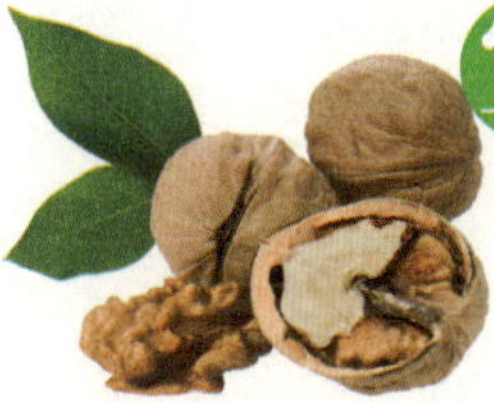

宜

鲤鱼、鲢鱼、鲶鱼、三文鱼、羊肉、猪心、动物肝脏、芝麻、核桃、大豆、玉米、葡萄。

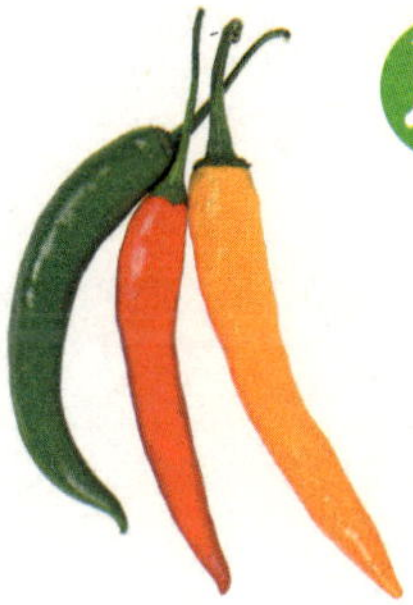

忌

草鱼、猪肚、桂皮、薄荷、葱、辣椒、茴香、奶酪、咸肉、腊肠。

【0成本按摩方】·阴交

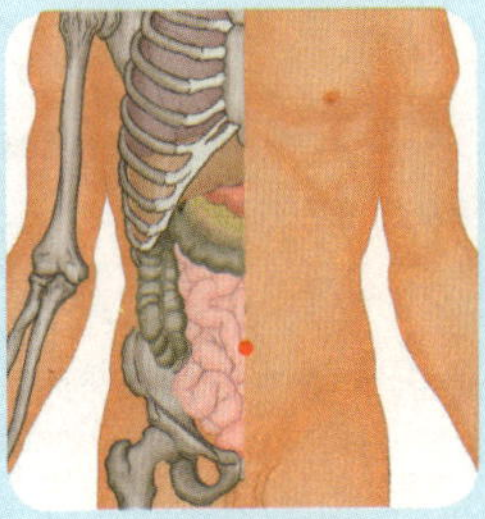

标准定位：在下腹部，前正中线上，在脐中下1寸。

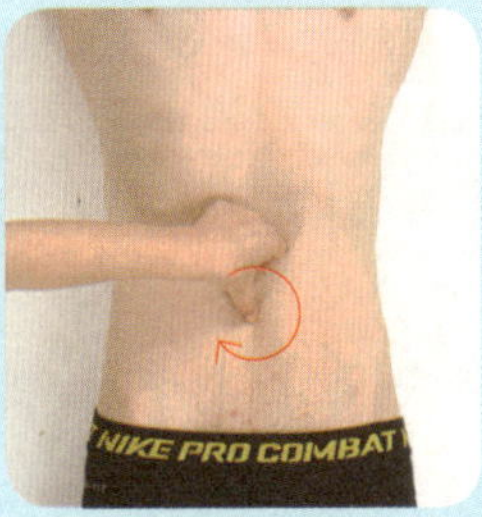

按摩方法：以手指指腹或指间关节向下按压，并做圈状按摩。

不育症

【病症解析】

❶不育症指正常育龄夫妇婚后有正常性生活，在1年或更长时间内，不避孕，也未生育的症状。已婚夫妇中发生不育者占15%，其中男性不育症的发病率占30%。

❷临床上把男性不育分为性功能障碍和性功能正常两类。

❸性功能正常不育症依据精液分析结果可进一步分为无精子症、少精子症、弱精子症、精子无力症和精子数正常性不育。

补肾育精汤

材料易得／制作时间短

材料／黄精、何首乌、当归、生地黄、熟地黄、淫羊藿各15克，菟丝子、女贞子、五味子、枸杞子、覆盆子、沙苑子、蛇床子、车前子、肉苁蓉各10克。

制法／将上药以水煎煮，取药汁。

用法／每日1剂，分2次服用。15日为1个疗程。

功效／平补肾气，协调阴阳。适用于由精液异常所致的男性不育症。

益肾填精汤

材料易得／制作时间短

材料／熟地黄、黄芪各15克，菟丝子12克，枸杞子、覆盆子、山茱萸、巴戟天、淫羊藿、肉苁蓉、韭菜籽、全当归各10克，紫河车6克。

制法／将上药以水煎煮，取药汁。

用法／每日1剂，分2次服用。

功效／益肾填精，补气养血。适用于男性不育症。

增精汤

材料易得

材料／牛鞭100克，猪骨200克，枸杞子15克，鹿角胶、鱼鳔各30克，黑豆250克，盐、味精各适量。

制法／先将牛鞭发胀，刮净表皮，洗净切段；猪骨剁成段；黑豆用温水浸软。然后将牛鞭、猪骨、黑豆、枸杞子、鹿角胶、鱼鳔一同放入砂锅内，加水炖烂，用盐、味精调味即可。

用法／每日1剂，分2次服用。

功效／补肾填精。有助于缓解精液稀少所致的男性不育症。

回春汤

材料易得／制作时间短

材料／生地黄12克，山茱萸、山药、枸杞子、桑葚、菟丝子、远志各10克。

制法／将上药以水煎煮，取药汁。

用法／每日1剂，分2次服用。

功效／滋阴补肾。适用于精液异常所致的男性不育症。

四物羊肾汤

材料易得

材料 / 肉苁蓉12克，枸杞子、熟地黄各10克，巴戟天8克，羊肾2对，盐适量。

制法 / 将羊肾剖开去筋膜，洗净切块，与另4味药一同入锅，水煎1小时，加盐调味即可。

用法 / 吃肉喝汤。每日1剂。

功效 / 补肾壮阳，可改善男性不育症。

聚精汤

材料易得／制作时间短

材料 / 鱼鳔、五味子各10克，沙苑子20克，淫羊藿、甘草各30克，枸杞子15克，高丽参3克。

制法 / 将上药以水煎煮，取药汁。

用法 / 每日1剂，分2次服用。

功效 / 补肾阳益肾阴，益气健脾和中。适用于精液异常所致之男性不育症。

液化汤

材料易得／制作时间短

材料 / 甲鱼1只，银耳15克，知母、黄柏、天冬、女贞子各10克，生姜片、葱段、盐、味精各适量。

制法 / 用开水汆烫甲鱼，去甲、头、爪、肠杂，洗净血污，放入砂锅内。加入生姜片、葱段及水，武火烧沸，煨致七成熟时加入发好的银耳和装有知母、黄柏、天冬、女贞子的药袋，再烧至甲鱼肉酥烂时出锅，加盐、味精即可。

用法 / 每日1剂，分3次服用。

功效 / 滋阴清热，泻火。缓解精液不液化引起的男性不育症。

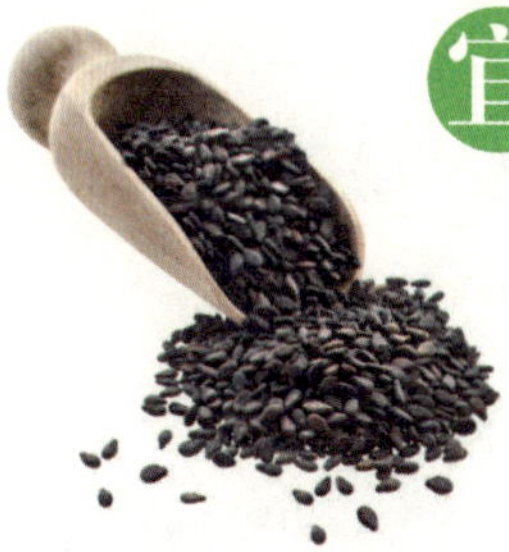

宜

枸杞子、山药、海参、人参、黑芝麻、羊肉、羊骨、鸡肉、虾、鱼鳔、葵花子。

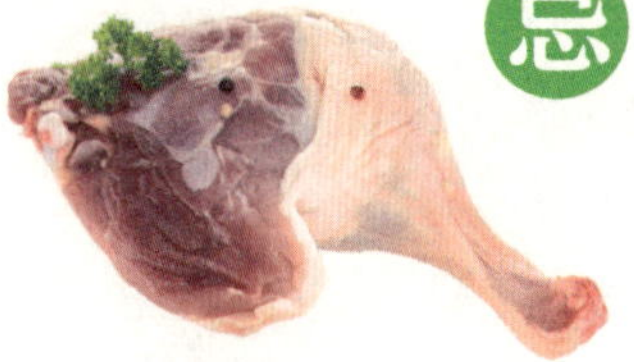

忌

柿子、荸荠、冬瓜、苦瓜、西瓜、丝瓜、绿豆、鸭肉、螃蟹、田螺、金银花、菊花、酒。

【0成本按摩方】·关元

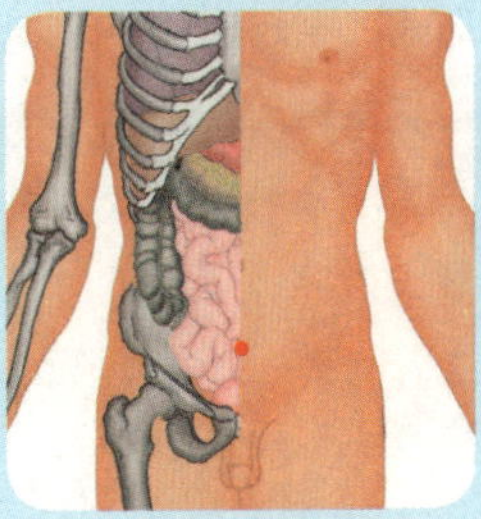

标准定位：肚脐下方3寸（4横指宽）。

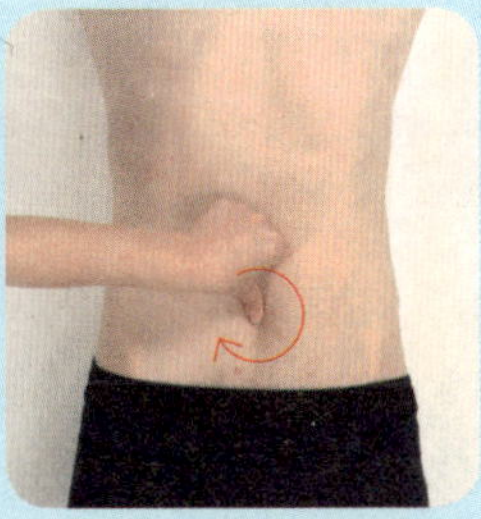

按摩方法：以手指指腹或指间关节向下按压，并做圈状按摩。

睾丸炎

【病症解析】

❶睾丸炎是由各种致病因素引起的睾丸炎性病变，有非特异性、病毒性、真菌性、螺旋体性、寄生虫性、损伤性、化学性等类型。

❷本病急性发作时会出现高热、寒战、睾丸痛并向腹股沟放射，伴有恶心、呕吐；患病睾丸肿胀、压痛，如果化脓，摸上去会有积脓的波动感，常伴有阴囊皮肤红肿和阴囊内鞘膜积液症状。

舌草青皮多味汤

材料易得／制作时间短

材料／白花蛇舌草30克，青皮、橘核、赤芍、柴胡、黄芩各12克，大黄10克，附子5克。

制法／将上药以水煎煮，取药汁。

用法／每日1剂，分2次服用。

功效／清热解毒，行气活血散结。适用于急性睾丸炎，属热毒蕴结、气滞血瘀型。症见发热、恶寒，睾丸肿痛明显，痛引少腹，阴囊皮肤潮红，按之灼热剧痛，伴头痛，口渴，尿黄赤，舌红，苔黄，脉滑数。

二核炖瘦肉

材料易得

材料／橘核6克，荔枝核10克，猪瘦肉150克，料酒、葱花、生姜末、盐、味精、芝麻油各适量。

制法／先将橘核、荔枝核分别洗净、晾干后敲碎，放入纱布袋中并扎紧袋口，备用；再将猪瘦肉洗净后，放入沸水锅中汆烫一下，取出，晾凉后切成小方块，与橘核、荔枝核药袋一同放入砂锅，加适量水，用武火煮沸，加入料酒，改用文火煨煮1小时，待猪肉熟烂出香，取出药袋，滤尽药汁，加葱花、生姜末、盐、味精拌匀，再煮至沸，淋入芝麻油即可。

用法／佐餐食用。

功效／疏肝解郁，理气散结。适用于肝气郁结型睾丸炎。

龙胆荔枝核多味汤

材料易得／制作时间短

材料／车前子、海藻各30克，生地黄、昆布各20克，柴胡、橘核、枳实、五灵脂、桃仁、广木香各12克，大黄（后下）9克，龙胆草、荔枝核（打）、川栀子、地龙各5克。

制法／将上药以水煎煮，取药汁。

用法／每日1剂，分2次服用。

功效／清热解毒。适用于急性睾丸炎，属热毒炽盛型。症见睾丸肿痛，阴囊红肿，发热口干，大便干结，苔黄，脉洪大。

阴囊湿疹

【病症解析】

❶阴囊湿疹是一种常见的阴囊皮肤病，夏季发病率最高，是男性常见的性器官皮肤病。

❷阴囊湿疹呈对称发生，常波及整个阴囊，患处奇痒，病程持久，常反复发作。它以阴囊皮肤起疹、形如赤粟，搔破后浸淫流水，或囊皮干燥脱屑、奇痒难忍等为主要特点。中医认为，本病多为阴囊表面不洁，湿热之邪侵袭、留滞肌肤所致。

黄花菜根方

材料少 / 材料易得 / 制作时间短

材料 / 黄花菜根500克。

制法 / 黄花菜根加水1 500毫升，煎煮30分钟。

用法 / 熏洗患处半小时，连续熏洗4次。

功效 / 适用于阴囊湿疹。

土豆汁

材料少 / 材料易得 / 制作时间短

材料 / 土豆适量。

制法 / 土豆去皮、榨汁。

用法 / 每日搽2～3次。

功效 / 适用于阴囊瘙痒、阴囊湿疹。

甘草汤

材料少 / 材料易得 / 制作时间短

材料 / 甘草适量。

制法 / 甘草煎汤。

用法 / 频洗患处，每日3～5次。

功效 / 适用于阴囊湿疹。

香蕉方

材料少 / 材料易得 / 制作时间短

材料 / 成熟香蕉1根。

用法 / 用香蕉擦患处。

功效 / 适用于阴囊湿疹。

鱼腥草方

材料少 / 材料易得 / 制作时间短

材料 / 鱼腥草100克。

制法 / 将鱼腥草水煎煮。

用法 / 待水温稍凉后清洗患处，每日早、晚各1次，1周为1个疗程。

功效 / 适用于阴囊湿疹。

生百部方

材料少 / 制作时间短

材料 / 生百部适量。

制法 / 生百部加水2 000毫升，煎至1 500毫升。

用法 / 清洗局部，每日1次。

功效 / 适用于阴囊湿疹。

男性性欲低下

【病症解析】

❶男性性欲低下是指男子性行为表达水平降低和性活动能力减弱，性欲受到不同程度抑制的状态。有调查显示，男性性欲低下的人群占16%～20%。

❷引起男性性欲低下的原因颇为复杂，可能是器质性病变，也可能是功能性病变。大多数为功能性病变，其中大脑皮质的功能紊乱最为常见。

参芪茯苓汤

材料易得／制作时间短

材料／ 黄芪、党参、茯苓各20克，白术、酸枣仁、当归、龙眼肉各15克，龙骨（先煎）10克，远志、芡实、木香、肉桂各5克，甘草3克。

制法／ 将上药以水煎煮，取药汁。

用法／ 每日1剂，分2次服用。

功效／ 补益心脾，益气固精。适用于男性性欲减退症。

海狗肾人参散

材料易得／制作时间短

材料／ 海狗肾2具，人参10克，黄芪、玉竹、白术、白茯苓各9克，陈皮6克，沉香3克。

制法／ 将上药共研细末。

用法／ 每次服6～12克，每日2次，温开水或白酒送服。

功效／ 适用于气虚、体弱、阳痿，可改善男性性欲低下症状。

杜仲炖猪肾

材料易得／制作时间短

材料／ 猪肾1副，花生仁50克，杜仲、核桃仁各30克，葱、生姜、黄酒、盐、味精各适量。

制法／ 花生仁浸泡4小时；猪肾纵向剖开，剔除筋膜、臊腺，洗净；葱切段；生姜切片。锅置火上，加水，放入猪肾、花生仁、杜仲、核桃仁，加入葱段、生姜片、黄酒、盐，武火烧沸后，改文火炖至猪肾熟烂，调入味精即可。

用法／ 佐餐食用。

功效／ 适用于肾虚之性欲减退症。

黄芪茱萸当归饮

材料易得／制作时间短

材料／ 黄芪、山茱萸各30克，酸枣仁15克，当归、知母各12克，乳香、丹参、琥珀各9克。

制法／ 将上药以水煎煮，取药汁。

用法／ 每日1剂，分2次服用。

功效／ 益肝补肾。用于男性性欲低下症。

熟地黄山药菟丝汤

制作时间短

材料 / 熟地黄12克，山药、山茱萸、菟丝子、巴戟天、淫羊藿、仙茅、茯苓、阳起石、锁阳、肉苁蓉、鹿角片各9克。

制法 / 将上药以水煎煮，取药汁。

用法 / 每日1剂，分2次服用。

功效 / 温壮肾阳，滋补肾阴。适用于男性性欲低下症。

鹿鞭炖鸡

制作时间短

材料 / 鹿鞭100克，肉苁蓉、熟地黄各20克，枸杞子、巴戟天、杜仲、龙眼肉各15克，陈皮5克，生姜5片，嫩母鸡1只（以不超800克为佳），白酒适量。

制法 / 先将鹿鞭切成薄片，用白酒浸泡至软，然后与上述中药同放在砂锅内，放入母鸡，加水适量武火煮沸后，改用文火炖至鸡烂熟为度。

用法 / 吃鸡喝汤，适量服用。

功效 / 补肾益精。对男子性生活过度引致的阳事不兴、夜尿频数以及眼花、耳鸣、腰膝酸痛、四肢乏力等均有很好的改善作用。

麻雀炖虾仁

材料易得

材料 / 麻雀5只，鲜虾仁50～100克，生姜3片，盐、酱油、味精、白酒各少许。

制法 / 麻雀去毛，开膛，去内脏，洗净。将麻雀、虾仁、生姜片放入炖盅内，注入八成满的开水，加盖，放到沸水锅内，隔水炖3小时左右，最后放入所有调料即可。

用法 / 食肉饮汤，隔3～4日食用1次。

功效 / 具有壮阳暖肾的功效。适用于由肾阳不足而致阳痿、尿频、腰膝酸痛、性欲低下的男性患者。

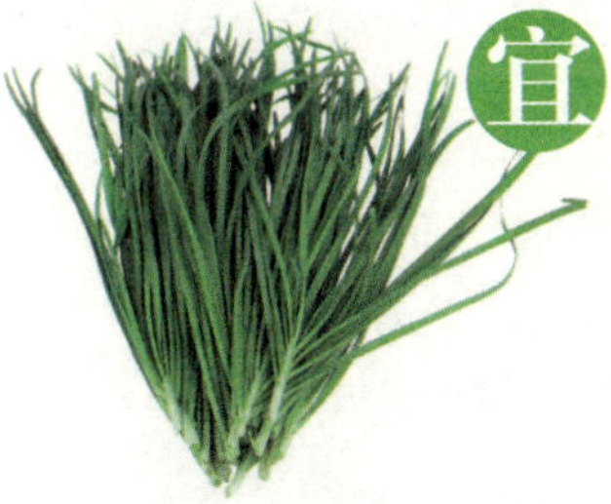

宜

豆类及其制品、鸡蛋、猪肾、羊肉、韭菜、葱、海藻、海带。

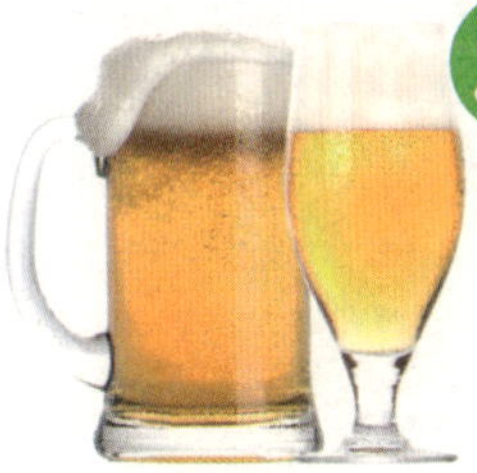

忌

肥肉、油炸食品、咸肉、酒类、咖啡。

【0成本按摩方】·腰阳关

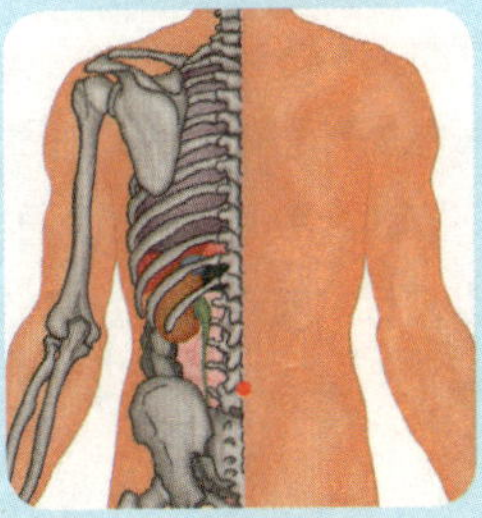

标准定位：在腰部，在后正中线上，第4腰椎棘突下凹陷中。

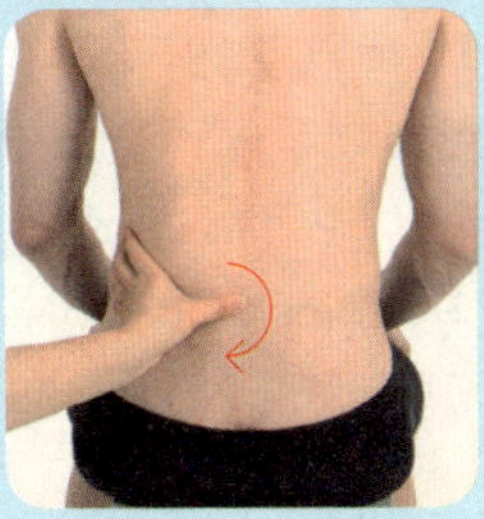

按摩方法：以拇指指腹向下按压，并做圈状按摩。

包皮龟头炎

【病症解析】

❶包皮龟头炎是指包皮内板与阴茎头的炎症。

❷正常包皮腔内分泌有一种类脂物质，在包皮过长或包茎时，此类物质可积聚成包皮垢，刺激包皮和阴茎头引起包皮龟头炎。本病亦可由细菌、真菌感染或药物过敏引起。

❸临床表现为阴茎包皮、龟头轻度潮红，龟头周围出现丘疹、红斑等，可伴有尿频、尿痛，局部会有烧灼感及瘙痒等症状。

消毒汤

材料易得／制作时间短

材料／土茯苓、金银花各15克，杏仁、僵蚕、牛蒡子、皂角子、肥皂子、猪牙皂角各10克，蝉蜕、荆芥、防风、黄柏各6克。

制法／将上药以水煎煮，取药汁。

用法／每日1剂，分2次服用。

功效／辟秽消毒。适用于龟头包皮炎，属淫毒传袭者。症见包皮肿胀光亮，状如水晶，破流腥臭，麻痒而痛，小溲黄赤，脉弦滑，舌苔黄腻。

十味地黄汤

材料易得／制作时间短

材料／蒲公英30克，生地黄、熟地黄、山茱萸、山药、枸杞子、牡丹皮、茯苓各20克，丹参、泽泻各10克。

制法／将上药以水煎煮，取药汁。

用法／每日1剂，分2次服用。

功效／滋补肝肾。适用于肝肾阴亏型包皮龟头炎。

甘草蜂蜜方

材料少／材料易得／制作时间短

材料／甘草15克，蜂蜜50毫升。

制法／将甘草加水润透，加蜂蜜共浓煎，过滤，取汁。

用法／搽患处，每日4次。

功效／适用于龟头炎。

蛇床子鱼腥草洗方

材料易得

材料／鱼腥草50克，蛇床子、金银花、苦参、黄芩各30克，黄连、紫草、香附各20克，甘草15克，大黄、川芎、芒硝各10克，冰片4克。

制法／把以上前11味加水1600毫升，煎煮30分钟，去渣，在药液中兑入冰片和芒硝，备用。

用法／待药液稍凉后熏洗患处15～20分钟，用过的药液与原渣再煎10分钟后再用，每日熏洗4～6次，每剂可用3日。

功效／清热解毒，燥湿。适用于龟头炎。

第八章 亚健康症状

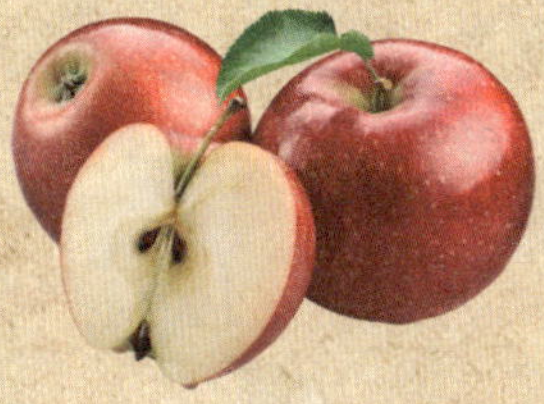

现代社会中，很多人的身体都处在亚健康的状态而不自知，亚健康是介于健康和疾病之间的一种状态。处于亚健康的人通常会出现失眠多梦、焦虑心烦、头晕目眩、精神抑郁、疲劳嗜睡、免疫力低下等症状。

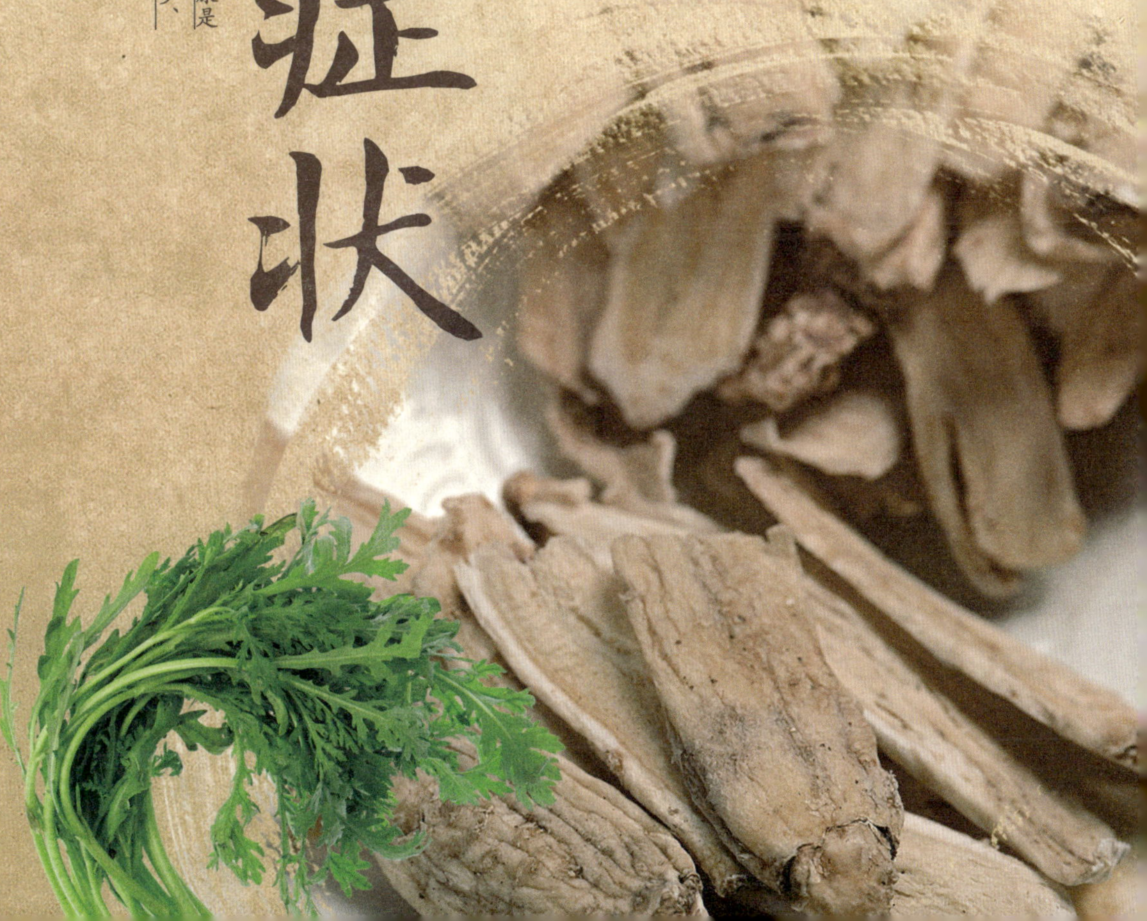

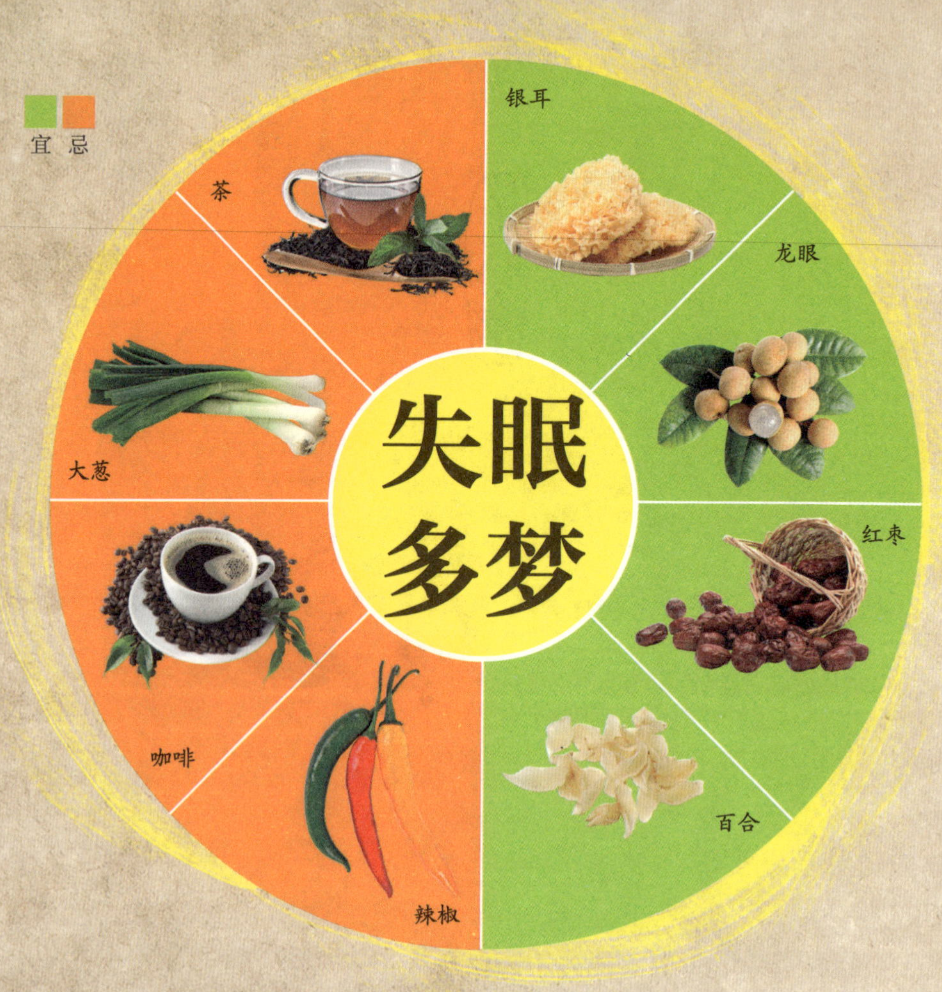

【病症解析】

1 梦是正常的生理现象，而失眠多梦与深睡眠期时间短、睡眠深度不够、睡眠质量不高有密切关系。

2 中医认为，失眠多梦多因气血不足、情志损伤、阴血亏虚、痰热内扰肝胆、劳累过度、饮食失节等引起。

【0成本按摩方】·印堂

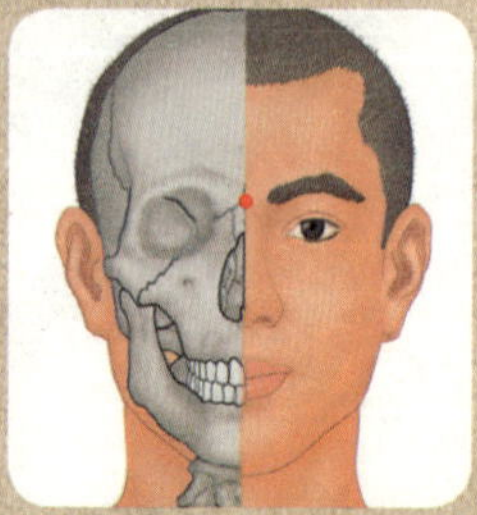

标准定位：在面部，位于两眉毛内侧端的中间凹陷处。

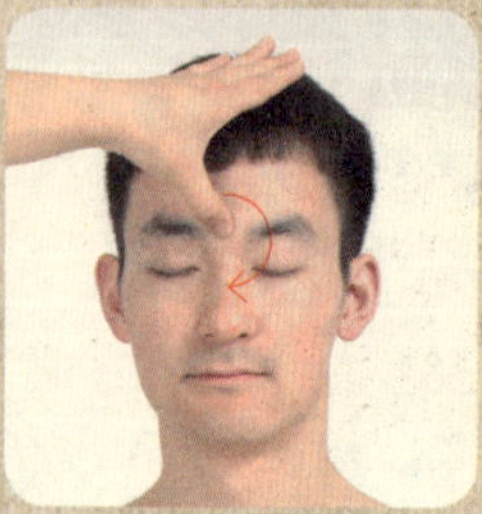

按摩方法：以手指指腹或指间关节向下按压，并做圈状按摩。

莲子百合猪肉汤

材料易得／制作时间短

材料／猪瘦肉250克，莲子、百合各30克，盐适量。

制法／将猪瘦肉、莲子、百合共放砂锅内，加水煮汤，加盐调味。

用法／每日1剂，分2次服用，连服数日。

功效／可宁神定志。

三七粉

材料少／材料易得／制作时间短

材料／三七5克。

制法／三七磨成粉。

用法／睡前开水冲服。每日1次，每次0.5克。

功效／可改善失眠、神经衰弱等症状。

洋葱方

材料少／材料易得／制作时间短

材料／洋葱适量。

制法／洋葱捣烂后装在一个小瓶中盖好。

用法／临睡前放在鼻子边吸其气味。

功效／有助于改善失眠症状。

归脾汤

材料易得／制作时间短

材料／太子参、白术、茯苓、酸枣仁、黄芪、枳壳、当归、远志各12克，生牡蛎30克，生大黄、甘草各3克。

制法／将上药加水煎煮，取药汁。

用法／每日1剂，分2次服用。

功效／适用于失眠。

花生叶水

材料少／材料易得／制作时间短

材料／花生叶90克（干品30克）。

制法／花生叶煮20分钟。

用法／代茶饮。

功效／改善失眠症状。

枣仁炖猪心

材料少／材料易得／制作时间短

材料／酸枣仁15克，猪心1个。

制法／酸枣仁和猪心炖至熟烂。

用法／汤料同食。

功效／适用于心脾两虚所致的失眠头晕。

莲子心饮

材料少／材料易得／制作时间短

材料／莲子心30个，盐少许。

制法／将莲子心煎水，煎时加入少许盐。

用法／每晚临睡前顿服。

功效／改善失眠症状。

丹栀逍遥散

材料易得／制作时间短

材料／牡丹皮、栀子、柴胡、白术、当归、合欢皮、郁金各12克，白芍、茯神、夜交藤各15克，生龙骨（先煎）、生牡蛎（先煎）各30克，生大黄、甘草各3克。

制法／将上药用水煎煮，取药汁，复煎2次，合并煎液。

用法／每日3次，每次150毫升。

功效／可改善失眠。

焦虑心烦

【病症解析】

❶病理性焦虑是指持续的无具体原因感到紧张不安，或无现实依据预感到灾难、威胁或大祸临头感，伴有明显的自主神经功能紊乱及运动性不安，常伴随主观痛苦感或社会功能受损。常感心烦，心中烦热郁闷。

❷中医认为焦虑心烦多属于热证，多为肝火旺盛所致。

小米养心粥

材料少/材料易得/制作时间短

材料/ 小米50克，鸡蛋1枚。

制法/ 将小米加水适量煮至粥熟，再打入鸡蛋，搅匀，鸡蛋熟透即可食用。

用法/ 每日2次空腹食用。临睡前先以热水泡脚，然后食用，效果更佳。

功效/ 养心安神。适用于烦躁失眠、心血不足等症。

菊香明日叶茶

材料少/制作时间短

材料/ 干菊花4～5朵，干明日叶5克，蜂蜜适量。

制法/ 将干菊花及干明日叶用清水洗净，挤干水分，然后将洗净的菊花和明日叶放入壶中，冲入热开水，静置，浸泡5分钟即可。

用法/ 可加蜂蜜随意饮。

功效/ 此茶对舒缓压力、抗紧张情绪都有很好的效果。

牛奶山药百合

材料易得/制作时间短

材料/ 山药200克，百合100克，牛奶500克，冰糖适量。

制法/ 百合剥开洗净，备用；山药去皮，切小丁。将牛奶倒入锅内煮沸，再将百合、山药丁放入锅内，煮约5分钟，最后加入冰糖调匀即可。

用法/ 佐餐食用。

功效/ 本方具有宁心安神的功用。

茅根瘦肉汤

材料少/材料易得/制作时间短

材料/ 鲜白茅根150克，猪瘦肉250克，调味品适量。

制法/ 将猪瘦肉洗净，切细丝，与白茅根一起加适量水煮熟，酌加调味品。

用法/ 食肉饮汤，可常服。

功效/ 清热，利湿，通淋。适用于温热所致的烦躁不安。

黄芪茉莉花茶

材料少／材料易得／制作时间短

材料／ 黄芪10克，茉莉花0.5克。

制法／ 将黄芪、茉莉花用沸水冲泡，加盖闷泡20分钟左右。

用法／ 代茶温饮，每日1~2剂。

功效／ 具有松弛神经的作用，对于紧张情绪的人有稳定情绪的作用。

白菊花茶

材料少／材料易得／制作时间短

材料／ 白菊花6克，绿茶适量。

制法／ 先将白菊花和绿茶放入杯中，兑开水冲泡，盖杯泡5～10分钟，待凉。

用法／ 代茶饮。

功效／ 消暑解渴。适用于中暑发热、口渴、烦躁等症。

银耳红枣雪梨汤

材料易得／制作时间短

材料／ 雪梨2个，红枣10颗，银耳、莲子各少许，冰糖适量。

制法／ 莲子加热水泡软，银耳泡发撕小朵，雪梨去皮切小块。将所有材料放入锅中，加入适量清水，煲至熟烂即可。

用法／ 每日早餐食用。

功效／ 能滋阴顺气，缓解情绪焦虑。

蒲黄方

材料少／材料易得／制作时间短

材料／ 蒲黄100克。

制法／ 蒲黄研末。

用法／ 每次口服9克，或冷开水送服。

功效／ 适用于痰中带血、胸中刺痛、心烦易怒等症。

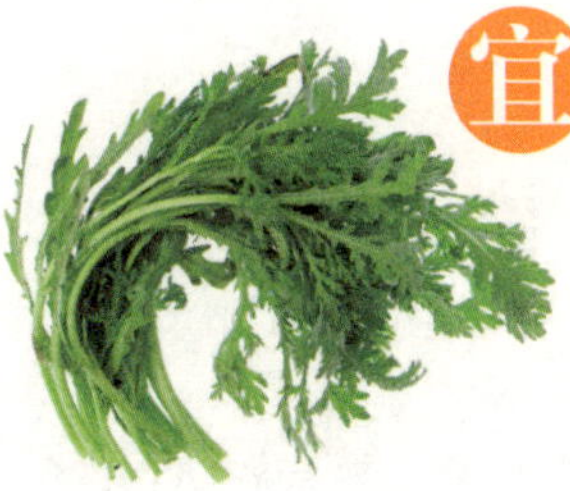

宜

薄荷、百合、芹菜、茼蒿、荸荠、绿豆、西红柿、山楂、苹果、红豆、白扁豆、竹笋、柑橘。

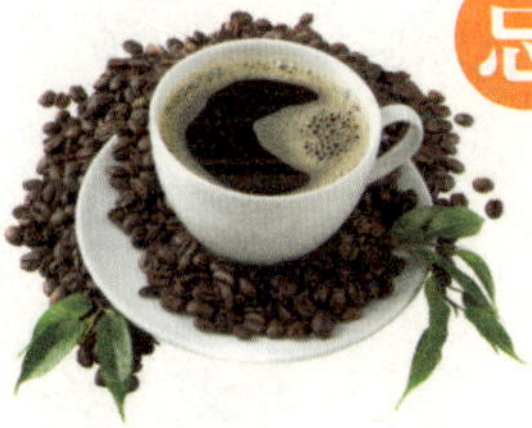

忌

油条、辣椒、芥末、咖喱、花椒、咖啡、浓茶、白酒。

【0成本按摩方】·神藏

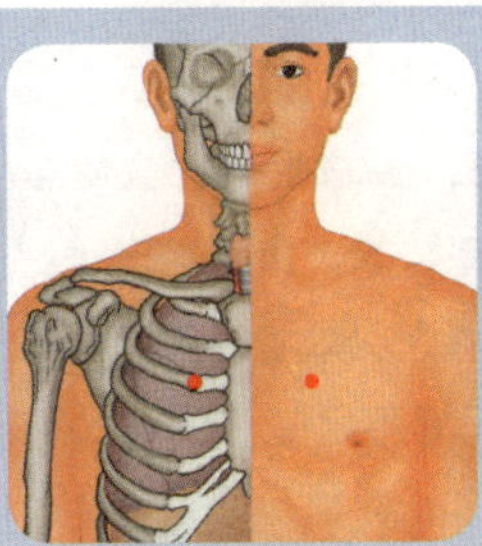

标准定位：在胸部，第2肋间隙，前正中线旁开2寸。

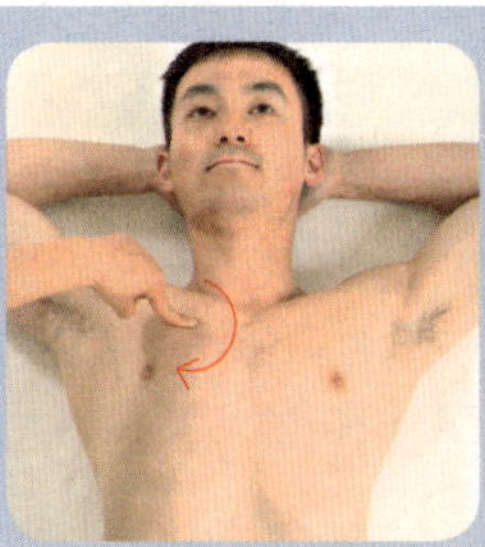

按摩方法：以手指指腹或指间关节向下按压，并做圈状按摩。

头晕目眩

【病症解析】

❶头晕是一种常见的脑部功能性障碍，也是临床常见的症状之一，为头昏、头胀、头重脚轻、脑内摇晃、眼花等感觉。

❷头晕可由多种原因引起，最常见于发热性疾病、高血压病、脑动脉硬化、颅脑外伤综合征、神经症等。

菊花粳米粥

材料少／材料易得／制作时间短

材料／干菊花10克，陈粳米50克，冰糖2～3块。

制法／干菊花去蒂择净，磨成菊花末，先以陈粳米、冰糖加水500毫升，煮至米汤浓稠，调入菊花末，用文火稍煮片刻，待粥稠停火，盖紧闷5分钟。

用法／每日1剂，分2次服食，稍温服食。

功效／疏风清热，止痛。适用于外感风热所致的头晕目眩。

补气养血方

材料易得／制作时间短

材料／茯神15克，党参、当归各12克，黄芪10克，炙甘草、远志、白术、酸枣仁各9克，龙眼肉10克，木香6克，生姜3片，红枣5枚。

制法／将上药以水煎煮，取药汁。

用法／每日1剂，早、晚分2次服用。

功效／补气养血，适用于气虚血亏型头晕。

夏枯草猪肉汤

材料少／材料易得／制作时间短

材料／夏枯草10克，猪瘦肉30～60克。

制法／将上述材料加水适量，煮至肉熟即可。

用法／喝汤吃肉，每日1剂，每日2次。

功效／清肝火，散郁结。适用于肝火盛引起的头晕。

木瓜地黄方

材料易得／制作时间短

材料／木瓜、熟地黄、白芍各15克，龟板、锁阳、白术、陈皮各12克，黄柏、知母各10克，狗骨6克。

制法／将上药以水煎煮，取药汁。

用法／每日1剂，分2次服用。

功效／滋水涵木、调和气血，适用于头晕眼花，耳鸣耳聋，头脑胀痛，失眠多梦，急躁易怒，腰膝酸软，步履蹒跚甚则瘫痪，症见小便淋漓、次数增多或二便失控、性功能障碍等肝肾不足证。

红枣粥

材料少／材料易得／制作时间短

材料／ 红枣10枚，粳米100克，白砂糖少许。

制法／ 红枣与粳米洗净，加适量水煮粥，粥熟后加白砂糖即可。

用法／ 佐餐用。

功效／ 养血消斑。适用于头晕目眩、心悸失眠、过敏性紫癜者。

人参粥

材料少／材料易得／制作时间短

材料／ 人参粉3克，粳米100克，冰糖适量。

制法／ 人参粉和粳米一同煮粥，粥熟后再加入冰糖搅匀即可。

用法／ 佐餐用。

功效／ 适用于中气不足、清阳不升所致的头晕目眩。

牛肝枸杞子汤

材料少／材料易得／制作时间短

材料／ 牛肝100克，枸杞子30克。

制法／ 将牛肝切成片，与枸杞子加水共煮成汤。

用法／ 食肝饮汤。每日1次，每次1剂。

功效／ 此方可补血养肝。具有改善肝血不足所致的头晕、眼花等症的功效。

鹿茸双参方

材料易得／制作时间短

材料／ 鹿茸、红参各3克，丹参15克，红枣10枚。

制法／ 将上药加水煎煮，滤渣取汁。

用法／ 温服，每日1次。

功效／ 适用于老年人心跳缓慢、头晕、气短、乏力等。

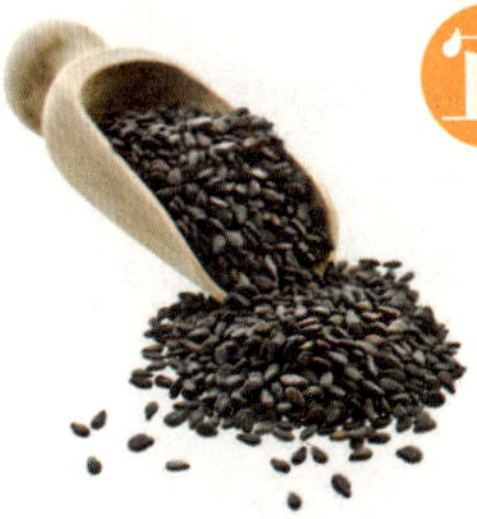

宜 芝麻、桑葚、胡桃、菊花、松子、枸杞子、人参、牛肉、阿胶。

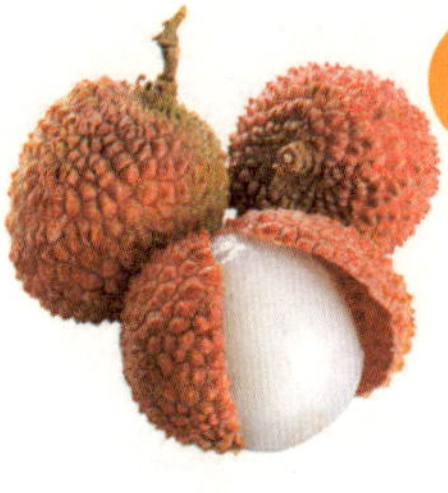

忌 蜂蜜、辣椒、胡椒、韭菜、芥末、荔枝。

【0成本按摩方】·丝竹空

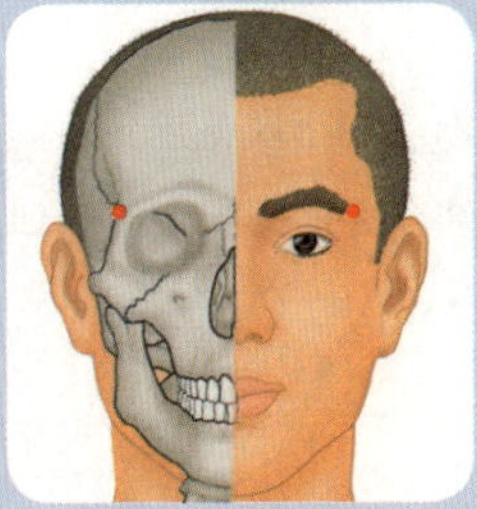

标准定位：在面部，眉梢凹陷中。

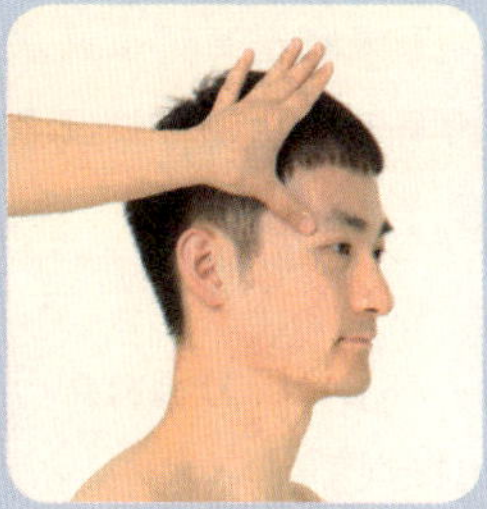

按摩方法：用大拇指指腹向内揉按穴位，有酸、胀、痛的感觉。每天早晚各1次，每次左右各按1～3分钟。

精神抑郁

【病症解析】

❶抑郁是一种不良的心理状态，主要表现为情绪低落、悲观、思维迟钝、经常自责、食欲不好、睡眠质量差等。

❷中医认为，抑郁主要由情志所伤、肝气郁结、肝失条达、五脏气机不和所引起。病变往往集中在肝、心、脾三脏，并表现为气血失调。针对抑郁所用的方剂，常具有疏肝理气、清肝泻火、化痰利气、养心安神、健脾解郁的功效。

麦冬煮鹌鹑蛋

材料少／材料易得／制作时间短

材料／麦冬20克，鹌鹑蛋15个，白砂糖30克。

制法／将麦冬去心，洗净；鹌鹑蛋洗净入锅煮熟，去壳；将麦冬、鹌鹑蛋一同放入锅内，加水800毫升，武火烧沸，再改用文火煮15分钟，加入白砂糖即可。

用法／每日1次，单食或佐餐食用。

功效／对抑郁症有一定的疗效。

玉米银耳羹

材料少／材料易得／制作时间短

材料／新鲜嫩玉米100克，银耳10克，鲜牛奶适量。

制法／先将银耳泡发后撕成小条，备用；再将玉米摘粒洗净，玉米和银耳用少量水一起煮20分钟，最后再倒入牛奶，继续煮沸即可。

用法／随意食用。

功效／具有美容润肤、减轻压力和放松心情的作用，可缓解精神抑郁。

百合鲜奶羹

材料少／材料易得／制作时间短

材料／新鲜百合150克，鲜牛奶250克，蜂蜜适量。

制法／百合掰瓣，洗净，隔水炖10分钟左右，炖到百合熟软；将炖熟的百合和鲜牛奶一同放入果汁机内打匀，加入蜂蜜调味即可。

用法／每日1次。

功效／经常食用能使人精神焕发，精力充沛，提高记忆力，延年益寿，是运动员、体力劳动者、脑力劳动者的最佳饮品。

山药粥

材料少／材料易得／制作时间短

材料／山药30克，瘦猪肉100克，盐1小匙。

制法／山药和瘦猪肉各切小块备用，锅内放水，水开后放入肉块、山药块，撇去血沫，可加一些盐调味。

用法／每日服1次。

功效／宁心安神。

甘麦红枣汤

材料易得／制作时间短

材料／ 小麦30克，红枣5枚，酸枣仁15克，炙甘草、香附、柴胡、郁金、香橼皮各10克。

制法／ 将上药以水煎煮，取药汁。

用法／ 每日1剂，分3次服用。

功效／ 适用于久郁伤神者。

金橘叶绿茶

材料少／材料易得

材料／ 金橘叶（干品）30克，绿茶适量。

制法／ 将金橘叶洗净，晒干或烘干，切碎，再与绿茶共同放入砂锅，加入适量的水浸泡片刻，用中火煎煮约30分钟，再以洁净纱布过滤，去渣，取药汁即可。

用法／ 早、晚分服，以温热饮用为宜。

功效／ 具有疏肝、理气、解郁的功效，适用于情绪忧郁等亚健康状态人群。

月季花饮

材料少／材料易得／制作时间短

材料／ 月季花15克，生姜3片，红糖1小匙。

制法／ 将生姜片加适量水煮10～15分钟，放入月季花再煮2～3分钟，去渣，加入红糖即可食用。

用法／ 每日1剂。

功效／ 活血补血，破瘀散寒。适用于精神抑郁等。

柴胡疏肝散

材料易得／制作时间短

材料／ 柴胡、陈皮（醋炒）各6克，香附5克，川芎、芍药、枳壳（炒）各3克。

制法／ 将上药以水煎煮，取药汁。

用法／ 每日1剂，分2次服用。

功效／ 有助于改善抑郁症。

备注／ 还可适用于慢性肝炎、慢性胃炎。

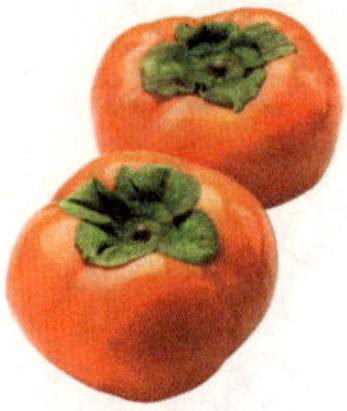

宜

鱼、蛋类、豆类及其豆制品、虾、柿子、韭菜、芹菜、蒜苗。

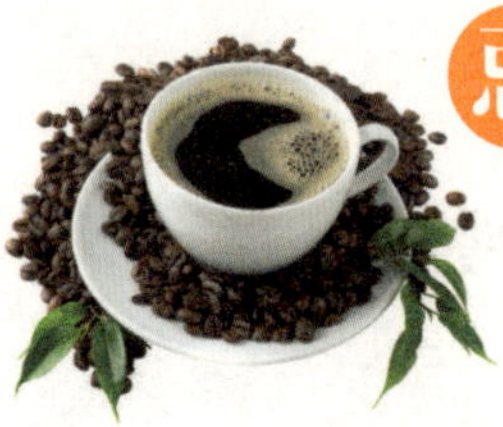

忌

咖啡、酒、浓茶、咖喱、辣椒、肥肉、油条、烧烤类食物等。

【0成本按摩方】·天井

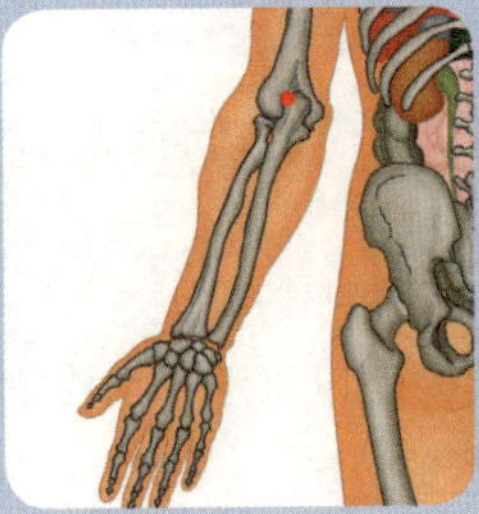

标准定位：位于臂外侧，屈肘时，肘尖上1寸的凹陷中。

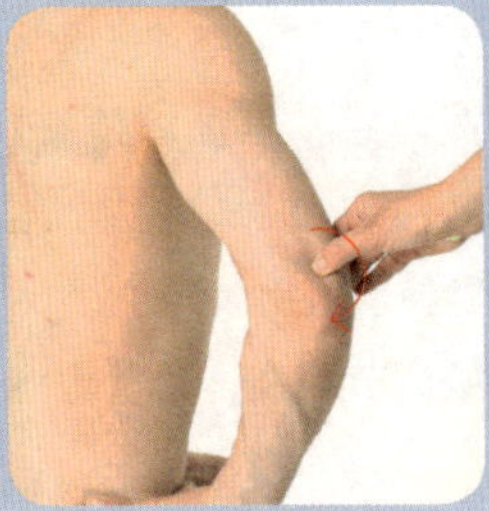

按摩方法：以手指指腹或指间关节向下按压，并做圈状按摩。

疲劳嗜睡

【病症解析】

1. 疲劳是最典型的亚健康症状。
2. 疲劳是人们连续学习或工作以后效率下降的一种现象，可分为生理疲劳与心理疲劳。
3. 临床可表现为心情抑郁、焦躁不安、急躁易怒、情绪不稳、思绪混乱、精力无法集中、反应迟钝、记忆力下降、心理压力大、头晕乏力、身心疲乏的状态。

驴肉豆豉汤

材料少／材料易得／制作时间短

材料／黑驴肉500克，豆豉、黄酒、盐各适量。

制法／驴肉洗净，切块，入锅，加豆豉、黄酒、盐和适量的水，武火烧沸后改用文火，煮熟即可。

用法／饮汤食肉。

功效／补血益气。适用于虚弱劳损、风眩、心烦。

黑豆核桃乳

材料少／材料易得／制作时间短

材料／黑豆、核桃仁各500克，牛奶、蜂蜜各适量。

制法／黑豆炒熟后磨成粉，核桃仁炒微焦去衣，待冷后捣成碎末。二者各取1匙，冲入煮沸过的牛奶1杯后，再加入蜂蜜1匙，调匀即可。

用法／每日早晨或早餐后服用。

功效／能够增强眼肌调节功能，改善眼疲劳的症状。

双参肉膳

材料少／材料易得／制作时间短

材料／鲜人参15克，海参150克，猪瘦肉块250克，香菇丝30克，青豌豆、竹笋各60克，盐、芝麻油、味精各适量。

制法／将海参发好，切块；竹笋切片。将以上材料与人参、猪瘦肉、香菇丝、青豌豆一同放入砂锅内，加清水适量炖煮，以猪瘦肉熟烂为度，加入味精、盐、芝麻油调味即可。

用法／口服，每日1～2次，每次适量，每周2剂。

功效／可缓解疲劳，增强体质。

枸杞子酒

材料少／材料易得

材料／枸杞子250克，低度白酒250毫升。

制法／将枸杞子浸泡于低度白酒中1个月，即可服用。

用法／每次服20毫升，每日2次。

功效／对改善老年人迎风流泪、视物昏花、容易疲劳有较好的功效。

天冬萝卜汤

材料少/材料易得/制作时间短

材料/ 天冬15克，白萝卜300克，鸡汤500毫升，调味品适量。

制法/ 将天冬洗净切厚片，水煎留汁备用；白萝卜洗净切丝。锅内放鸡汤，煮沸后将白萝卜丝放入，将煎好的天冬药汁加入，盖锅煮沸后加调味品即可。

用法/ 汤料同食。

功效/ 止咳祛痰，消食轻身。经常食用可增强抵抗力，消除疲劳。

红骨参炖鸡肉

材料少/材料易得/制作时间短

材料/ 红骨参60克，鸡肉适量。

制法/ 红骨参与鸡肉同炖。

用法/ 分4次服食。

功效/ 适用于劳伤虚弱。

鳗鱼山药粥

材料少/材料易得/制作时间短

材料/ 鳗鱼1条，山药块、粳米各50克，料酒、生姜片、葱末、盐各适量。

制法/ 鳗鱼去内脏，洗净，入砂锅，加山药块、粳米和料酒、生姜片、葱末、盐等调味品，煮成粥。

用法/ 佐餐用，每日食用1次。

功效/ 气血双补、强筋壮骨，能够有效改善疲劳状态。

八角莲鸡肉汤

材料少/材料易得/制作时间短

材料/ 八角莲10克，鸡肉250克。

制法/ 八角莲与鸡肉一同加水炖汤。

用法/ 食肉饮汤。

功效/ 补气益血，适用于体虚劳伤。

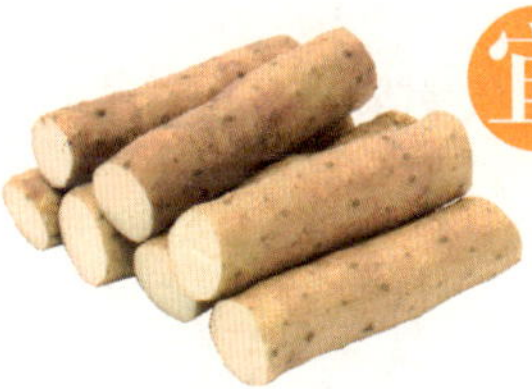

宜

山药、莲子、花生、红枣、豆腐、牛奶、猪肉、羊肉、龙眼。

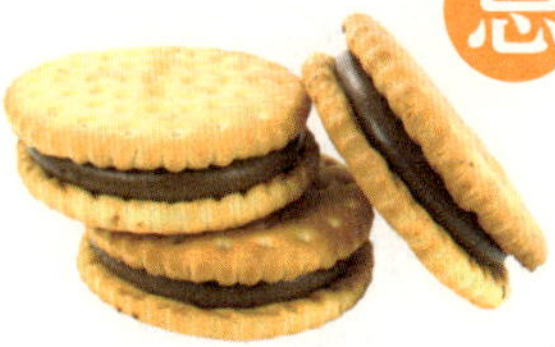

忌

糖果、饼干、肥肉、油条、螃蟹、河蚌、烧烤类食物、咖啡、浓茶。

【0成本按摩方】·百会

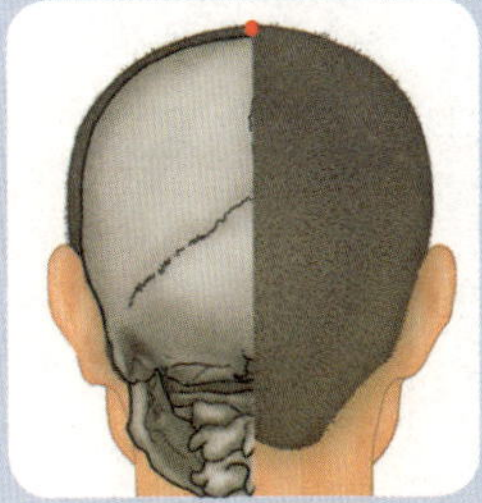

标准定位：在头部，前发际正中直上5寸。

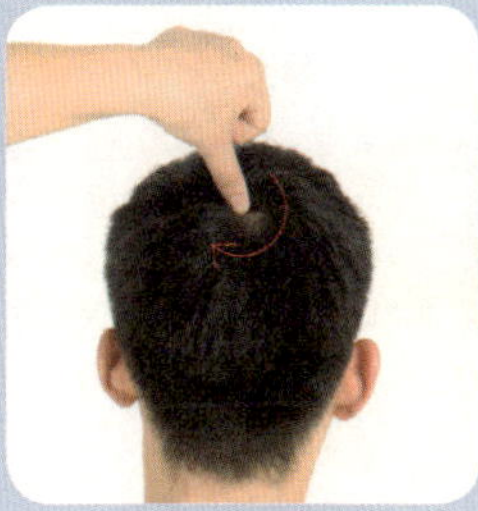

按摩方法：用大拇指做圈状按揉，有酸胀、刺痛的感觉。每次揉按1～3分钟。

免疫力低下

【病症解析】

❶现代医学认为，免疫力是人体自身的防御机制，是人体识别和消灭外来侵入的任何异物（病毒、细菌等），处理衰老、损伤、死亡、变性的自身细胞以及识别和处理体内突变细胞和病毒感染细胞的能力。

❷免疫力低下的人易于被感染或患癌症；免疫力超常也会产生对身体有害的结果，如引发过敏反应、自身免疫疾病等。

芦笋西芹豆浆

材料少／材料易得／制作时间短

材料／ 西芹20克，芦笋25克，黄豆60克，冰糖少许。

制法／ 黄豆用水浸泡一夜；芦笋洗净，切碎；西芹洗净切小粒。将准备好的食材放入榨汁机中，加入适量温开水，榨成汁，滤渣取汁放入锅中煮开，调入少许冰糖。

用法／ 每天1杯。

功效／ 具有提高机体免疫力的功效。

紫薯南瓜粥

材料少／材料易得／制作时间短

材料／ 紫薯20克，南瓜20克，粳米100克，冰糖适量。

制法／ 将粳米洗净沥干；南瓜去皮、去瓤及籽；紫薯洗净去皮，切小粒。将这些准备好的食材放入锅中，加入适量清水煮开，用小火熬煮成粥，最后调入冰糖。

用法／ 食粥。

功效／ 经常食用可增强体力。

燕麦枸杞子山药粥

材料少／材料易得／制作时间短

材料／ 燕麦片15克，枸杞子10克，山药20克，粳米80克。

制法／ 将粳米洗净，山药去皮切小粒。锅中放入所有食材，加入适量清水煮开，用小火熬煮成粥。

用法／ 食粥。

功效／ 可清心安神，强筋骨，助五脏，提高免疫力。

薏苡仁羊肉粥

材料少／材料易得／制作时间短

材料／ 薏苡仁60克，羊肉200克，粳米100克，生姜丝、盐、味精各适量。

制法／ 把薏苡仁、羊肉及粳米洗净后，羊肉切片，共放入锅内，加适量水煮粥，加生姜丝、盐、味精调味。

用法／ 佐餐用。

功效／ 健脾补肾，益气补虚。可提高免疫力，适用于病后体虚、食欲不振等。

山药薏苡仁粥

材料少／材料易得／制作时间短

材料／ 山药、薏苡仁各100克。

制法／ 将山药去皮，洗净，切成小块，与薏苡仁用文火煮成粥。

用法／ 每次服1小碗，早、晚各服1次。

功效／ 滋阴健脾，补虚理嗽，增强免疫力。适用于慢性支气管炎、肺气肿、肺心病、肺结核等。

黄芪双菇汤

材料易得／制作时间短

材料／ 黄芪10克，鲜蘑菇、水发香菇各25克，调味品适量。

制法／ 黄芪煎汁约50毫升备用。将蘑菇和香菇洗净切碎，在油锅中略炸一下，加入黄芪汁及水煮熟，加调料即可。

用法／ 汤料同食。

功效／ 可提高免疫力，增强抗病毒能力。

生黄芪方

材料少／材料易得／制作时间短

材料／ 生黄芪20克。

制法／ 生黄芪水煎2次。

用法／ 代茶饮。

功效／ 益气固表，增强免疫力。适用于免疫力低下、易患感冒者。

女儿红根方

材料少／材料易得／制作时间短

材料／ 女儿红根30克，猪瘦肉适量。

制法／ 女儿红根炖肉。

用法／ 食肉喝汤，每日2次。

功效／ 可增强身体抵抗力，适于病后体虚者。

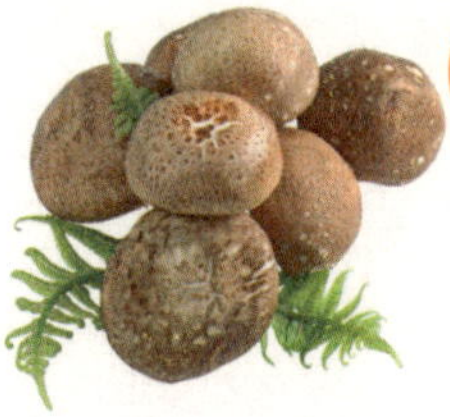

宜 香菇、山楂、沙棘、花粉、大蒜、生姜、蜂蜜、牛奶、黄豆。

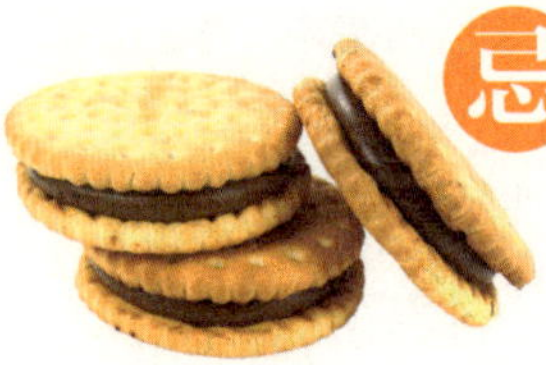

忌 糖果、饼干、肥肉、辣椒、烧烤类食物、咖啡、浓茶。

【0成本按摩方】·肝俞

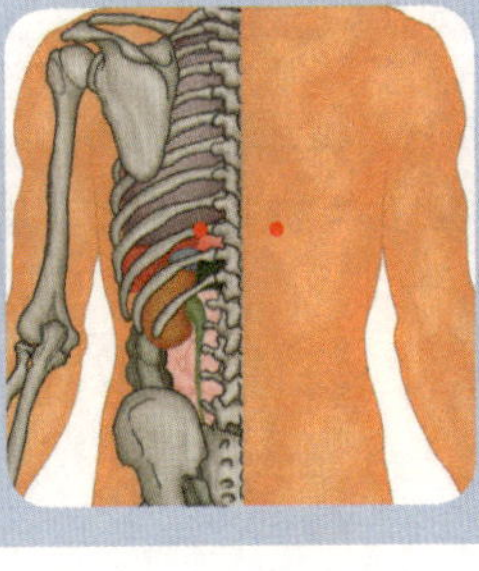

标准定位：在背部，第9胸椎棘突下，后正中线旁开1.5寸。

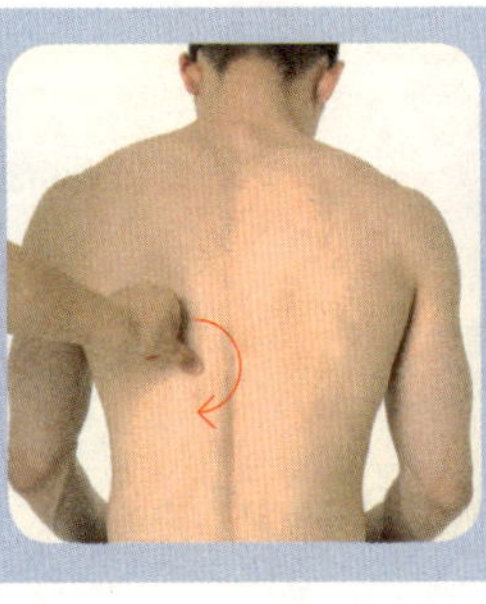

按摩方法：以手指指腹或指间关节向下按压，并做圈状按摩。

手足冰凉

【病症解析】

①手足冰凉和心脏血管有很大的关系。一旦心血管系统的功能出现障碍，就会影响血液运行，导致手脚冰冷。

②体型较瘦、虚寒体质者，生活节奏快、精神压力过大者，血糖太低或低血压者，女性等是手足冰凉的高发群体。中医认为，手足冰凉属于肾阳虚、脾虚寒证。

老姜足浴方

材料少／材料易得／制作时间短

材料／老姜200克，水2升，姜精油8滴。

制法／将姜和水一同放置于不锈钢锅中，煮至沸腾后熄火，闷泡10分钟，取出姜片后加入精油，倒至泡脚盆中即可。

用法／每天入睡前，将双脚于盆中浸泡15分钟。

功效／可促进足部血液循环，温暖足部及全身。

备注／女性孕期和月经期禁用。

八珍汤

材料少／材料易得／制作时间短

材料／熟地黄、川芎、人参、当归、白术、白芍、茯苓各9克，炙甘草5克，红枣5颗，生姜3片。

制法／将上述所有中药放入砂锅中，加清水煎煮30分钟左右，取汁。

用法／每日1剂，每日2次，早、晚饭后30分钟各温热服用。

功效／补血养气，调理气血，暖身。

红枣粥

材料少／材料易得／制作时间短

材料／红枣10~15颗，粳米100克。

制法／红枣和粳米一同煮粥。

用法／食粥。

功效／本方可补气血、健脾胃。对于胃虚食少、脾虚便溏、气血不足，以及血小板减少、贫血、慢性肝炎、营养不良有较好的改善作用。

吴茱萸茶

材料少／材料易得

材料／吴茱萸、甘草各5克，红茶适量。

制法／锅中加适量清水，放入吴茱萸和甘草，用文火煎沸20分钟。将红茶放入杯中，用煎沸的汤汁冲泡即可。或者直接用纱布将吴茱萸、甘草包起来，放入锅中加水煎煮，30分钟后滤汁，趁热冲泡红茶。

用法／代茶温饮，每日1～2剂，药渣可续煎两次。

功效／暖身驱寒。

枸杞子茶

材料少／材料易得／制作时间短

材料／ 枸杞子30克。

制法／ 将枸杞子放入保温杯中，用沸水冲泡，盖上盖闷5分钟。

用法／ 代茶饮。每日1剂，连服2~4个月。

功效／ 滋补肝肾，调理气血。

肉苁蓉酒

材料少／材料易得

材料／ 肉苁蓉100克，白酒1 000毫升，冰糖50克。

制法／ 将肉苁蓉与白酒一同放于酒瓶内，加入冰糖，浸泡半年左右即可饮用。

用法／ 每日服1次。

功效／ 适用于体质虚弱的人。

桂枝生姜方

材料少／材料易得／制作时间短

材料／ 桂枝、生姜各12克，芍药、甘草各15克，乌头6克，红枣3枚。

制法／ 将以上中药以水煎煮，取药汁。

用法／ 每日1剂，分2次服用。

功效／ 温肝散寒，用于腹中冷痛、手足厥冷、身体疼痛等内外皆寒之症。

备注／ 本方中乌头有毒性，应遵医嘱酌情减量煎服。

当归四逆汤

材料少／材料易得／制作时间短

材料／ 当归12克，桂枝、芍药各9克，细辛3克，炙甘草、通草各6克，红枣8颗。

制法／ 将上药以水煎煮，取药汁。

用法／ 每日1 剂，分2次服用。

功效／ 适用于冻疮引起的手脚冰凉。

四味升压方

材料少／材料易得

材料／ 龙眼肉、莲子、红枣、芡实各20克，冰糖适量。

制法／ 将前四味药加入适量的水煮沸，再用文火煮1小时，然后加入冰糖即可。

用法／ 每日1～2次。

功效／ 补益心脾、养血生血。适用于心悸、脾虚、手足冰凉和小便清长的低血压患者。

【0成本按摩方】·鸠尾

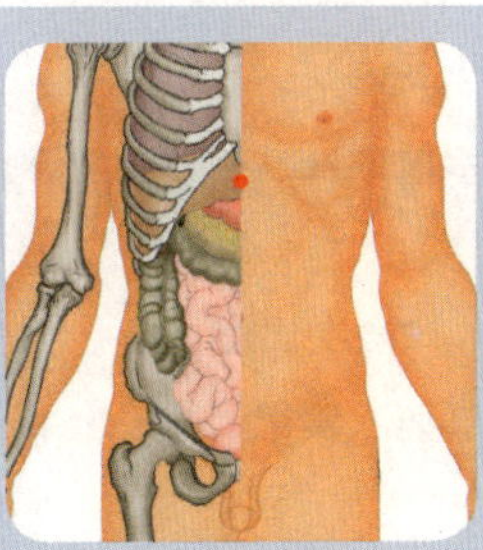

标准定位：在上腹部，前正中线上，胸剑结合部下1寸。

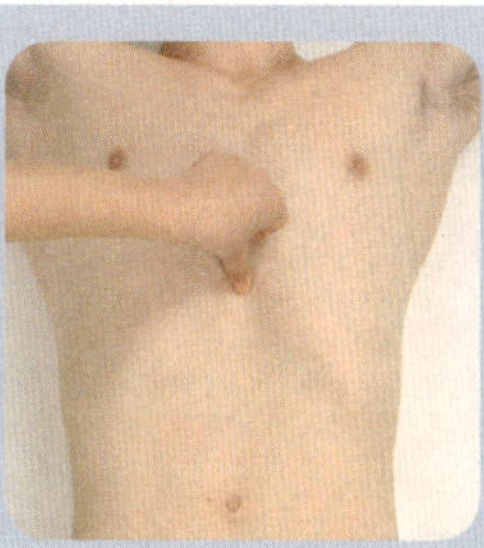

按摩方法：以手指指腹或指间关节向下按压。

脾胃虚弱

【病症解析】

❶脾胃虚弱，包含了脾气虚、脾阳虚、脾不统血、中气下陷、胃阳虚、胃气虚、胃阴虚及脾胃虚寒等中医证候。

❷临床表现为病程较长，泄泻时轻时重、时发时止，大便稀溏，色淡无臭味，夹有不消化食物残渣，食后易泻，吃多后见腹胀、大便多，食欲不振，面色萎黄，神疲倦怠，形体瘦弱，舌质淡，苔薄白，脉虚无力。

养阴活血汤

材料易得／制作时间短

材料／沙参、麦冬各15克，生地黄12克，玉竹、白芍、枳壳、党参、桃仁、当归各10克，红花、炙甘草各6克。

制法／将上药以水煎煮，取药汁。

用法／每日1剂，分3次服用。

功效／益胃，养阴，活血。用于阴虚血瘀、脾胃虚弱。

陈艾水仙子红花末

材料易得／制作时间短

材料／陈艾45克，水仙子、红花、三棱、莪术各15克，高良姜12克，丁香、草果、木香、肉桂各10克，砂仁6克。

制法／将上药共研细末。取1米布折成双层，内铺棉花，将药末均匀撒上，用线缝好，防止药末堆积和漏出。

用法／日夜兜在胃脘部，连用6个月。一般每月换药1次。

功效／疏肝理气和胃。

荷叶莲子羹

材料少／材料易得

材料／新鲜荷叶蒂4个，莲子60克，白砂糖适量。

制法／将荷叶蒂洗净，对半切两刀，备用；莲子洗净，用开水浸泡1小时后，剥衣去心。把二者倒入锅内，加清水两大碗，文火慢炖2小时，加白砂糖1匙，再炖片刻即可。

用法／可作点心，随意食用。

功效／本方可补心益脾、健胃消食，对脾虚气陷、胃弱食滞的胃下垂患者有一定缓解作用。

曲末粥

材料少／材料易得／制作时间短

材料／神曲10克，粳米30克。

制法／神曲捣碎，水煎取汁，再加入粳米煮成稀粥即可。

用法／每日1剂，早、晚2次温服。

功效／适用于脾胃虚弱、食欲不振、食积难消等症。

蒲公英煎剂

材料少／材料易得／制作时间短

材料／ 干蒲公英根2克（鲜品6克）。

制法／ 加水2碗，熬至1碗。

用法／ 每日1剂，每日2次，餐后服用，不可间断，坚持1个月即可见效。

功效／ 适用于慢性胃炎患者。

备注／ 蒲公英根有健胃、解热、发汗、强壮的功效，是民间常用的健胃药。

健胃方

材料易得／制作时间短

材料／ 黄芪30克，人参（另煎）、白术、当归各10克，陈皮、柴胡各6克，炙甘草5克，升麻3克。

制法／ 将上述材料用水煎煮，滤渣取汁。

用法／ 每日1剂，分2～3次服用，空腹温服。

功效／ 适用于脾胃气虚，中气下陷。

升清降浊方

材料易得／制作时间短

材料／ 白芍15克，望江南、大腹皮各12克，党参、黄芪、制半夏、枳实各9克，柴胡、升麻、豆蔻、甘草各6克。

制法／ 将上药以水煎煮，取药汁。

用法／ 每日1剂，分2次服用。

功效／ 升降脾胃，斡旋气机。用于脾失升降，胃失和降，易脱肛，嗳气频频，胃脘痞痛。

金橘酒

材料少／材料易得

材料／ 金橘250克，黄酒500毫升。

制法／ 将金橘浸入黄酒中，封口2周即可饮用。

用法／ 每次饮酒5毫升，每日2次。

功效／ 清热健胃消食，可缓解胃热不和、食滞不化型胃痛。

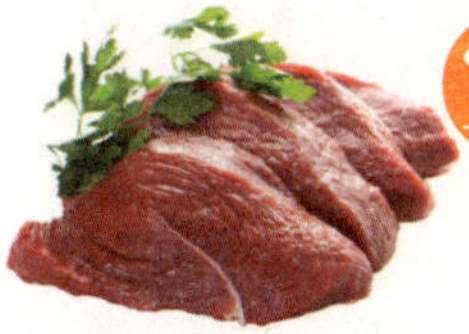

宜 粳米、糯米、牛肉、牛肚、鲫鱼、红枣、樱桃、莲子、白扁豆。

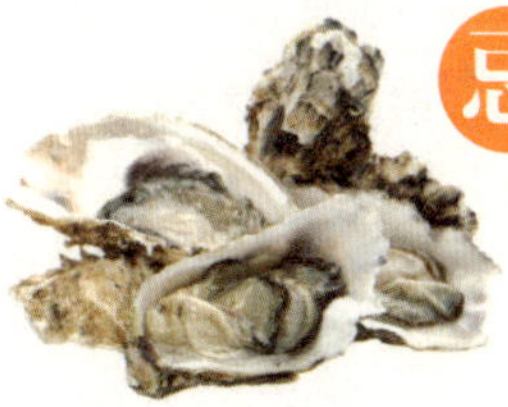

忌 鸭肉、甲鱼、田螺、螺蛳、蚌肉、牡蛎、山楂、甜菜。

【0成本按摩方】·脾俞

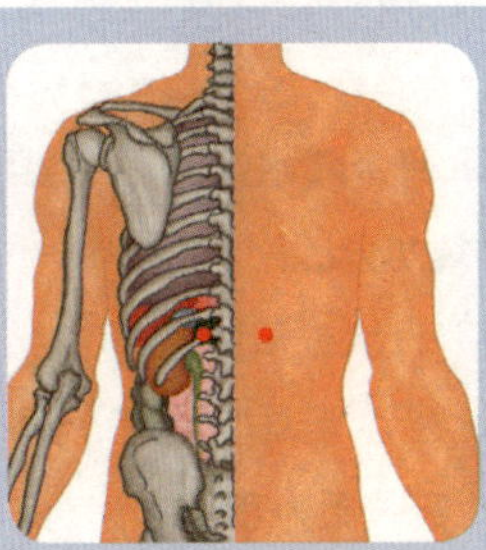

标准定位：在背部，第11胸椎棘突下，后正中线旁开1.5寸。

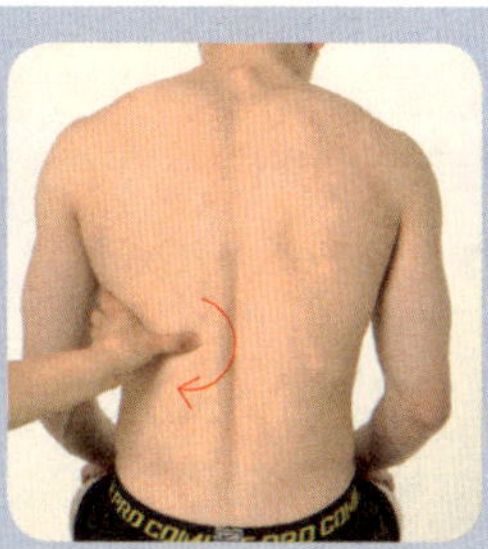

按摩方法：以手指指腹或指间关节向下按压，并做圈状按摩。

腰酸背痛

【病症解析】

❶腰背痛是指脊椎及关节软组织受损造成的酸痛感。

❷腰背部疼痛多由于肌肉挛缩、外伤或脊柱变形所致，也可为系统性疾病所导致。

❸腰背部疼痛因治疗困难、疗程长、容易复发的特点，已成为现代社会难以医治的痼疾，严重影响着人们的生活质量。

海带香菇腔骨汤

材料易得／制作时间短

材料／ 腔骨500克，水发海带150克，红枣10颗，香菇3朵，枸杞子、姜片、盐各适量，料酒1大匙，醋少许。

制法／ 将腔骨洗净切块，放入开水中烫一下，捞出；海带泡洗干净，切段；香菇泡软，去蒂，切片；红枣泡发洗净。锅中倒入适量清水，将各种材料及料酒、醋、姜片一起放入锅中，炖煮至熟，在出锅前放入枸杞子、盐，再煮5分钟即可。

用法／ 佐餐用。

功效／ 强筋壮骨，补血行气，适用于骨质疏松者。

白术煮薏苡仁

材料少／材料易得／制作时间短

材料／ 白术45克，薏苡仁60克。

制法／ 将薏苡仁洗净，与白术共水煮取汁服用。

用法／ 每天1次。

功效／ 可缓解腰痛。

焦烤柚子种子

材料少／材料易得／制作时间短

材料／ 柚子3个。

制法／ 将柚子剥开，取其种子，放入铺有铝箔纸的平底锅中烤制，待种子变色后关火，然后将其捣碎即可。

用法／ 冲水服用。每日1次，每次1剂。

功效／ 可缓解疼痛，抑制各种原因引起的炎症。对腰背痛有效。

备注／ 如果觉得每次制作比较麻烦，可以一次多烤制一些，密封保存，但不宜超过1个月。

生地黄炖鸭蛋

材料少／材料易得／制作时间短

材料／ 生地黄20克，鸭蛋1～2个，冰糖适量。

制法／ 上述材料加水适量隔水炖煮，蛋熟后去壳，再放入汁中炖20分钟，冰糖调味。

用法／ 食蛋饮汁，每日1次或每周2～3次。

功效／ 有滋阴清热、生津止渴等效果，适用于熬夜后腰背痛、四肢乏力者。

鲜肉苁蓉方

材料少／材料易得／制作时间短

材料／ 新鲜肉苁蓉150克，山药50克，羊肉100克。

制法／ 肉苁蓉去鳞，用酒洗。将肉苁蓉、山药、羊肉加适量清水同煮即可。

用法／ 每日1次，每次1剂。

功效／ 可有效缓解由肾阳虚、精血少引起的腰痛。

活络止痛汤

材料易得／制作时间短

材料／ 当归、白芍、黄芩、葛根各9克，桂枝、柴胡各6克，天花粉12克，生黄芪、生牡蛎（先煎）各15克。

制法／ 将上述药材以水煎煮，取药汁。

用法／ 每日1剂，分2次服用。

功效／ 适用于肩周炎、肩背疼痛。

粗盐贴敷方

材料少／材料易得／制作时间短

材料／ 粗盐、粗沙各500克。

制法／ 将粗盐、粗沙一同炒热，然后放在布袋里，趁热敷在患处即可。

用法／ 每次30分钟，早晚各1次。

功效／ 可缓解腰痛。

备注／ 不要烫伤皮肤。

狗肉红薯汤

材料少／材料易得

材料／ 狗肉500克，红薯250克。

制法／ 将红薯洗净切块，与狗肉同煮2~3小时，调味后即可食用。

用法／ 佐餐用。

功效／ 可以温补肾阳，适用于腰痛的患者。

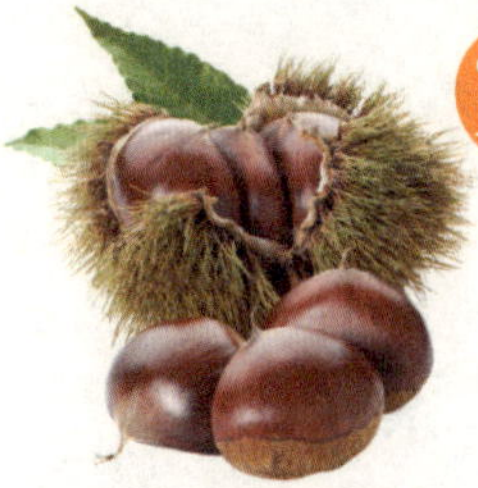

宜

猪肾、栗子、黑芝麻、海参、韭菜、山药、刀豆、枸杞子、牛肉、阿胶、花椒。

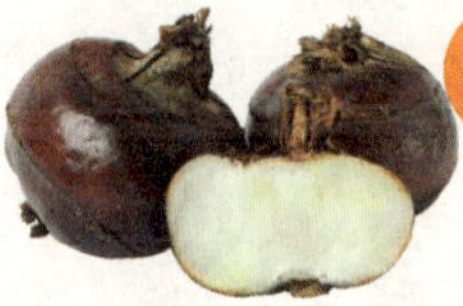

忌

柿子、柿饼、甜瓜、苦瓜、荸荠、西瓜、田螺、螃蟹、河蚌、紫菜。

【0成本按摩方】·肾俞

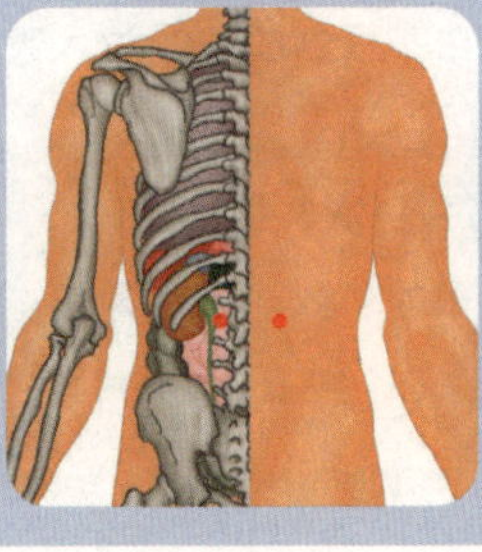

标准定位：在腰部，第2腰椎棘突下，后正中线旁开1.5寸。

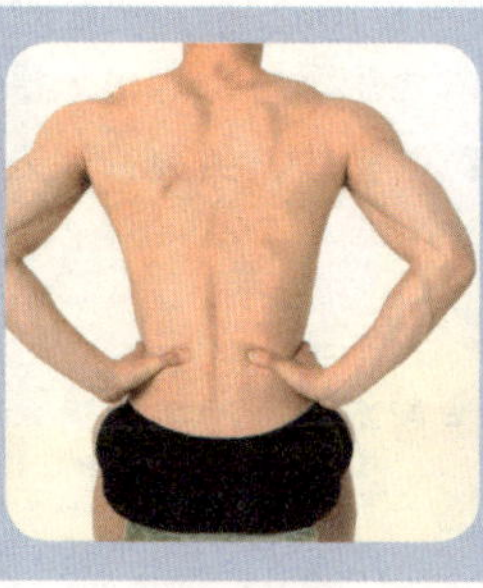

按摩方法：双手叉腰，以拇指指尖用力向下按压。

体虚水肿

【病症解析】

1. 水肿是体内水液潴留，泛溢肌肤，出现眼睑、头面、足跗、腹部甚至全身水肿为特征的一种疾患。
2. 中医认为，水肿是由风邪外袭、肺失通调，湿毒浸淫、内归脾肺，风湿相搏、心阳不振，水湿浸渍、脾失健运及饮食劳倦、伤及脾胃等所致。
3. 水肿对机体的危害很大，人体的脑、肺等重要器官如果大量积液常会引起严重的后果。

乌龙冬瓜茶

材料少／材料易得／制作时间短

材料／乌龙茶5克，冬瓜皮25克，山楂肉20克。

制法／将冬瓜皮和山楂肉放入砂锅中，加适量水煎煮20分钟左右。将乌龙茶放入茶壶中，用煎好的水冲泡，加盖闷10分钟即可。

用法／每日1剂，每日3次。

功效／用于痰多久咳、体虚浮肿。

薏苡仁绿豆甜茶

材料少／材料易得／制作时间短

材料／绿豆150克，薏苡仁60克，冰糖适量。

制法／绿豆、薏苡仁分别洗净，加入盛有适量水的锅中。大火烧沸后，改小火慢熬，直到绿豆、薏苡仁熟软，关火，加入适量冰糖即可。

用法／代茶频饮。

功效／本方具有清凉解毒、利湿去水肿的功效。

薏苡仁茶

材料少／材料易得／制作时间短

材料／炒薏苡仁适量，荷叶、山楂各2克。

制法／将炒薏苡仁、荷叶、山楂放入茶杯中，用沸水冲泡10分钟左右，去渣取汁即可。

用法／温饮，每日1剂，每日1次，代茶饮用。

功效／此茶具有清热、利湿、祛肿的功效，适合湿性体质的肥胖者饮用。

瓜皮茅根茶

材料少／材料易得／制作时间短

材料／西瓜皮60克，白茅根30克（鲜品90克）。

制法／将西瓜皮、白茅根制成末，放入茶壶中，用沸水冲泡。

用法／代茶饮用，每日1次，每日1剂。

功效／具有清热利尿的功效，适合肾炎、水肿患者饮用。

蚕豆冬瓜汤

材料少 / 材料易得 / 制作时间短

材料 / 冬瓜80克，蚕豆60克。

制法 / 蚕豆和冬瓜加清水3大碗，小火煎至1碗，去渣。

用法 / 每日1次，每次1剂。

功效 / 适用于肾脏病水肿、心脏病水肿。

红豆玉米须饮

材料少 / 材料易得 / 制作时间短

材料 / 红豆30克，玉米须12克。

制法 / 红豆与玉米须水煎。

用法 / 每日1剂，每日2次。

功效 / 适用于水肿。

薏苡仁炖鲈鱼

材料少 / 材料易得 / 制作时间短

材料 / 鲈鱼200克，薏苡仁30克。

制法 / 鲈鱼和薏苡仁加适量水煮熟。

用法 / 佐餐食用。

功效 / 可改善脾虚水肿。

甘遂末方

材料少 / 材料易得 / 制作时间短

材料 / 甘遂10克。

制法 / 将甘遂研末。

用法 / 填脐至满敷定即可，每日1次，每日1剂。

功效 / 适用于水肿。

冬瓜皮饮

材料少 / 材料易得 / 制作时间短

材料 / 鲜冬瓜皮90克。

制法 / 鲜冬瓜皮加水适量，煎汤饮。

用法 / 每日1剂，每日1次，经常服用。

功效 / 利尿消肿。适用于水肿胀满、小便不利之症。

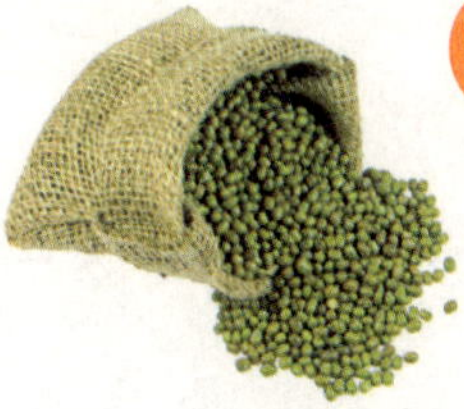

宜

冬瓜、赤小豆、黑大豆、绿豆、西瓜皮、蚕豆、黄瓜、鲤鱼。

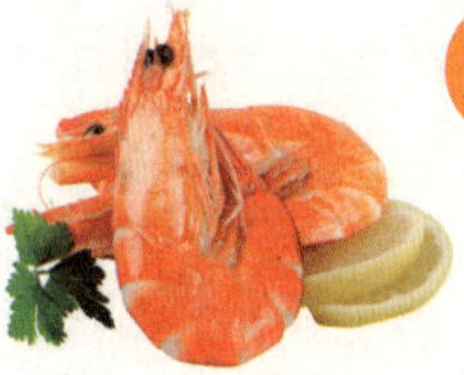

忌

食盐、咸鱼、咸肉、咸菜、咸鸭蛋、虾、螃蟹、猪头肉、腊肠。

【0成本按摩方】·水泉

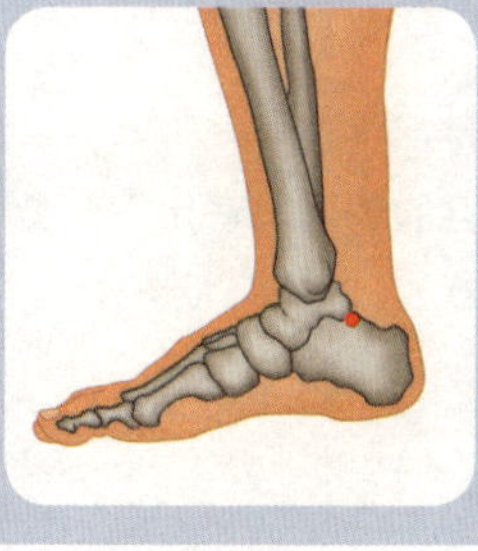

标准定位：在足跟部，太溪直下1寸，跟骨结节内侧凹陷中。

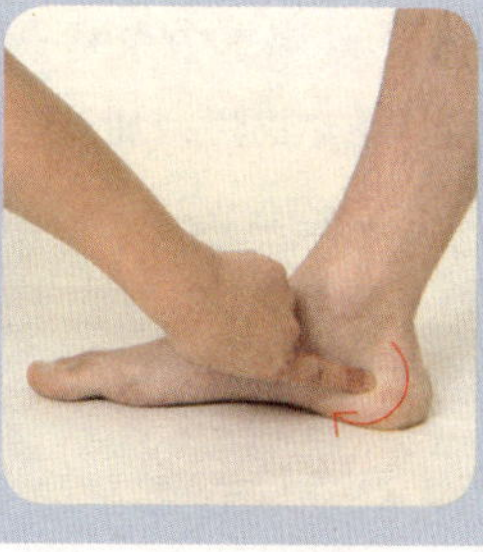

按摩方法：以手指指腹或指间关节向下按压，并做圈状按摩。

视力下降

【病症解析】

1 视力下降多由于不注意用眼卫生，过度用眼，使眼肌极度疲劳所致。

2 中医认为，视力下降与肝肾关系最为密切，因肝开窍于目、肾注精于目，所以用偏方调理眼疾多从肝肾入手。

3 视力下降可表现为视物模糊不清、近视、远视、散光、斜视、弱视等。

枸杞子龙眼肉汤

材料易得

材料／枸杞子30克，龙眼肉30克，当归9克，黑枣30克，鸡肝1副。

制法／将上药分别洗净，加4碗水，放入锅中大火烧开，再转小火炖半小时即可。

用法／全部用料均可连汤一起吃，或喝汤亦可，但是唯独鸡肝至少应食用半副以上才有效果。每日1剂，分数次服完，至少食用1周以上。

功效／本方有滋补肝肾、益精明目的功效。

鸡肝羹

材料少／材料易得／制作时间短

材料／鸡肝50克，盐适量。

制法／鸡肝洗净切片，入沸水中汆烫一下，去除血污后捞出，趁热捣烂，加入盐调匀即可。

用法／佐餐食用。

功效／具有养肝明目的作用。

羊肝粥

材料少／材料易得／制作时间短

材料／羊肝1具，葱1把，粳米适量。

制法／羊肝去膜切碎，与葱炒焦黑，研末，共加水炖烂，去渣取汁，入粳米煮粥即可。

用法／佐餐用。

功效／适用于头晕眼花，有明目的功效。

猪肝方

材料少／材料易得／制作时间短

材料／猪肝100克，鸡蛋2枚，盐、淡豆豉、葱白各适量。

制法／猪肝洗净，切片，放于锅中加水适量，先用小火将猪肝煮熟，再加入淡豆豉、葱白，然后打入鸡蛋2枚，加入盐调味即可。

用法／汤料同食。

功效／具有养肝明目的作用。适用于儿童及青少年近视。

菠菜猪肝汤

材料少／材料易得／制作时间短

材料／ 鲜菠菜90克，猪肝120克。

制法／ 将菠菜、猪肝分别洗净，一起入锅加水同煮至熟。

用法／ 汤料同食。

功效／ 具有养肝明目的功效。

菟丝子鸡蛋方

材料少／材料易得／制作时间短

材料／ 鸡蛋1枚，菟丝子10克。

制法／ 菟丝子研末，入鸡蛋搅匀，加水适量煮至蛋熟。

用法／ 食蛋饮汤。

功效／ 可改善头晕眼花，视物不清。

酱油肝

材料少／材料易得／制作时间短

材料／ 鲜兔肝1具，酱油少许。

制法／ 兔肝切片，加水煮熟即可。

用法／ 蘸酱油食用。

功效／ 具有养肝明目的功效。

猪肝枸杞子叶

材料少／材料易得／制作时间短

材料／ 猪肝200克，鲜枸杞子叶150克。

制法／ 先将猪肝洗净切片，同枸杞子叶共煮至熟即可。

用法／ 饮汤食肝，每日2次。

功效／ 有改善视力的作用。

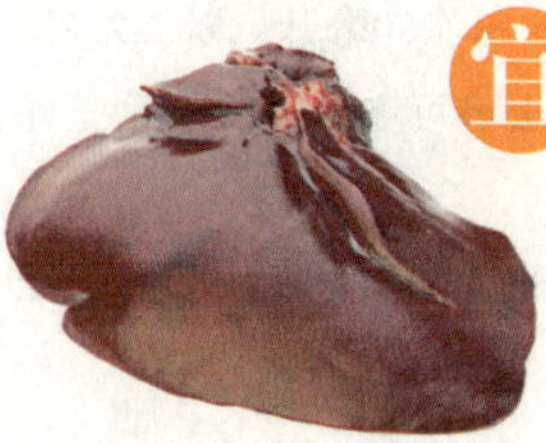

宜

粳米、猪肝、核桃、黑豆、桑葚、山药、蜂蜜、牛奶、鸡蛋、鸡肉、草鱼、鲤鱼。

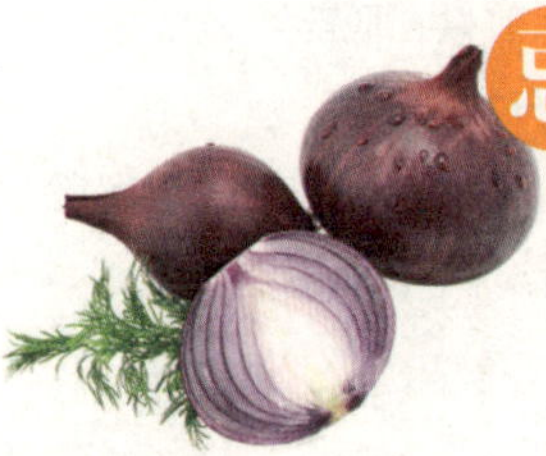

忌

韭菜、辣椒、桂皮、薄荷、蒜薹、蒜黄、肥肉、黄鱼、带鱼、螃蟹、洋葱、公鸡。

【0成本按摩方】·光明

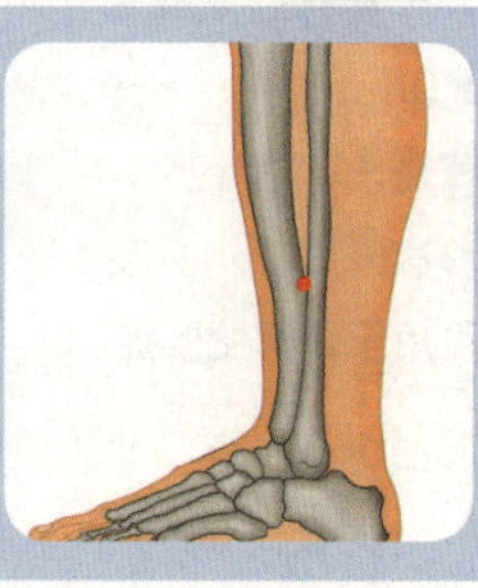

标准定位：在小腿外侧，于外踝尖上5寸，腓骨前缘。

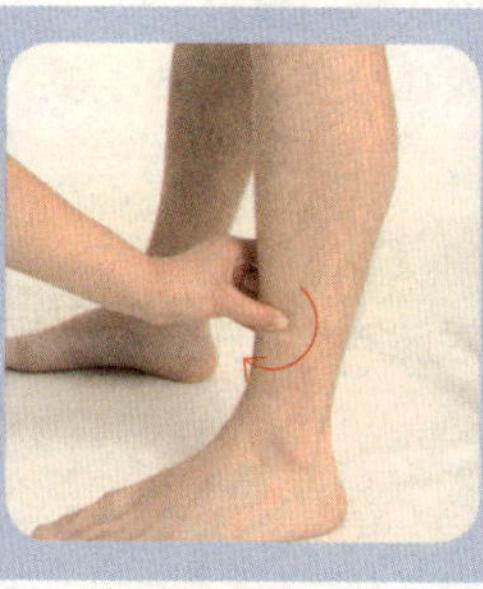

按摩方法：以手指指腹或指间关节向下按压，并做圈状按摩。

体型肥胖

【病症解析】

❶肥胖症是现代人的一种常见病，是指人体内的脂肪贮存明显超过正常人的平均量，体重增加，并引起机体代谢、生理、生化的异常变化。

❷引起肥胖的原因有多种，遗传因素、饮食、运动量少、性别、职业、年龄、精神及内分泌等因素都会引起肥胖。

参芪升麻泽泻汤

材料易得／制作时间短

材料／黄芪30克，党参15克，陈皮、茯苓、法半夏、白术、山楂、郁金、莱菔子、泽泻各10克，柴胡、天南星各6克，升麻、炙甘草各2～3克。

制法／将上药以水煎煮，取药汁。

用法／每日1剂，分2次服用。

功效／补中益气，燥湿祛痰。对于缓解肥胖症有较好的疗效。

山楂槐花饮

材料易得／制作时间短

材料／鲜山楂30克，鲜荷叶15克，决明子10克，鲜槐花5克，白砂糖适量。

制法／将上药同煎煮，待山楂将烂时，用大勺将其碾碎，再煮10分钟。滤出汁液，加少量白砂糖调匀。

用法／代茶频饮。

功效／降脂减肥。对肥胖症有一定的缓解作用。

黄芪山楂减肥汤

材料易得／制作时间短

材料／泽泻、生山楂、丹参、茵陈、水牛角各30克，黄芪、防己、白术、川芎、制首乌各15克，淫羊藿10克，生大黄9克。

制法／将上药水煎，取汁100毫升。

用法／每日2次，每次50毫升。以上为1剂量，超重25%以上者可增至每日1.5剂，即150毫升。

功效／补中益气，降脂减肥。适用于肥胖症。

茉莉玫瑰饮

材料易得／制作时间短

材料／桑葚、补骨脂、何首乌各15克，泽兰、泽泻各12克，茉莉花、玫瑰花、荷叶、决明子、枳壳各10克。

制法／将上药以水煎煮，取药汁。

用法／每日1剂，分2次服用。

功效／利湿化瘀，可用于缓解肥胖症。

魔芋精粉

材料少 / 材料易得 / 制作时间短

材料 / 魔芋精粉适量。

制法 / 用开水冲服。

用法 / 每次1～2克，每日3次，3个月为1个疗程。

功效 / 适用于肥胖症。

陈葫芦茶

材料少 / 材料易得 / 制作时间短

材料 / 陈葫芦15克，茶叶3克。

制法 / 陈葫芦与茶叶用开水冲泡。

用法 / 代茶饮。

功效 / 利水降脂。适用于肥胖症及高脂血症。

荷叶绿茶

材料少 / 材料易得 / 制作时间短

材料 / 荷叶、绿茶各10克。

制法 / 荷叶与绿茶用开水冲泡。

用法 / 代茶饮。

功效 / 适用于肥胖症及高脂血症。

番泻饮

材料易得 / 制作时间短

材料 / 泽泻、山楂、决明子各12克，番泻叶1.5克。

制法 / 将上药以水煎煮，取药汁。

用法 / 每日1剂，分2次服用。

功效 / 清胃热，利水湿，健脾运。适用于肥胖症。

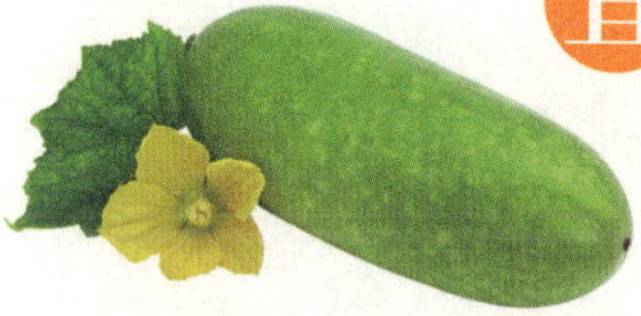

宜

冬瓜、黄瓜、赤小豆、竹笋、海带、金针菇、山楂、黑木耳、玉米、南瓜。

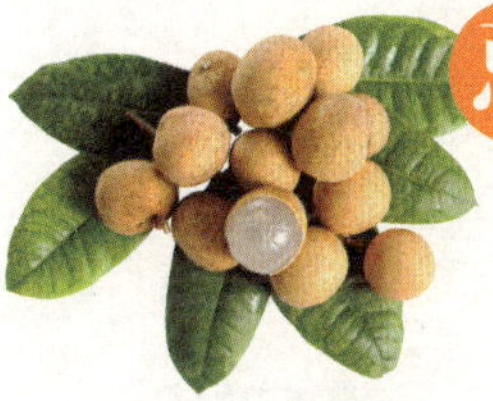

忌

肥肉、猪肝、鸡肉、鸭蛋、龙眼肉、葡萄、白砂糖。

【0成本按摩方】·合谷

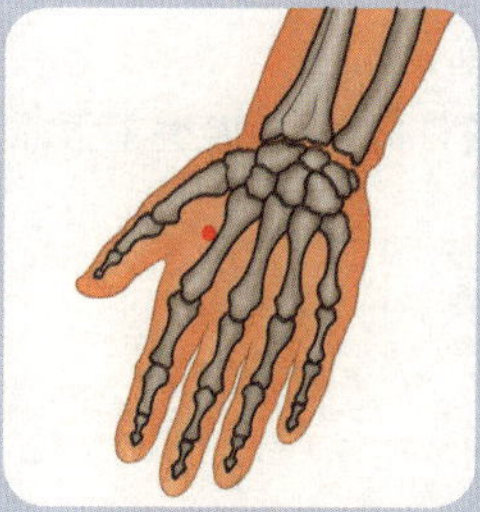

标准定位：手背，第1、2掌骨间，当第2掌骨桡侧的中点处。

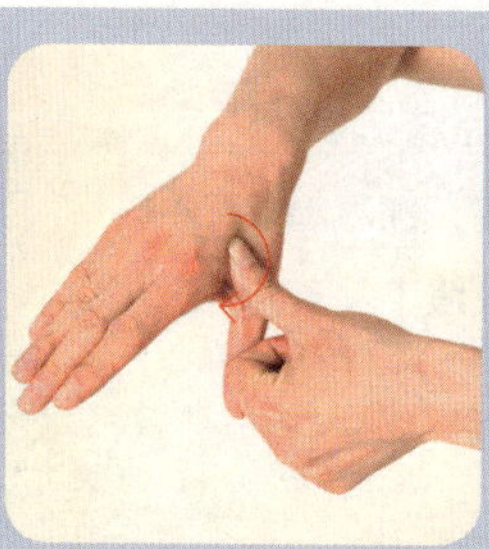

按摩方法：以拇指向下用力按压4～5次，并做圈状按摩。

口腔异味

【病症解析】

1. 口腔异味指口中散发出令别人厌烦的难闻的气味，即通常我们所说的口臭。
2. 中医认为，“脾开窍于口”，口臭病位于脾胃，其病因多为积热与食滞，脾胃积热，气蒸于口；食滞胃肠，化腐化臭。
3. 缓解此症当以清泻脾胃实火、消积导滞通腑为法，可以采用偏方来缓解此症。

白梅方

材料少／材料易得／制作时间短

材料／白梅适量。

用法／口含白梅，可令口生香。

功效／适用于口臭。

茼蒿方

材料少／材料易得／制作时间短

材料／茼蒿250克。

制法／茼蒿清洗干净，入沸水中煮熟即可。

用法／饮汤吃菜。每日1次，每次1剂。

功效／适用于口臭、便秘。

芦根方

材料少／材料易得／制作时间短

材料／芦根50克，冰糖适量。

制法／芦根煎汤1碗，加冰糖。

用法／早晨空腹1次服下，连服7日。

功效／香口去臭。

丁香白芷汤

材料易得／制作时间短

材料／木香10克，丁香6克，藿香、白芷各12克，葛根粉30克。

制法／将上述药材以水煎煮，取药汁。

用法／每日1次，每次1剂，分多次含漱。

功效／泻火散结，适用于脾胃实火引起的口臭。

备注／本方不宜久煎，口腔溃疡者不宜食用。

含香丸

材料易得／制作时间短

材料／丁香1.5克，川芎3克，甘草9克，桂心、细辛各4.5克。

制法／将上述药材分别切碎，共研成末，炼蜜为弹珠大小的丸。

用法／每次2丸，每日1次，每晚睡前温水送服。

功效／主治口气秽臭。

川芎方

材料少／材料易得／制作时间短

材料／ 川芎适量。

制法／ 将川芎加适量水煎10～20分钟后弃渣取汁。

用法／ 含漱，每日2～3次。

功效／ 香口去臭。

川芎白芷汤

材料易得／制作时间短

材料／ 川芎、藿香、佩兰各9克，细辛、白芷各3克。

制法／ 将上述药材以水煎煮，取药汁。

用法／ 每日1次，每次1剂，时时含漱，亦可饮用。

功效／ 对口臭有一定疗效。

生芦根粥

材料少／材料易得／制作时间短

材料／ 生芦根30克，粳米50克。

制法／ 生芦根洗净，水煮取药汁，将粳米淘净入锅煎至粥八成熟，加入药汁煮至米烂熟即可。

用法／ 晨起空腹食用。

功效／ 具有清热除烦、辟秽除臭的作用，但不宜久食。

细辛方

材料少／材料易得／制作时间短

材料／ 细辛适量。

制法／ 细辛煎浓汁。

用法／ 常含之，3日为1个疗程。

功效／ 有祛风、散寒、止痛的作用，适用于口臭、牙痛。

宜

牛奶、酸奶、柠檬、芹菜、香菜、菠菜、白菜、油菜、香菇、银耳、竹笋、绿豆、蜂蜜、金橘。

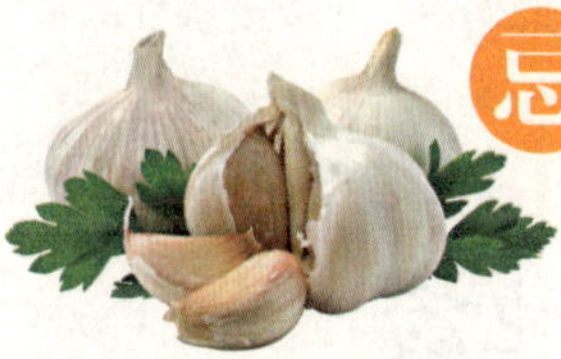

忌

葱、大蒜、韭菜、胡椒、花椒、饼干、薯片、烧烤煎炸类食品。

【0成本按摩方】·劳宫

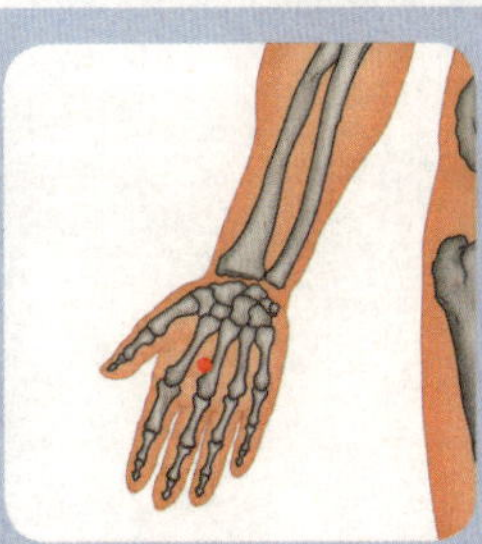

标准定位：在掌区，平第3掌指关节近端，第2、3掌骨之间偏于第3掌骨。

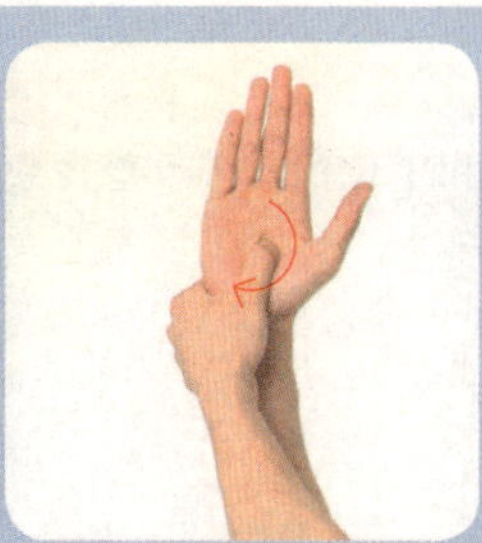

按摩方法：以手指指腹或指间关节向下按压，并做圈状按摩。

食欲不振

【病症解析】

1. 食欲不振是指进食的欲望降低。
2. 中医认为，食欲不振属于外感寒邪，胃脘痞胀，湿浊犯胃，过食甘肥油腻及醇酒厚味之品，肝气犯胃，湿热内蕴，脾胃虚弱的表现。
3. 食欲不振表现为无进食欲望、厌恶油腻、腹胀、腹痛、嗳气频作、恶心、呕吐等。

柑橘蜂蜜糊

材料少 / 材料易得 / 制作时间短

材料 / 柑橘250克，蜂蜜适量。

制法 / 柑橘洗净，去皮、核，将柑橘果肉放入大碗中研碎，再加入蜂蜜搅拌均匀即可。

用法 / 餐后食用。

功效 / 具有开胃的作用，可以改善食欲不振的症状。

麦芽鸡肫汤

材料少 / 材料易得 / 制作时间短

材料 / 麦芽15克，鸡肫1个，盐适量。

制法 / 鸡肫洗净，保留内金，切成条状，再与麦芽一同放入锅内，加水煮汤，熟后加盐调味即可。

用法 / 随意饮。

功效 / 健脾益胃，和中化积。可改善食欲不振等症。

苹果皮茶

材料少 / 材料易得 / 制作时间短

材料 / 绿茶2克，苹果皮45克，蜂蜜2小匙。

制法 / 将苹果皮入锅，加清水熬煮5分钟；用热水冲泡绿茶，将煮好的苹果皮加入绿茶汁中，再加入蜂蜜调匀即可。

用法 / 随意饮。

功效 / 具有健脾补气、生津止渴的功效。

葡萄蜂蜜酱

材料少 / 材料易得 / 制作时间短

材料 / 葡萄汁400毫升，蜂蜜800毫升。

制法 / 将葡萄汁倒入锅中，文火熬煮至浓稠时加入蜂蜜调匀。

用法 / 饮用时加开水冲泡即可。早、晚各饮用1次。

功效 / 改善食欲不振的症状。

第九章 美容保健

无论男性还是女性，都希望自己越来越健康，没有病痛的折磨。我们在日常生活中，也可以通过偏方来调理身体，美容养颜，养生保健，提高身体的免疫力，增强抵抗力。

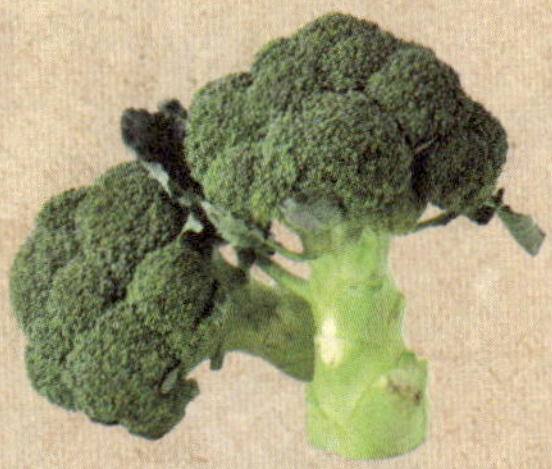

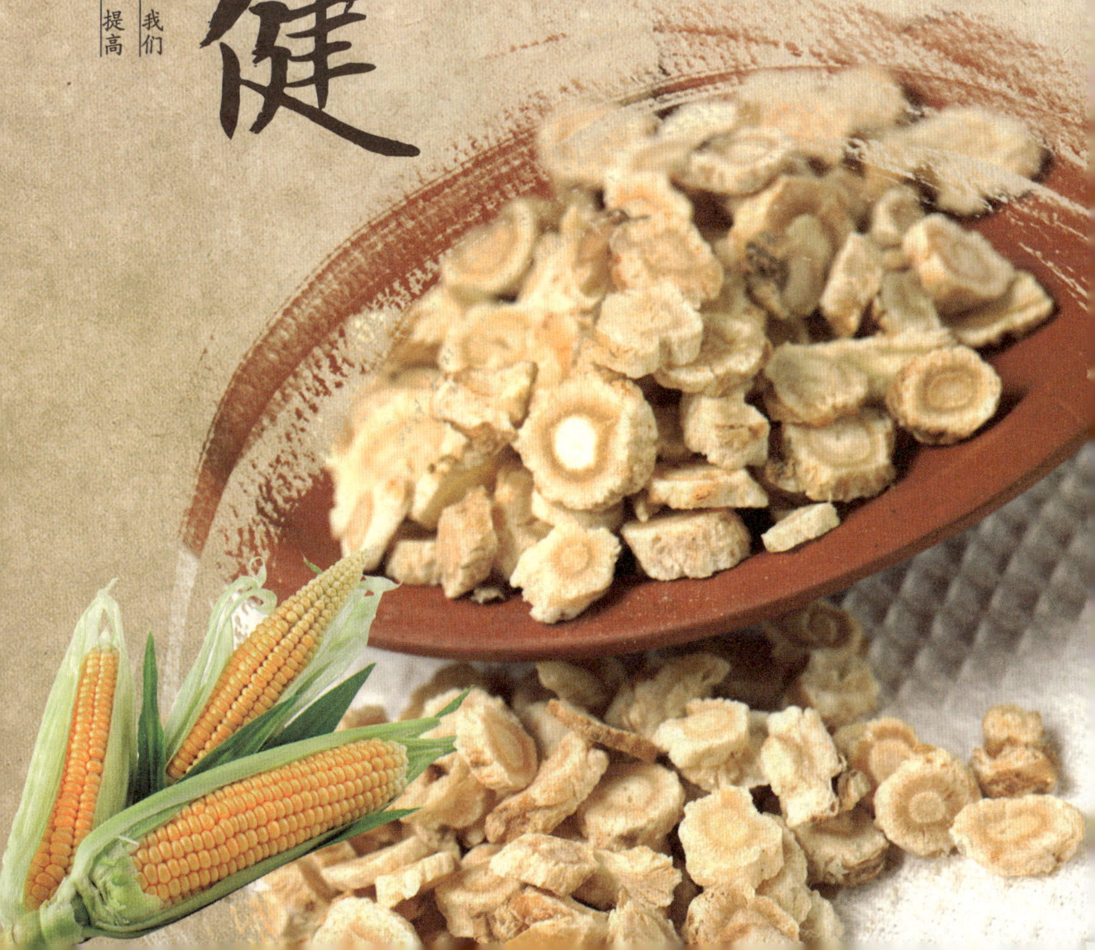

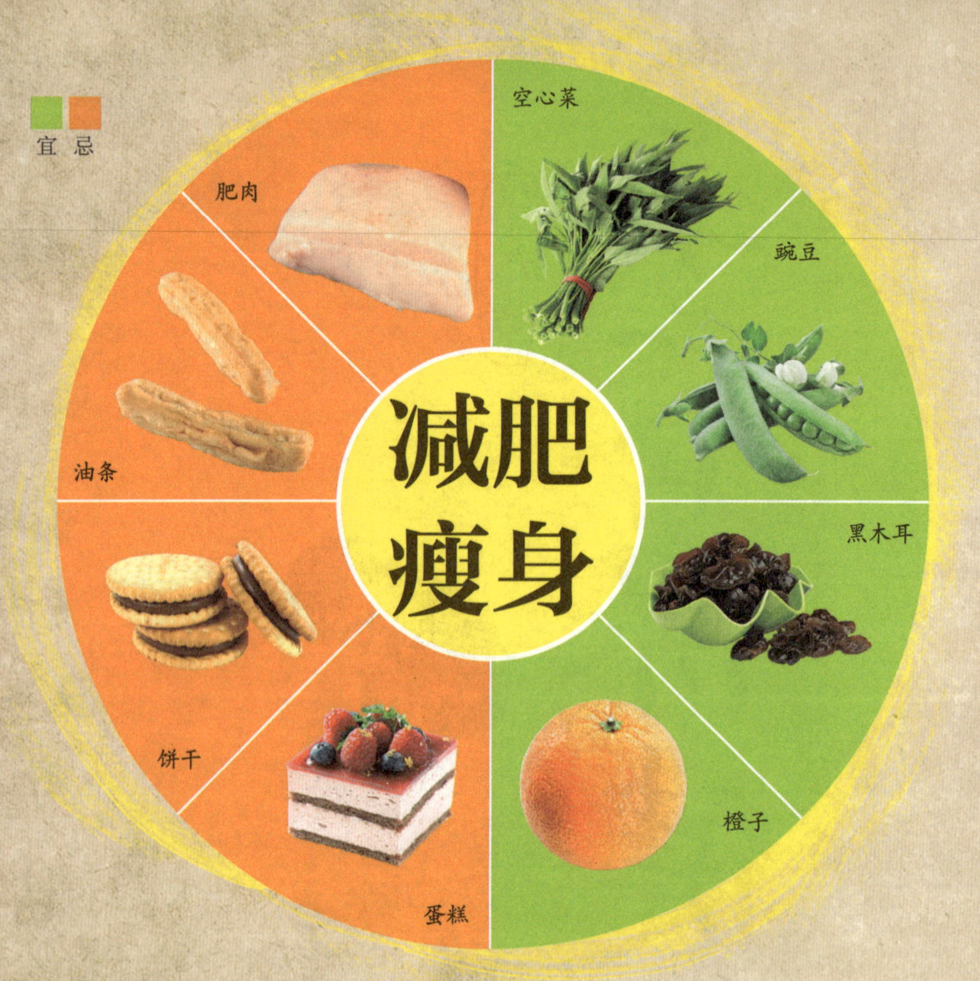

【症状解析】

❶肥胖的根本原因是能量摄入超过能量消耗。

❷所有减肥方法均是直接或间接以热量为中心，有效指标为减少热量，健康指标为保护基础代谢，持续指标为食欲控制中的饱腹感和满足感。

❸通过偏方来调理，能有效降低血脂，改善疲倦乏力和胸闷气促等症状。

【0成本按摩方】·消泺

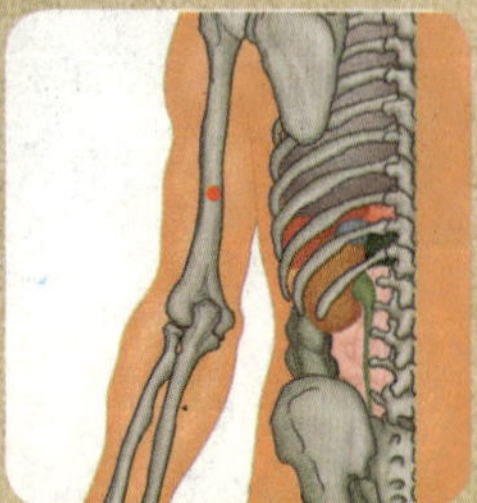

标准定位：在臂外侧，肘尖与肩峰角连线上，肘尖上5寸。

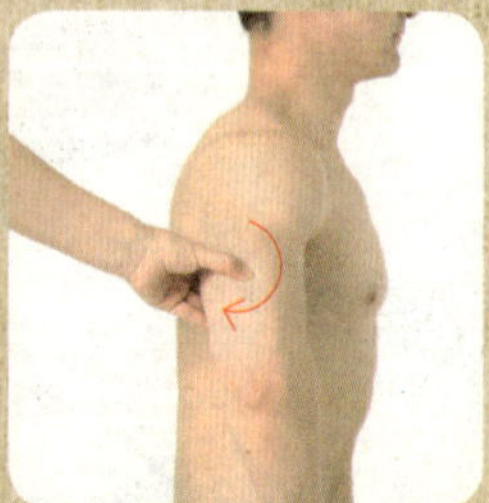

按摩方法：以手指指腹或指间关节向下按压，并做圈状按摩。

芝麻丸方

材料少／材料易得／制作时间短

材料／黑芝麻3 000克，白蜜、酒适量。

制法／将黑芝麻淘净，用甑蒸，上汽后取出晒干，撇去浮沫，再蒸，反复9次，以开水烫去皮，炒香为末，白蜜为丸如弹珠大。

用法／每次温酒1匙化下1丸，每日3次。

功效／美容轻身，乌发润发。

香瓜蜜桃瘦身汁

材料少／材料易得／制作时间短

材料／香瓜、柠檬各半个，水蜜桃1个。

制法／香瓜削皮，用勺子挖去中间的籽，洗净后切块（如果是熟透的香瓜，也可保留中间的籽）；水蜜桃去薄皮，取果肉后切块；柠檬切块。将水蜜桃块、柠檬块、香瓜块放入榨汁机中，倒入适量凉开水，充分搅打均匀即可。

用法／每日1次，每次1剂。

功效／瘦身养颜效果很好。

美腿瘦身香瓜汁

材料易得／制作时间短

材料／香瓜50克，茭白25克，草莓、柠檬各20克，蜂蜜半小匙。

制法／将茭白、香瓜、柠檬、草莓分别洗净，切块后放入榨汁机中，加入适量凉开水、蜂蜜，混合搅打均匀即可。

用法／每日1次，每次1剂。

功效／具有促进内分泌与减肥的功效。

纤体果乳汁

材料少／材料易得／制作时间短

材料／菠萝半个，胡萝卜50克，芹菜、芦笋各20克。

制法／将芦笋、胡萝卜、菠萝分别去皮后切成小块，与芹菜、适量凉开水一同加入榨汁机中，混合搅打均匀即可。

用法／每日1次，每次1剂。

功效／菠萝几乎含有人体所需的所有维生素以及16种天然无机盐，可帮助消化吸收，从而有效地分解掉脂肪。

玉米须茶

材料少／材料易得／制作时间短

材料／玉米须、茶叶各适量。

制法／将玉米须和茶叶放入杯中，用沸水冲泡。

用法／代茶饮。

功效／减肥瘦身。

红豆鲤鱼

材料易得

材料／鲤鱼1尾（1 000克以上），红豆100克，鸡汤、葱、姜、胡椒、盐各适量。

制法／鲤鱼清理干净，将红豆洗净，塞入鱼腹，再将鱼放入砂锅，另加葱、姜、胡椒、盐，灌入鸡汤，上笼蒸1.5小时即成。

用法／佐餐食用。

功效／行气健胃，醒脾化湿，利水消肿，减肥轻身。

美白嫩肤

【症状解析】

❶皮肤黯淡、粗糙多是因为营养不良、肌肤水油失衡、新陈代谢能力下降所致。

❷日常生活中，强烈的紫外线照射，干燥的环境，生活节奏快，精神压力大，不良的生活习惯，如熬夜，吃快餐，吸烟等因素都会导致肌肤缺乏营养，越来越干燥，时间久了，就会出现肌肤疲劳、黯淡无光、皮肤粗糙不平、色素沉淀、肤色暗黄的现象。

深层美白蔬果汁

制作时间短

材料/ 葡萄8颗，菠萝半个，莴笋10克，柠檬少许，蜂蜜半小匙，原花色素粉1小匙。

制法/ 将莴笋洗净，切丝；葡萄洗净；菠萝去皮，切块；柠檬去皮，切片。将上述材料放入榨汁机中，加入蜂蜜、原花色素粉及适量凉开水混合搅打均匀即可。

用法/ 每日1次，每次1剂。

功效/ 可以滋润肌肤、提亮肤色，使肌肤红润、细嫩、光洁。

圆白菜柠檬汁

材料少/材料易得/制作时间短

材料/ 圆白菜1/4个，柠檬2个，蜂蜜1小匙。

制法/ 圆白菜洗净，切成条状；柠檬去皮，切小块，一同放入榨汁机中榨汁，最后加入蜂蜜调味即可。

用法/ 每日1次，每次1剂。

功效/ 嫩肤美白。

芦荟蜂蜜茶

材料少/材料易得

材料/ 芦荟200克，蜂蜜4小匙。

制法/ 将新鲜芦荟洗净，用刀去除绿色叶皮，留下透明的叶肉切小丁；将切成小丁的芦荟放入小锅中，加入200毫升清水煮沸后晾温，依个人口味调入蜂蜜拌匀即可。

用法/ 每日1剂，代茶温饮。

功效/ 增强皮肤弹性，滋润皮肤，美白肌肤。

柠檬西瓜汁

材料少/材料易得/制作时间短

材料/ 西瓜、菠萝各50克，油菜5克，柠檬半个。

制法/ 将油菜洗净，切段；西瓜及菠萝去皮后切块；柠檬洗净，切片。将所有处理过的材料放入榨汁机中，加入少许凉开水一起混合搅打均匀即可。

用法/ 每日1次，每次1剂。

功效/ 具有抗氧化和美白的功效。

祛斑洁面

【症状解析】

❶面部斑痕与妊娠、口服避孕药、内分泌失调、滥用化妆品、遗传、微量元素缺乏、肝脏疾病及紫外线照射等因素有关，多见于女性。

❷通过偏方来调理，能养血柔肝、散郁祛瘀，有效改善面部黄褐斑和皮肤暗沉等症状。

藏红花茶

材料少／材料易得／制作时间短

材料／藏红花1克。

制法／藏红花用开水冲泡。

用法／每日代茶饮，可长期饮用。

功效／可淡化黄褐斑。

黄精酒

材料少／材料易得

材料／黄精100克，米酒2 500毫升。

制法／将黄精泡入米酒中，1周后服用。

用法／每次50克，每日1～2次。

功效／可淡化黄褐斑。

芍药花茶

材料少／材料易得／制作时间短

材料／干芍药花瓣2茶匙，蜂蜜或红糖1茶匙。

制法／将芍药花瓣用沸水冲泡，闷泡约10分钟后即可（可依个人口味调入适量蜂蜜或红糖）。

用法／每日1次，每次1剂，代茶饮用。

功效／具有养血柔肝、祛斑养颜的功效，还能促进细胞新陈代谢，提高肌体免疫力，延缓皮肤衰老。

柿叶膏

材料少／材料易得／制作时间短

材料／青嫩柿叶、凡士林各适量。

制法／柿叶晒干，研为细末，加入溶化的凡士林中，搅拌成膏状。

用法／使用时涂于患处即可。

功效／可淡化黄褐斑。

僵蚕方

材料少／材料易得／制作时间短

材料／僵蚕100克。

制法／僵蚕晒干，研为细末，然后储存于瓶中备用。

用法／临睡前洗净脸，用此药粉擦面。

功效／可祛风消斑。

排毒养颜

【症状解析】

❶排除体内毒素和垃圾，润肠通便，可改善气色，降低血糖血脂，补气血，消除水肿。
❷毒素分内在毒素和外在毒素。内在毒素有自由基、胆固醇、脂肪、瘀血等。外在毒素有大气污染、蔬菜中的农药残留、汽车尾气、工业废气、化学药品、辐射、食物中的防腐剂、化妆品中超标的重金属、垃圾食品等。

柠檬小黄瓜橙子汁

材料易得／制作时间短

材料／橙子1个，柠檬30克，小黄瓜1根，胡萝卜半根，蜂蜜适量。

制法／小黄瓜洗净，去头和尾，切细条；柠檬洗净，切片；橙子洗净，切碎；胡萝卜洗净，切片。胡萝卜片、柠檬片、橙子碎末一同放入榨汁机中，最后加入小黄瓜条，待汁液完全榨出后倒入准备好的玻璃杯中，加入蜂蜜调味即可。

用法／每日1次，每次1剂。

功效／排毒养颜。

菊花茯苓散

材料少／材料易得／制作时间短

材料／白菊花450克，茯苓500克，白酒适量。

制法／白菊花、茯苓，共研细末，筛过则成为散。

用法／每次服6克，每日3次，温酒调服。

功效／红润面容，水嫩肌肤。

香蕉杧果排毒汁

材料少／材料易得／制作时间短

材料／杧果1个，香蕉1根，豆浆100毫升。

制法／杧果洗净后去皮，取果肉切块；香蕉剥皮后切成小段，与杧果同入榨汁机中，加入适量豆浆一起搅打均匀即可。

用法／每日1次，每次1剂。

功效／可排毒养颜。

备注／冰镇后饮用风味更佳。

芦笋苦瓜汁

材料少／材料易得／制作时间短

材料／芦笋5根，苦瓜半根，蜂蜜1小匙，冰块适量。

制法／芦笋洗净，削皮后切小段；苦瓜去蒂，洗净，对半切开，去籽切块备用。芦笋、苦瓜同放入榨汁机中榨汁后，倒入杯中，放入冰块和蜂蜜调匀即可。

用法／每日1次，每次1剂。

功效／排毒养颜。

爽口香身

【症状解析】

①口腔异味，加上较厚的舌苔，说明胃肠功能紊乱，即中医常说的胃火盛。而体味过重常与大汗腺过多及遗传因素有关。

②通过偏方调理，可起到清热解毒、爽口香身、消炎祛臭、提神醒脑的作用，有效改善口腔异味和体味过重的症状。

杏仁膏

材料少／材料易得／制作时间短

材料／生杏仁50克、食盐100克。

制法／生杏仁浸泡后去皮，食盐炒至变色，共捣成膏状。

用法／刷牙时使用。

功效／洁齿，爽口，消炎。

丁香方

材料少／材料易得／制作时间短

材料／母丁香。

用法／洗净，含2粒于口中。

功效／除口臭，令口香。用于治湿热或秽浊之气、舌苔黄腻或白腐腻苔之口臭、龋齿食滓腐烂之口臭等。

茶叶方

材料少／材料易得／制作时间短

材料／茶叶（红茶、绿茶、花茶均可）。

制法／开水冲泡，以浓为佳。

用法／漱口。

功效／去油污，爽口腔。

盐水方

材料少／材料易得／制作时间短

材料／食盐。

制法／食盐以温水溶化，制成20%的食盐水。

用法／每日漱口1次。或早晚用盐末刷牙，其效更佳。

功效／清热解毒，凉血洁齿。用于缓解牙龈出血，清洁口腔，去口臭。

柠檬方

材料少／材料易得／制作时间短

材料／柠檬。

制法／榨汁。

用法／汁饮用，其皮细嚼咽汁。

功效／柠檬含有3%～5%的柠檬醛及其他含氧化合物，是食用香精的主要原料。中医学认为，柠檬有和胃解毒之功，故此方常用于治胃热口臭，有生津止渴、除口臭之作用。

益气养血

【症状解析】

1. 气血不足即中医学中的气虚和血虚。气血不足会导致脏腑功能的减退，引起早衰的病变。气虚，即脏腑功能衰退，抗病能力差。
2. 气虚则畏寒肢冷、自汗、头晕耳鸣、精神萎靡、疲倦无力、心悸气短、发育迟缓。血虚则面色萎黄、皮肤干燥、毛发枯萎、视物昏花、手足麻木、失眠多梦、健忘心悸。

白扁豆红枣方

材料少 / 材料易得

材料 / 白扁豆60克，红枣15枚。

制法 / 将上述中药加水煎煮，滤渣取汁。

用法 / 每日1剂。

功效 / 健脾和胃，益气养血。

旱藕方

材料易得

材料 / 旱藕适量。

制法 / 把旱藕焙干后研成细末装瓶备用。

用法 / 每日食用10克，早、晚服用。

功效 / 益气养血、黑发延年、滋养毛发。

二参红枣饮

材料少 / 材料易得

材料 / 党参、北沙参各10克，红枣5枚。

制法 / 红枣去核；党参、北沙参切片。把红枣、党参片、北沙参片放入炖锅内，加200毫升水，中火烧沸，改用文火煮30分钟。

用法 / 代茶饮用。

功效 / 本方可益胃生津，补气补血。

黄芪猴头菇汤

材料易得

材料 / 黄芪30克，猴头菇150克，盐、味精各适量。

制法 / 黄芪、猴头菇洗净后入锅中，加水炖2～3小时，加盐、味精调味。

用法 / 佐餐食。

功效 / 益气养血，强身补脑。

备注 / 实证及阴虚者忌食。

太山方

材料易得 / 制作时间短

材料 / 太子参、山药、白术、生黄芪、麦冬、黄精、鸡血藤各15克。

制法 / 上药水煎取汁。

用法 / 每周服1剂。

功效 / 益气养血。

养心健脑

【症状解析】

1. 心脑是人体的关键部位，承载着人体所有器官的生命活动。
2. 心脑血管疾病具有发病率高、致残率高、死亡率高、复发率高，并发症多的特点，我国心脑血管疾病患者已经超过2.7亿人。
3. 使用偏方，能健脑增智，养心安神，健脾益气，补肾固精。

养心健脾醒脑方

材料易得

材料／龙眼肉15克，石菖蒲12克，当归、制首乌、黄芪、茯苓、远志、广木香各10克，党参、白术各9克，甘草、酸枣仁各6克。

制法／将上药以水煎煮，取药汁。

用法／每日1剂，分2次服用。

功效／益气补血，养心健脾。

归脾养心酒

材料易得

材料／龙眼肉、酸枣仁各30克，黄芪、白术、当归、茯苓、党参各20克，远志、木香各10克，炙甘草6克，白酒2 000毫升。

制法／将以上药材一同捣碎，放于容器中，再加入白酒，密封浸泡。每日摇晃1~2次，半个月左右滤渣取酒即可。

用法／佐餐用。

功效／具有益气养血、健脾养心的功效，适用于失眠健忘、倦怠乏力、思虑过度等症。

莲子冰糖饮

材料少／材料易得／制作时间短

材料／干莲子250克，冰糖适量。

制法／干莲子用凉水浸泡，去除内心，倒入锅内，小火炖煮至莲子熟软时，加入冰糖调味即可。

用法／代茶饮。

功效／健脾养心，益智安神。适用于用脑过度、健忘、失眠者服用，常服可增强脑力、聪明心智。

益智健脑茶

材料易得／制作时间短

材料／石菖蒲、人参各5克，远志、云茯苓各6克。

制法／人参切成薄片，其他三味药材捣碎，同切好的人参装在纱布袋中，扎紧袋口。将纱布袋放入杯中，加800毫升沸水冲泡，加盖闷30分钟即可。

用法／代茶饮。

功效／具有养心益智的功效。

强筋健骨

【症状解析】

❶常见的筋骨症状有肢体肌肉关节刺痛，固定不移，关节疼痛，肌肤局部紫黯、肿胀，按之稍硬，肢体顽麻或垂着，关节疼痛僵硬变形，屈伸不利，有硬结、瘀斑。

❷以下偏方有强筋健骨、祛风散寒、化痰通络的功效，能有效改善筋骨疼痛、风湿麻木、腰膝酸软等症状。

骨碎补茶

材料易得／制作时间短

材料／ 骨碎补40克，桂枝15克，桑寄生10克，红糖适量。

制法／ 将全部药材洗净放入砂锅中，再放入适量红糖，加水1 000毫升，煮开。

用法／ 代茶饮。

功效／ 通经脉，驱寒，缓解伤风头痛，强筋健骨。

鹿衔草方

材料易得／制作时间短

材料／ 鹿衔草、熟地黄、当归、鸡血藤各12克，木瓜、川牛膝、怀牛膝各9克，淫羊藿6克，桂枝3克。

制法／ 将上药以水煎煮，取药汁。

用法／ 每日1剂，分2次服用。

功效／ 补血活血、舒筋通络、祛风止痛，适用于风湿肌痛、筋骨疼痛等。

五加皮杜仲方

材料少／材料易得／制作时间短

材料／ 五加皮、杜仲各10克，65度的白酒500毫升。

制法／ 先将杜仲炒炭，去除杜仲里面的白丝，然后将五加皮、杜仲炭放入白酒里浸泡，再将白酒隔水煮30分钟左右。

用法／ 每次用餐前温服25毫升。

功效／ 活血，补肾益肝，强筋健骨，适用于半身不遂。

鹿衔草半夏方

制作时间短

材料／ 鹿衔草、半夏、天南星各30克，骨碎补、肉苁蓉、桑寄生、独活各20克，山茱萸15克，风化硝、全蝎各10克。

制法／ 将上药洗净，加适量清水煎煮，取药汁。

用法／ 每日1剂，分2次服用。

功效／ 补血活血，补益肝肾，祛风通络，强筋健骨。

活血滋阴

【症状解析】

❶滋阴，即滋养阴液，指补阴、养阴、益阴。适用于阴虚潮热，盗汗，或热盛伤津见舌红、口燥等症。

❷症见形体消瘦、头晕耳鸣、唇赤颧红、虚烦失眠、潮热盗汗、喘咳、咯血、遗精、舌红少苔，脉细数等。宜养阴生津，补中益气，活血调经，利水散瘀。

❸活血滋阴，可有效预防女性妇科疾病、调理月经周期、改善气血不足等症状。

秦艽天冬方

材料易得

材料／秦艽、天冬、知母、蒺藜各12克，自然铜30克，生地黄、徐长卿各15～20克，茜草、预知子各15克，甘草6克。

制法／将上述所有中药放入砂锅中加水浸泡30分钟，然后煎煮30分钟，倒出药汁，继续在锅中加水，煎煮20分钟后滤渣取汁，将2次煎得的药汁混合。

用法／早晚各1次，每日1剂，2个月为1个疗程。

功效／活血滋阴，舒筋通络，祛风除湿。

龙眼肉枸杞茶

材料少／材料易得／制作时间短

材料／龙眼肉5粒，白菊花15克，枸杞子10克。

制法／将龙眼肉、白菊花和枸杞子放入杯中，用沸水冲泡15分钟即可。

用法／代茶饮，不拘次数。

功效／补血滋阴，养肝安神。适用于体虚、气血不足。

红花生地黄茶

材料易得／制作时间短

材料／生地黄25克，花生衣6克，红花1克，红枣3颗。

制法／把花生衣、生地黄和去核的红枣加400毫升水，煮沸后再煮15分钟，最后加入红花稍泡即可。

用法／代茶饮。

功效／补血养肾、滋阴益髓，活血调经，散瘀止痛，通利血脉。

车前子枸杞方

材料易得

材料／车前子200克，枸杞子20克，姜1块，红枣6颗。

制法／将车前子用清水洗干净，同姜块一起加水1 500毫升煎煮，武火煮至沸腾后加入红枣，武火再次煮沸后转文火继续煮20分钟，最后加入枸杞子，煮10分钟即可。

用法／每日1剂，分2次服完。

功效／清热解毒，养肝滋阴。

补肾壮阳

【症状解析】

❶补肾固精，暖腰助阳，温脾益气，能有效改善肝肾阴亏、腰膝酸软、阳痿、遗精、早泄等症状。

❷壮阳，中医名词，指通过饮食、药物、针灸、按摩、运动等手段提高男子阳性气息，达到提高肾阳、强阳健体、提升性能力、增强性欲的目的，男性壮阳不同于早泄、阳痿等，并非男性的性功能障碍，而是男性追求更高生活质量的一种表现。

何首乌枸杞方

材料易得 / 制作时间短

材料 / 何首乌60克，枸杞子15克，鸡蛋2枚，调味料适量。

制法 / 将何首乌、枸杞子、鸡蛋洗净，放入锅内，加水同煮，鸡蛋熟后去壳再入锅煮15分钟，去药渣，调味。

用法 / 吃蛋喝汤，每天1剂，连服15天。

功效 / 滋阴补肾，养血填精。适用于肾阴亏虚型阳痿，症状为阳事不举，举而不坚，伴有早泄、腰膝酸软、喉干、大便干燥、体倦乏力、潮热、盗汗、内心烦热等。

麦地巴戟续断茶

材料易得 / 制作时间短

材料 / 麦冬、生地黄、巴戟天、续断各15克。

制法 / 将以上药材放入砂锅中，加适量水煎沸20分钟。

用法 / 代茶饮。

功效 / 补肾益精，祛风除湿。

薏苡仁白茅根方

材料少 / 材料易得 / 制作时间短

材料 / 薏苡仁30克、白茅根15克，蓬莱米150克，冰糖适量。

制法 / 将白茅根水煎取汁，加入薏苡仁、蓬莱米粥内，加冰糖，再煮沸2～3次即成。

用法 / 每日1剂，分2次服，连服5～7日。

功效 / 清热利湿，补脾益肾。适用于湿热下注型阳痿，症见患者常兼有遗精现象，阴囊潮湿瘙痒坠胀，甚或肿痛、小腹及阴茎根部胀痛、小便赤热灼痛、腰膝酸痛、口干苦等。

常春藤枸杞酒

材料少 / 材料易得

材料 / 枸杞子、常春藤子各200克，白酒1 500毫升。

制法 / 将枸杞子与常春藤子一起捣碎，放于容器中，加入白酒，密封放置。每日摇晃1~2次。7天后可开封，滤渣取酒。

用法 / 佐餐用。

功效 / 祛风除湿，补肾壮阳。

附录 常用中药及其功能主治

功效		药名	别名	性味归经	功能主治	服用禁忌
解表药	发散风寒药	麻黄	龙沙、狗骨、卑相、卑盐	性温，味辛、微苦；归肺、膀胱经	发汗解表，宣肺平喘，利水消肿。适用于风寒表实证、无汗、头痛身疼、肺气不宣、咳嗽气喘、小便不利、风湿痹痛、肌肤不仁以及风疹瘙痒等	体虚自汗、盗汗及虚喘者禁用
		紫苏	白苏、赤苏、苏麻、苏草	性温，味辛；归肺、脾经	解表散寒。适用于感冒胸闷、恶寒发热、咳嗽、气喘、胎动不安、胸腹胀满、呕吐及鱼、蟹中毒等	体虚乏力兼气短者、溃疡病患者、糖尿病患者、婴幼儿、老年人忌用
		生姜	姜、鲜姜、黄姜	性温，味辛；归肺、脾、胃经	发汗解表，温中止呕，温肺止咳，解鱼、蟹毒，解药毒。适用于外感风寒，头痛，痰饮，咳嗽，胃寒呕吐	阴虚内有实热或患痔疮者忌用。不宜久用
		苍耳子	葈耳实、苍子、胡苍子、老苍子、菜耳	性温，味辛、苦；有毒；归肺经	散风除湿，通鼻窍。多用于风湿、鼻渊流涕、风疹头痛、湿痹拘挛等症	虚性头痛、痹痛禁用
	发散风热药	薄荷	夜息香、鱼香菜、狗肉香、银丹草	性凉，味辛；归肺、肝经	发散风热，利咽止痒。用于外感风热、头痛目赤、咽喉肿痛、食滞气胀、口疮牙痛、风疹瘰疬、疝痛下痢等症	体虚多汗、阴虚血燥者忌用
		蝉蜕	知了皮、虫蜕、蝉衣、蝉壳、蚱蟟皮、金牛儿、虫衣	性寒，味甘；归肺、肝经	疏风散热，开喉利咽。适用于风热感冒、咽喉肿痛、声音嘶哑，也可用于破伤风、惊风抽搐	孕妇慎用
		菊花	秋菊、帝女花、日精、九华	性微寒，味辛、甘、苦；归肺、肝经	用于风热感冒、咽喉肿痛、目赤肿痛、风火头痛、鼻炎、支气管炎以及痈疖疔毒、丹毒、湿疹、皮肤瘙痒、口疮等症	气虚胃寒、食少泄泻者慎用
		柴胡	硬苗柴胡、竹叶柴胡、香柴胡	性微寒，味苦、辛；归肝、胆经	解表里，疏肝胆，具有疏散退热、疏肝升阳的功效。可用于感冒发热、胸胁胀痛、月经不调、子宫脱垂、脱肛等症	肝阳上亢、肝风内动、阴虚火旺以及气机上逆者忌用或者慎用

续表

功效		药名	别名	性味归经	功能主治	服用禁忌
清热药	清热泻火药	石膏	细理石	性大寒，味甘、辛；归肺、胃经	收敛生肌，除烦止渴，清热去火。适用于热病不退、口干咽干、心烦气躁、肺热气喘、中暑、牙痛、自汗、头痛	脾胃虚弱、血虚阴虚者慎用
		鸭跖草	鸡舌草、碧竹子、竹鸡草、耳环草、蓝姑草	性寒，味甘、淡；归肺、胃、小肠经	清热去火，利尿解毒，消肿。适用于风热感冒、小便不畅、咽喉肿痛、水肿、尿血、白带异常等症	脾胃虚弱者慎用
		决明子	草决明	性微寒，味苦、甘、咸；归肝、大肠经	清肝明目，益气强精。适用于头痛眩晕、目赤昏花、大便秘结等症	脾胃虚弱、低血压者慎用。怀孕和经期女性禁用
	清热燥湿药	黄芩	腐肠、妒妇	性寒，味苦；归肺、胆、脾、胃、大肠、小肠经	清热去火，除烦解躁，安胎止血。适用于热证、肺热咳嗽、肺炎、痢疾、湿热黄疸、胎动不安等	脾胃虚寒者不宜使用
		黄连	川连、姜连、尾连	性寒，味苦；归心、脾、胃、胆、大肠经	散火除湿，清火解毒，止呕止泻。适用于湿热痞满、呕吐吞酸、泻痢、黄疸、高热神昏等症	胃虚引起的呕恶、脾虚引起的泄泻者均应慎用
		黄柏	檗木、元柏、黄檗、檗皮	性寒，味苦；归肾、膀胱、大肠经	清热去火，解毒去湿，除骨蒸。适用于泄泻、梦遗、盗汗、湿热带下、湿热脚气等症	脾胃虚寒者慎用
	清热解毒药	金银花	二道花、鹭鸶花	性寒，味甘；归肺、心、胃经	凉散风热，消暑止渴。用于外感风热、温病初起、暑热烦渴、咽喉肿痛，或痱子瘙痒、灼热、红肿热痛、热毒泻痢等症	虚寒及气虚体弱者不宜服用。疮疡者忌用
		连翘	黄花条、连壳、青翘	性微寒，味苦；归心、肺、小肠经	清热解毒。用于热病初起、风热感冒、发热心烦、咽喉肿痛、斑疹瘰疬、痈疮肿毒、小便淋闭、急性肾炎等症	脾胃虚弱、气虚发热、痈疽已溃、脓稀色淡者忌用
		板蓝根	靛青根、蓝靛根	性寒，味苦；归心、胃经	泄热消火，散结润燥，清热解毒，凉血利咽。用于外感风热或瘟病初起，发热头痛、咽痛，热毒发斑、痄腮、喉痹、火眼、痈肿等病毒及细菌感染性疾病	体虚而无实火热毒者忌服。出现皮疹瘙痒、头昏眼花、抽搐、恶心呕吐、消化道出血等过敏反应需立即停用

续表

功效		药名	别名	性味归经	功能主治	服用禁忌
清热药	清热凉血药	生地黄	生地、干地黄、地黄、牛奶子	性寒，味甘、苦；归心、肝、肾经	清热凉血，养阴生津。适用于热病后期伤阴引起的舌红口干、烦渴多饮、阴虚内热、骨蒸劳热，血热引起的湿疹、荨麻疹等	脾虚泄泻、胃寒食少、胸膈有痰者慎用
清热药	清虚热药	青蒿	苹蒿、邪蒿、香蒿、茵陈蒿	性寒，味苦、辛；归肝、胆经	解暑，清虚热，除蒸，截疟。适用于湿热黄疸、阴虚发热、疟疾寒热、暑热、夜热早凉等	产后血虚、脾胃虚弱者慎用
清热药	清虚热药	地骨皮	地辅、地骨、枸杞根，杞根、地节、山杞子根	性寒，味甘；归肺、肝、肾经	清热降火，凉血除蒸。适用于肺热咳嗽、血热出血、咯血、盗汗、阴虚发热等	脾胃虚寒、外感风寒者慎用
泻下药	攻下药	大黄	将军、川军、黄良	性寒，味苦；归脾、胃、大肠、肝、心包经	泻下攻积、清热泻火、止血解毒、活血祛瘀。适用于大便燥结、热结便秘等属实证者，火热上炎引起的目赤、咽喉肿痛、牙龈肿痛等以及瘀血凝滞引起的产后腹痛、月经不通、跌打损伤等症	大黄入煎剂应后下，否则会减弱药效。女性孕期、月经期、哺乳期忌用。凡脾胃虚弱、气血虚弱、无积滞或无瘀血者慎用
泻下药	攻下药	番泻叶	泻叶、旃那叶、泡竹叶、埃及番泻叶	性寒，味甘、苦；归大肠经	通便利水，泻热利肠腑。适用于热结便秘、腹胀腹痛等症	药性强烈，不适宜大量服用；脾胃虚弱者、哺乳期妇女以及月经期妇女慎用
泻下药	润下药	火麻仁	火麻、大麻仁、线麻子	性平，味甘；归脾、胃、大肠经	润肠通便，润燥生发。适用于老人、产妇、体弱者的肠燥便秘，血虚头发脱落不生者及癞疮患者	不宜与牡蛎、白薇、茯苓一同用。脾胃虚弱之便溏者、孕妇以及肾虚阳痿、遗精者忌用
泻下药	润下药	松子仁	松子、红松子、海松子	性温，味甘；归肺、肝、大肠经	健脑益智，润肺止咳，滋阴润燥，美容养颜，润肠通便。适用于肺热咳嗽、慢性便秘、腰膝酸软等	脾虚、腹泻者应慎用
泻下药	峻下逐水药	巴豆	江子、老阳子、巴米、巴菽、猛子仁、双眼龙	性热，味辛；有大毒；归胃、大肠经	泻寒积，逐水，祛痰，蚀疮。用于寒积便秘、水肿、腹水、气急喘促，疮疡化脓未溃破以及女性经闭	巴豆有大毒，非急症必需时，不得轻易使用。孕妇忌用

续表

功效		药名	别名	性味归经	功能主治	服用禁忌
祛风湿药	祛风寒湿药	独活	独摇草	性微温，味辛、苦；归肾、膀胱经	祛风除湿，通痹止痛。用于风寒湿痹、下肢疼痛、少阴伏风头痛等	阴虚血燥者慎用
祛风湿药	祛风寒湿药	路路通	九孔子、九空子、狼目	性平，味苦；归肝、肾经	祛风活络，利水消肿，通经下乳。适用于风湿关节痹痛、麻木拘挛、水肿胀满、小便不利等症	阴虚或月经过多者、孕妇忌用
祛风湿药	祛风湿热药	防己	汉防己、粉防己、土防己、倒地拱、石蟾蜍	性寒，味辛、苦；归膀胱、肺经	利水消肿，祛湿止痛。适用于小便不利、水肿、湿肿、风湿关节疼痛、脚气等症	不宜与细辛共同服用，食欲不振、脾胃虚寒者慎用
祛风湿药	祛风湿热药	丝瓜络	丝瓜网、丝瓜壳、丝瓜筋、瓜络	性平，味甘；归肺、胃、肝经	祛风通络，解毒化痰。适用于风湿痹痛、手足拘挛、关节疼痛、胸胁胀痛、乳痈、乳汁不通，还可缓解咳嗽痰多等症	脾胃虚寒者慎用
祛风湿药	祛风湿强筋骨药	五加皮	五皮风、刺五甲、南五加皮	性温，味辛、苦；归肝、肾经	祛风除湿，强健筋骨。用于风湿痹痛、筋骨痿弱、小儿行迟、体虚乏力、水肿、脚气等症	阴虚火旺者慎用
祛风湿药	祛风湿强筋骨药	鹿衔草	鹿蹄草、纸背金牛草、小秦王草、破血丹	性温，味甘、苦；归肝、肾经	强筋健骨、祛风止血。适用于月经过多、风水痹症、腰膝酸软、外伤出血、久咳劳嗽等	孕妇慎用
化湿药		藿香	排香草、野藿香	性微温，味辛；归肺、脾、胃经	祛暑解表，化湿和胃。用于夏令感冒、寒热头痛、鼻渊、胸脘痞闷、呕吐泄泻、妊娠呕吐等症	阴虚火旺者忌用
化湿药		苍术	赤术、青术菜	性温，味辛、苦；归脾、胃、肝经	燥湿健脾，祛风明目。用于脘腹胀满、泄泻、水肿、风湿痹痛、风寒感冒、夜盲等症	阴虚火旺、邪实便秘者禁用，气虚多汗者忌用
利水渗湿药	利尿通淋药	车前子	车前实、虾蟆衣子、猪耳朵穗子、凤眼前仁	性微寒，味甘；归肺、肝、肾经	清热利尿，渗湿止泻。适用于小便不利、淋浊带下、水肿胀满、暑湿泻痢等症	凡内伤劳倦、阳气下陷、肾虚精滑及内无湿热者慎用
利水渗湿药	利尿通淋药	灯心草	水灯心、龙须草、灯草、秧草	性微寒，味甘、淡；归心、肺、小肠经	清热去火，利尿通便。适用于小便不利、心烦气躁、失眠、水肿、口舌生疮、湿热黄疸等	虚寒者慎用

续表

功效		药名	别名	性味归经	功能主治	服用禁忌
利水渗湿药	利水消肿药	茯苓	茯苓块、赤茯苓	性平，味甘、淡；归心、脾、肾经	益心脾、安心神。适用于小便不利、水肿尿少、痰饮眩晕、心神不安、心慌失眠等，以及脾虚引起的倦怠乏力、食欲不振、大便稀薄、腹泻等	阴虚湿热、虚寒滑精或者气虚下陷者慎用
		玉米须	玉麦须、玉蜀黍蕊	性平，味甘；归肝、胆、膀胱经	利尿消肿，清肝利胆。用于水肿、小便不利、小便短赤等，以及肝胆湿热引起的肝炎黄疸、胆囊炎、胆结石等，高血压病、糖尿病患者可服用	不用作药时不宜食用
	利湿退黄药	金钱草	野花生、铜钱草、一串钱、大金钱草、地蜈蚣	性微寒，味甘、咸；归肝、胆、肾、膀胱经	利尿退黄，消肿解毒，通淋祛湿。适用于泌尿系统结石、黄疸尿赤、肾炎水肿、毒蛇咬伤、胆结石、痈肿疔疮等	脾虚泄泻者慎用
		鸡骨草	红母鸡草、大黄草、石门坎	性凉，味甘、微苦；归肝、胃经	解毒清热，止痛利肝。适用于黄疸、乳腺炎、胁肋不舒、胃脘胀满等	体质虚寒者慎用
温里药		干姜	白姜	性热，味辛；归脾、胃、肾、心、肺经	干姜具有温中散寒、通经活络、止血止痛、止呕回阳等功效，又因其直接入胃、肾、肺等经，故可有效防治胃痛、腹胀、咳喘、痢疾、便血、泄泻、痛经、阳痿等病症	阴虚内热者慎用
		丁香	百结	性温，味辛；归肺、脾、胃、肾经	温中暖肾。用于呃逆、呕吐、反胃、痢疾、心腹冷痛、疝气、癣症等	丁香不可见火，畏郁金。热性病及阴虚内热者忌用
理气药		陈皮	贵老、黄橘皮、橘皮、红皮	性温，味辛、苦；归肺、脾经	理气健脾，燥湿化痰。用于脾胃气滞引起的腹胀腹满、恶心呕吐，脾胃虚弱消化不良，以及痰湿内停引起的咳嗽痰多等	气虚体燥、阴虚燥咳者忌用，吐血及内有实热者慎用，多服、久服易损伤元气
		玫瑰花	刺玫花、徘徊花、笔头花、湖花、蓓蕾花	性温，味甘、微苦；归肝、脾经	理气而不辛燥，和血而不破血，缓和理气。用于肝胃不和引起的胁痛、胃痛，肝郁气滞引起的月经不调等，以及跌打损伤所致的瘀血疼痛	阴虚火旺者忌用

续表

功效		药名	别名	性味归经	功能主治	服用禁忌
消食药		山楂	红果、棠棣、山里红	性微温，味酸、甘；归脾、胃、肝经	消食化积、行气散瘀。适用于肉食滞积、癥瘕积聚、腹胀痞满、瘀阻腹痛、痰饮、泄泻、肠风下血、女性产后恶露不尽、血瘀腹痛等	脾胃虚弱者及孕妇应慎用，不宜与海鲜、人参、柠檬同食，胃酸过多、胃溃疡者忌用，服用滋补药品时忌用
		麦芽	大麦芽、大麦蘖、麦蘖	性平，味甘；归脾、胃、肝经	行气消食，疏肝解郁，健脾开胃。适用于米面薯芋类食积不消、脘腹胀痛、脾胃虚弱、食少、食后胀饱、乳汁郁积、乳房胀痛、女性断乳等	脾胃虚者慎用，痰火哮喘者忌用
驱虫药		槟榔	白槟榔、橄榄子、槟榔子、宾门、青仔	性温，味苦、辛；归胃、大肠经	除虫消积，顺气利水。适用于肠道内多种寄生虫，包括蛔虫、钩虫、姜片虫、绦虫，以及水肿、脚气、疟疾、积食难消等	脾胃虚弱者慎用
		南瓜子	北瓜子、窝瓜子	性平，味甘；归胃、大肠经	消肿利水，杀虫驱虫。适用于绦虫病、血吸虫病、蛔虫病、产后水肿、痔疮、前列腺肥大等	胃热者不宜食用
止血药	收敛止血药	白及	白鸡娃、连及草、甘根	性寒，味苦、甘、涩；归肺、肝、胃经	补肺止血，消肿生肌。用于肺伤咯血、衄血、金疮出血、溃疡疼痛、痈疽肿毒、手足皲裂等症	外感咯血、肺痈初起及肺胃有实热者忌用，不宜与乌头类药材同用
		仙鹤草	老牛筋、脱力草	性平，味苦、涩；归心、肝经	补虚收敛，止血止泻。适用于腹泻、痢疾、疟疾、体虚以及各种出血证	非出血不止者不宜用
	化瘀止血药	三七	田七、文三七、金不换、铜皮铁骨、山漆	性温，味甘、微苦；归肝、胃经	补血止血。用于多种出血症，有瘀血者尤宜；用于胸腹刺痛、跌打损伤、瘀滞疼痛、冠心病、心绞痛、缺血性脑血管病、脑出血后遗症、血瘀型慢性肝炎等	气血亏虚所致的痛经、月经失调者慎用
		蒲黄	蒲草黄	性平，味甘；归肝、心包经	化瘀止血，活血利尿。适用于外伤出血、吐血、衄血、便血、尿血、崩漏等出血证，以及闭经腹痛、痛经、产后瘀痛等	孕妇忌用。不可过多食用，劳伤发热、阴虚内热、无瘀血者慎用

续表

功效		药名	别名	性味归经	功能主治	服用禁忌
止血药	凉血止血药	小蓟	小刺盖、青刺蓟、野红花、刺角菜、青青菜	性凉，味甘、苦；归心、肝经	化瘀消肿，解毒止血。适用于吐血、尿血、大便带血、外伤出血、毒疮等	脾胃虚寒者慎用
		侧柏叶	扁柏、香柏、柏叶	性寒，味苦、涩；归肺、肝、脾经	凉血止血，止咳祛痰。用于外感风热、食滞气胀、头痛目赤、咽喉肿痛、口疮牙痛、风疹瘰疬、疝痛下痢等症	忌多食，易倒胃
		白茅根	茅根、茅针、白茅	性寒，味甘；归肺、胃、膀胱经	凉血止血，清肺胃热，清热利尿。适用于血热妄行引起的各种出血症，如咯血、吐血、尿血等；适用于热淋、小便不利、水肿等症，以及胃热呕吐、肺热咳嗽、湿热黄疸等	脾胃虚寒者慎用，虚寒性吐血、呕吐等忌用
	温经止血药	艾叶	艾蒿、灸草、家艾、艾蓬、香艾、黄草	性温，味苦、辛；有小毒；归脾、肝、肾经	散寒止痛，温经止血。用于心腹冷痛、月经不调、崩漏带下、胎动不安、宫冷不孕、吐血衄血、妊娠下血、皮肤瘙痒等症	阴虚血热者慎用
活血化瘀药	活血止痛药	川芎	西川芎、大川芎	性温，味辛；归肝、胆、心包经	活血止痛。用于血瘀气滞引起的各种疼痛，包括女性月经不调、痛经、闭经、产后瘀滞腹痛，风寒、风热、风湿、血虚、血瘀等引起的头痛以及风湿痹痛等	川芎性味偏于温窜，因此阴虚火旺、月经过多、有出血性疾病者及孕妇慎用；川芎大多不单用，一般与补气、补血药配伍使用；川芎不可长期服用
		延胡索	元胡、元胡索、玄胡素、延胡	性温，味辛、苦；归心、肝、脾经	活血止痛，行气化瘀。适用于月经不调、恶露不尽、产后血晕、跌打损伤等	孕妇忌用，体虚者慎用
	活血调经药	丹参	红根、大红袍、血参根	性微寒，味苦；归心、心包、肝经	祛瘀止痛，活血通经。用于胸腹刺痛、月经不调、经闭痛经、风湿痹痛、心烦失眠、心绞痛等症	无瘀血者慎用，不宜与藜芦同用
		王不留行	奶米、王不留、麦蓝子	性平，味苦；归肝、胃经	活血通经，下乳消痈。适用于痛经、闭经、难产、乳汁不通、乳痈等症	失血病、崩漏病患者及孕妇忌用

续表

功效		药名	别名	性味归经	功能主治	服用禁忌
活血化瘀药	活血调经药	益母草	野天麻、益母蒿、红花艾、益母艾、益母	性微寒，味辛、苦；归心、肝、膀胱经	活血调经，祛瘀止痛，利尿消肿，清热解毒。用于女性月经不调、行经不畅、小腹胀痛、产后恶露不尽、闭经等，以及外伤瘀血作痛、皮肤痒疹等	阴虚血少、月经过多者禁用
	活血疗伤药	骨碎补	毛姜、肉碎补、爬岩姜、石岩姜、猴姜	性温，味苦；归肝、肾经	活血止痛，强健骨骼，补肾益肾。适用于跌打损伤、筋骨损伤及肾虚所致的腰膝酸软、耳聋耳鸣、久泻不止等	血虚火旺、阴虚及无瘀血者慎用
	破血消癥药	莪术	蓬莪茂、臭屎姜	性温，味辛、苦；归肝、脾经	破血行气，消积止痛。多用于气滞血瘀之重症，如瘀血经闭、心腹瘀痛等，也可用于食积腹痛。另外，广西莪术偏于行气解郁，主产于浙江温州的温莪术偏于活血化瘀	不宜过量服用，孕妇禁用，月经过多者、体虚者慎用
化痰止咳平喘药	温化寒痰药	半夏	三叶老、三步跳	性温，味辛；有毒；归脾、胃、肺经	燥湿化痰，降逆止呕。用于咳嗽、气喘、多痰、头痛、风痰眩晕、痰饮眩悸、痰厥头痛、呕吐反胃、胸脘痞闷等症	一切血证及阴虚燥咳、津伤口渴者忌用，不宜与乌头类药材配伍
		天南星	白南星	性温，味苦、辛；有毒；归肺、肝、脾经	祛湿散风，化痰消肿。适用于寒痰证、半身不遂、癫痫、中风、蛇虫咬伤、破伤风、口眼歪斜等	孕妇慎用
	清化热痰药	桔梗	苦桔梗	性平，味苦、辛；归肺经	开宣肺气，祛痰排脓。适用于咳嗽痰多、胸闷不畅、咽喉肿痛、下痢、里急后重、小便不利等，以及肺痈引起的发热、咳吐脓血、痰黄腥臭等	阴虚久咳、咯血者忌用
	止咳平喘药	苦杏仁	杏子、木落子、杏梅仁	性微温，味苦；有小毒；归肺、大肠经	润肠通便，止咳平喘。适用于多种类型的咳喘症及肠胃燥热或肠液亏虚引起的便秘，炒杏仁可用于脾胃虚弱所致的咳喘者	婴儿阴虚咳嗽时忌用，大便溏泄者忌用
		枇杷叶	芦橘叶	性微寒，味苦；归肺、胃经	化痰止咳，和胃降逆。适用于肺热引起的咳嗽、咳痰黄稠、口苦咽干，以及胃热引起的呕吐等	枇杷叶苦降，因此胃寒呕吐及风寒咳嗽者忌用

续表

功效	药名	别名	性味归经	功能主治	服用禁忌
安神药	灵芝	灵芝草、红芝、赤芝	性平，味甘；归心、肺、肝、肾经	补气养血，养心安神，止咳平咳。用于虚劳、头昏、咳嗽气喘、消化不良、体虚乏力、饮食减少、失眠健忘、高血压、高血脂、冠心病、慢性肝炎、恶性肿瘤等	
平肝息风药 平抑肝阳药	石决明	九孔螺、千里光	性寒，味咸；归肝经	平肝潜阳，清热明目。适用于肝阳上亢、头晕目眩、目赤翳障、视物昏花、虚劳骨蒸、吐血、青盲内障等症	脾胃虚寒、食少便溏者慎用，消化不良、胃酸缺乏者忌用
平肝息风药 平抑肝阳药	牡蛎	蛎蛤、蚝子肉、蛎黄	性微寒，味咸；归肝、胆、肾经	促乳，化痰软坚，养颜美容，生精壮阳。适用于动脉粥样硬化、肝阳上亢、心神不安、失眠、头晕、前列腺增生、阳痿、痰核、尿频、遗尿等	痛风、尿酸过高、生疮、体质虚寒者慎用
平肝息风药 息风止痉药	钩藤	鹰爪风、金钩草	性凉，味甘；归肝、心包经	清热平肝，息风定惊。适用于头昏目痛、感冒夹惊、惊痫抽搐、妊娠子痫、全身麻木、高血压等症	脾胃虚寒及无阳热实火者慎用
平肝息风药 息风止痉药	天麻	独摇芝、定风草	性平，味甘；归肝经	平肝息风，祛风止痛。适用于头晕目眩、四肢麻木、小儿惊风、癫痫、抽搐、破伤风等症	津液衰少、血虚、阴虚、气虚甚者慎用
补气药	人参	土精、孩儿参、神草	性微温，味甘、微苦；归心、脾、肺经	大补元气，复脉固脱。用于气虚欲脱、脉微欲绝之危重症，气虚津伤引起的口渴、消渴，气血亏虚引起的心慌、失眠、健忘，脾胃气虚引起的食少、乏力、呕吐、泄泻，以及用于肺气不足引起的气短、乏力、自汗、语声低微等	不宜与藜芦、五灵脂同用，实证、热证忌用
补气药	黄芪	北芪、黄耆	性微温，味甘；归脾、肺经	补气固表，敛疮生肌。用于脾气虚引起的气短乏力、食欲不振、大便稀薄，肺气虚引起的气短咳嗽及脾肺气虚引起的痰多稀白，以及体虚多汗、表虚自汗等	疮疡初起或溃后热毒盛、胸闷、消化不良等内有积滞，表实邪盛或阴虚阳亢者忌用；胃胀腹胀者忌用

续表

功效		药名	别名	性味归经	功能主治	服用禁忌
补虚药	补阳药	淫羊藿	淫羊藿	性温，味辛、甘；归肝、肾经	促肾阳、强腰膝。用于肾阳虚衰引起的腰膝酸软、夜尿频多、阳痿遗精、滑泄、宫冷不孕，肝肾不足引起的四肢冷痛、挛急抽搐，以及风寒湿邪引起的肢体麻木、四肢痹痛等	实热证及阴虚火旺者忌用，性欲亢进者不宜服用
		冬虫夏草	虫草	性温，味甘；归肺、肾经	平补阴阳。用于肾虚、遗精、腰膝酸痛、病后虚弱、久咳虚弱、劳咳痰血、自汗盗汗、阳痿阴冷、头昏耳鸣、肺虚或肺肾两虚、喘咳短气、体虚自汗、畏风等症	阴虚火旺证、湿热证、化脓性感染者不宜用，表邪者（如风寒感冒、风热感冒或发热等）应慎用
	补血药	当归	云归、西当归、岷当归	性温，味甘、辛；归肝、心、脾经	补血活血，润肠通便。用于面色萎黄、眩晕心悸、血虚，或兼有瘀滞的月经不调、经闭、痛经，虚寒性腹痛、冠心病之心绞痛、风湿痹痛、跌打损伤等痛证，以及肠燥便秘、久咳气喘等	使用当归不可过量，月经过多、有出血倾向、阴虚内热、大便溏泄者均不宜服用
		阿胶	驴皮胶	性平，味甘；归肺、肝、肾经	滋阴润肺，补血养颜。用于因血虚而导致的面色萎黄、指甲苍白、心悸失眠以及咯血、吐血、特发性血小板减少性紫癜、月经过多性贫血、先兆性流产、不孕及阳痿等症	消化能力弱的人慎用，内热较重、口干舌燥、潮热盗汗者忌用
	补阴药	百合	野百合、山百合	性微寒，味甘；归心、肺经	止咳化痰，滋养五脏。用于肺阴虚引起的干咳无痰或咳嗽日久、痰中带血，热病后余热未清引起的心烦、口燥、小便短赤，阴虚内热引起的心烦失眠、神经衰弱及疮肿不溃等	感冒风寒引起的咳嗽者忌用，脾胃虚寒、腹泻便溏者忌用
		枸杞子	枸杞	性平，味甘；归肝、肾、肺经	补肝养阴，抗衰老。用于腰膝酸软、头昏耳鸣、遗精不育、肾虚精亏、消渴口干、尿频舌红、眼目昏花、血虚萎黄、产后乳少等病症	外感实热、脾虚泄泻者忌服；不宜和温热的补品，如红参等共同使用